Đỗ Kim Thêm

Giới Thiệu Các Danh Tác Cổ Điển và Hiện Đại Của Phương Tây

**Kính dâng lên hương hồn
song thân**

**Tặng Kim Tính, Tuyết Mai và
Xuân Mai**

với tất cả thương yêu

Lời Nói Đầu

Giới Thiệu Các Danh Tác Cổ Điển Và Hiện Đại Của Phương Tây là một tuyển tập các bài viết đã được tác giả phổ biến trên các trang mạng nhằm tóm tắt nội dung các danh phẩm của phương Tây trong nhiều lĩnh vực kinh tế, chính trị, luật học và triết học. Trong mục tiêu khiêm tốn đọc sách dùm bạn, tác giả cố gắng giúp cho các bạn đọc hiếu học và yêu sách, vì nhiều lý do khác nhau: hoàn cảnh học vấn, điều kiện sinh ngữ và thì giờ eo hẹp, có dịp làm quen với các danh tác này.

Nội dung sách chia thành hai loại các tác giả cổ điển và hiện đại.

Phần I trình bày về Sự Thịnh Vượng của Đất Nước: Lý Thuyết của Adam Smith, Hiến Pháp Cộng Hoà: Lý Thuyết của Immanuel Kant, Khái Niệm Về Luật Pháp của Herbert Lionel Adolphus Hart, Nền Dân Chủ Nước Mỹ của Alexis de Tocqueville, Luận Về Tinh Thần Nô Lệ Tự Nguyện của Étienne de la Boétie và Nguồn Gốc Của Chế Độ Độc Tài của Hannah Arendt.

Phần II giới thiệu Khái Niệm Công Bình của Amartya Sen, Hồ Sơ Tội Trạng Của Henry Kissinger của Chistopher Hitchens, Lý Thuyết Đạo Đức Cho Hoà Giải Chính Trị của Colleen Murphy, Các Cảm Xúc Chính trị: Tại Sao Lòng Từ Ái Là Cần Thiết Cho Công Lý? của Martha C. Nussbaum, Rồng Nằm, Cọp Ẩn - Liệu Trung Quốc và Ấn Độ Có Thể Khống Chế Phương Tây Được Chăng? của Prem Shankar Jham, Tư Bản

Trong Thế Kỷ XXI của Thomas Piketty, Vô Tận Trong Lòng Bàn Tay của Trịnh Xuân Thuận và Matthieu Ricard và Trào Lưu Cuồng Tín Và Khủng Bố của Giovanna Borradori.

Tác giả hy vọng rằng sau khi làm quen được các danh phẩm này, bạn đọc sẽ có cơ bản để khởi đầu đào sâu hơn về các chuyên đề liên quan.

Vì viết trong một khuôn khổ và bố cục nhất định, nên tác giả không thể tránh thiếu sót, nhất là nhận xét chủ quan, mong bạn đọc giúp ý kiến bổ sung trong lần tái bàn. Xin đa tạ.

Lời Cảm Tạ

Con xin thành kính dâng tuyển tập này cho song thân là Đỗ Kim Chung và Nguyễn thị Ảnh để cảm tạ công ơn sinh dưỡng. Em cũng xin kính tặng cho anh Đỗ Kim Tính, người đã thương yêu và hy sinh cho em từ tuổi thơ cho đến lúc trưởng thành.

Con cũng xin dâng tác phẩm này cho Nhạc phụ, Nguyễn Ngọc Diệp, Cố Tổng Thư Ký Viện Đại Học Hoà Hảo, An Giang, để cảm tạ công đức, Nhạc mẫu Huỳnh thị Khảm, một tấm gương hy sinh cho gia đình, tinh thần đạo đức kiên trì và cảm tạ lòng yêu thương và lời cầu nguyện cho gia đình con.

Tuyển tập này có sự hợp tác của Tuyết Mai, người đồng hành cùng tác giả trong cuộc sống và luôn hỗ trợ tinh thần. Đặc biệt nhất là Xuân Mai, con gái yêu của ba má, đã biến những ngày làm việc cực nhọc của gia đình thành những ngày hạnh phúc. Tác phẩm này cũng như các tác phẩm khác là một công trình chung của gia đình.

Tác giả cảm tạ các ân nhân khác đã giúp đỡ trực tiếp hay gián tiếp để tác giả có cơ hội làm việc được đến ngày nay, mà không thể nêu hết các phương danh. Xin tất cả ân nhân ghi nhận nơi đây lòng biết ơn chân thành.

Dr. Đỗ Kim Thêm LL.M, M. A

Tháng 2 năm 2018

Mục Lục

I

Sự Thịnh Vượng Của Đất Nước:

Lý Thuyết Của Adam Smith Và Thực Tế Tại Việt Nam

Vấn đề

Sự thịnh vượng của Việt Nam là một ưu tư của mọi người Việt mà câu trả lời đơn giản và quen thuộc là dân có giàu thì nước mới mạnh. Nhưng phải nghĩ và làm gì để đạt mục tiêu này là một vấn đề phức tạp, vì việc tái cấu trúc kinh tế hiện nay đang có ba khó khăn chính là định hướng xã hội chủ nghĩa, khả năng của chính quyền và sự đồng thuận của toàn dân.

Trong chiều hướng trao đổi các luận điểm này thì phương cách vận hành của nền kinh tế thị trường tại các nước phương Tây có thể đem lại một khởi điểm lý thuyết nào cho suy luận cũng là chủ đề cần tìm hiểu. Để đóng góp vào việc thảo luận chung, tiểu luận sau đây sẽ giới thiệu sơ lược tác phẩm *An Inquiry into the Nature and Causes of the Wealth of Nations* của Adam Smith làm một lý thuyết nền tảng cho việc so sánh với thực trạng kinh tế Việt Nam.

Lý thuyết của Adam Smith

Tác giả

Adam Smith (1723-1790) học tại các Đại học Glasgow (1737-40) và Oxford (1740-46) và là giáo sư Luận lý và Đạo đức học tại Đại học Glasgow (1751-63). Với hai danh tác *The Theory of Moral Sentiments* (1759) và *An Inquiry into the Nature and Causes of the Wealth of Nations* (1776) ông được hậu thế tôn vinh là người khai sinh khoa học kinh tế.

Tác phẩm

The Wealth of Nations giải thích sự thịnh vượng của đất nước bằng cách xác định mối quan hệ giữa khối lượng hàng hoá cung ứng và mãi lực của người tiêu thụ. Mối quan hệ này có hai yếu tố là năng suất lao động và phân công lao động, mà cụ thể là tỷ lệ giữa những người đang làm việc và thất nghiệp. Yếu tố thứ nhất quan trọng và dễ xác định hơn vì mức tiêu thụ của người thất nghiệp khó kiểm chứng.

Tác phẩm ra đời và được bán sạch trong vòng sáu tháng, sau đó được tái bản vào năm 1778, 1784, 1786 và 1789. Sách được dịch sang tiếng Pháp (1778), Đan Mạch (1779) tiếng Ý (1779) tiếng Đức (1794) đem lại thành công thương mại cho nhà xuất bản. Cho đến nay sách được in lại nhiều lần và dịch nhiều thứ tiếng khác trên thế giới và trở thành tác phẩm kinh điển bậc nhất cho khoa học kinh tế. Sách có năm quyển với một bố cục mạch lạc.

Bố cục

Quyển I

Smith tìm hiểu nguyên nhân gia tăng năng suất mà phân công lao động và khuynh hướng trao đổi trong xã hội là yếu tố then chốt hơn là năng khiếu cá nhân. Mở rộng thị trường làm cho phân công lao động phát triển hơn, nhưng nếu tiền tệ là dụng cụ trao đổi thì sự phân biệt giữa thực giá và giá trao đổi là vấn đề cần làm rõ.

Con người sống trong xã hội lệ thuộc nhau qua phân công lao động và trao đổi hàng hoá. Ai cũng muốn làm những gì mà mình cho là hay nhất, nhưng nổ lực lại tiết kiệm nhất, chỉ trao đổi khi có lợi nhất để hưởng thành quả cao nhất. Giá trị trao đổi được đặt ra khi hai mặt hàng tương xứng nhau, nhất là khi con người làm chủ phương tiện sản xuất và thỉnh thoảng mới có nhu cầu để trao đổi các mặt hàng đơn giản. Khi xã hội tiên tiến thì trao đổi có phần phức tạp hơn, nên cần đến hai yếu tố khác để xác định.

Thứ nhất vì trong xã hội có giai cấp nên công nhân không nắm tư liệu sản xuất và giá trị hàng hoá do ba yếu tố là lao động, tư bản và đất đai tạo thành. Trao đổi hàng hoá sẽ giúp cho doanh nghiệp giải quyết các vấn đề tiền lương, doanh lợi và hưu bổng. *Thứ hai* là giá trị sản xuất và trao đổi tùy thuộc vào mức độ cung và cầu trên thị trường. Cung nhiều thì giá bán sẽ hạ và ngược lại. Thị trường càng biến động tự do sẽ càng phát triển cao độ. Cạnh tranh ráo riết sẽ tạo được quân bình giữa cung và cầu và giá thị trường sẽ tiến gần đến giá tự nhiên.

Từ những luận điểm này Smith triển khai các ý niệm về tiền lương, doanh lợi và hưu bổng. Cơ chế thị trường tự do sẽ đem lại giá bán thấp, lương công nhân cao và nhiều doanh lợi cho doanh nghiệp. Quyền lợi của công nhân và người tiêu thụ là quan trọng vì họ là thành phần đa số trong xã hội, trong khi doanh nghiệp chỉ lo hạ lương công nhân, tăng giá bán để tăng doanh thu.

Quyển II

Smith lý giải mối quan hệ giữa giao lưu hàng hoá và tăng trưởng kinh tế. Sự hình thành, phát triển và phương cách đầu tư tư bản ảnh hưởng đến vấn đề nhân dụng hơn khối lượng tiền tệ. Phú cường của đất nước do nhiều yếu tố tạo thành mà mối quan hệ giữa giới lao động và những thành phần không sản xuất là chính, nhưng các khái niệm tiêu thụ, tiết kiệm và đầu tư, tư bản lưu động và cố định, thu nhập thuần và gộp, lao động có giá trị sản xuất và không có giá trị sản xuất cần phân biệt. Cuối cùng, vai trò tiền tệ chỉ là phương tiện trao đổi.

Lao động có ý nghĩã khi sản xuất tăng thêm giá trị cho mặt hàng, nhờ thế có thể mua bán được. Có những hình thức lao động không có giá trị sản xuất, nhưng cũng cần thiết thí dụ như người phát thư, đem lại thoải mái như ca sĩ và tối cần thiết như chánh án. Loại lao động này cũng có cái giá của nó nhưng giá trị sử dụng lại giới hạn. Khi nào tư bản đầu tư tạo nên doanh lợi thì lao động mới gọi là có yếu tố sản xuất, và tư bản càng chuyển động thì tư bản khác mới có thể được huy động.

Tùy theo phương cách đầu tư mà tư bản đem lại hiệu năng khác nhau và cùng một khối lượng tư bản, nhưng tùy theo lĩnh vực đầu tư lại kết quả có giá trị cách biệt. Theo Smith, nên đầu tư vào buôn sỉ hơn là lẻ, đầu tư nhiều hơn vào công nghiệp chế biến và nhiều nhất vào nông nghiệp. Kinh tế nông nghiệp sinh lợi nhiều nhất vì đất đai được sử dụng, điền chủ thu được hoa lợi và nông dân có thu hoạch. Nhưng quan điểm này ít được quan tâm vì là một vấn đề lịch sử: cách biệt rỏ rệt giữa thành phố và nông thôn và ưu thế xã hội của giới thương nghiệp và nhà sản xuất công nghiệp so với nông dân và điền chủ.

Quyển III

Smith trình bày mối quan hệ giữa thành thị và nông thôn, dù dị biệt nhưng cả hai bổ sung nhau và lập thành một thị trường chung để cùng hưởng lợi. Khi đất đai được canh tác, thủ công phát triển, thương mại thành hình thì giao thương với các nơi khác được mở rộng. Nông nghiệp càng phát triển thì thị dân giàu có sẽ có khuynh hướng về nông thôn định cư và đầu tư vào nông nghiệp, vì vừa sinh lợi và vừa sống an nhàn.

Thời phong kiến tạo một trật tự mới cho xã hội, giới điền chủ ngự trị tại nông thôn, hưởng nhiều đặc quyền và quan tâm khai thác canh nông, nhưng luật thừa kế còn cản trở việc phân chia và mua bán đất đai. Lối sống thành thị thu hút nông dân đến tìm việc vì vừa có nhiều tiền và tiện nghi lại được hưởng nhiều tự do và luật pháp bảo vệ. Do đó, nhiều thành phố sầm uất thành hình, sự sung túc làm cho thị dân mua nhiều nông phẩm, thương giới đầu tư mạnh hơn vào nông nghiệp và giúp nông thôn phát triển. Tuy thế, bộ mặt nông thôn không thay đổi triệt để, vì các ảnh hưởng này khó lường được.

Quyển IV

Smith thảo luận hệ thống mậu dịch và sản xuất nông nghiệp với hai lý thuyết là trọng thương do các thương nhân cổ vũ và trọng nông do giới điền chủ hổ trợ. Hai lý thuyết này đề ra mục tiêu chung là chính sách kinh tế phải nhằm làm nâng cao lợi tức của dân chúng và tăng các khoản thu cho nhà nước.

Thuyết trọng thương có định kiến sai lạc và gây hậu quả tai hại. Quan điểm sai lạc vì cho rằng sự giàu có của đất nước chỉ thuần túy là vấn đề gia tăng khối lượng tiền tệ, đặc biệt coi trọng quý kim và thúc đẩy phát triển mậu dịch. Chính sách cấm nhập khẩu, tăng quan thuế biểu và hỗ trợ xuất khẩu qua biện pháp trợ giá hoặc lập liên minh xuất khẩu gây thiệt hại cho thị trường nội địa. Theo Smith, giàu có của đất nước là do số lượng hàng được bán ra trên thị trường, thành quả này tùy thuộc vào năng suất lao động và khối lượng nhân công khả dụng. Giới thủ công và thương nhân cũng được kể chung vào thành phần tạo nên giá trị sản phẩm. Tầm vóc của thị trường do mức độ tư bản đầu tư quyết định.

Muốn thịnh vượng, chính quyền nên tạo ra một hệ thống kinh tế tự do, cần giới hạn nhiệm vụ vào ba mục tiêu chủ yếu là quốc phòng, bảo vệ trật tự xã hội và tạo các cơ sở tiện ích công cộng, nhưng không để bị các nhóm lợi ích gây ảnh hưởng vì những chính sách phản tác dụng.

Quyển V

Smith phân tích vai trò của nhà nước theo quan điểm kinh tế. Về công chi nhà nước nên giới hạn vào các mục tiêu quốc phòng, tư pháp, giáo dục và hỗ trợ mậu dịch. Về công thu, Smith phân loại các nguồn thu và đề xuất cách quản lý công sản, đặc biệt là giải quyết nợ công.

Mỗi xã hội có một hình thức nhà nước nhất định. Dù trong hình thức nào, nhà nước cũng phải nhận vai trò quốc phòng và công chi, quy định mọi phân công lao động và mậu dịch. Để xây dựng hạ tầng cơ sở nhà nước có quyền thu lệ phí sử dụng để trang trải kinh phí và tài trợ hệ thống tiểu học cho gia đình công nhân. Nhà nước phải điều tiết mức quân bình cung cầu và quy định tiền lương phải tương xứng với khả năng. Chính quyền cần dân chúng vì là người lính trong thời chiến và là người sản xuất trong thời bình. Cụ thể nhất là chính quyền phải đem lại giấc ngủ bình yên cho mọi người.

Về nguyên tắc thuế vụ, Smith đề ra tiêu chí công bình và hữu ích. Thuế phải bình đẳng (mọi người đóng thuế tuỳ theo thu nhập), an toàn (người đóng thuế hiểu rõ các loại thuế mình phải đóng qua luật lệ công minh), không tổn hại (người chịu thuế không bị thiệt hại quá mức khi đóng thuế) hiệu năng (thuế thực sự cần thiết cho công quỹ, sở thuế không cồng kềnh và tốn kém, người dân có cảm tưởng được khích lệ đóng thuế hơn là tìm cách trốn thuế).

Nợ công là một hiện tượng phổ biến tại các nước tiên tiến vì lý do các nhà tư bản lo thủ lợi, chính quyền gây chiến tranh và không ai biết cách làm giảm nợ. Smith cho là các nước châu Âu gặp phải vấn đề này và sẽ đi đến suy thoái, về trường kỳ phải có những chính sách giảm nợ công, nhưng trong ngắn hạn tăng thuế là giải pháp.

Với một cách hành văn trong sáng ông đem đến cho người đọc một lối diễn giảng mới lạ về cách vận hành của nền kinh tế thị trường mà nội dung một số luận đề chính được tóm lược sau đây:

Nội dung

Homo oeconomicus

Tư lợi của con người là yếu tố then chốt trong các hoạt động kinh tế. Thí dụ của Smith được hậu thế truyền tụng là những người bán thịt, chế rượu hay làm bánh mì không phải chỉ có ý tốt phục vụ xã hội mà họ sản xuất vì quyền lợi riêng mà mặc cả và trao đổi là một nghệ thuật để thuyết phục. Người làm ra sản phẩm muốn bán giá trị cung ứng và chứng tỏ rằng mình biết tự lo qua sản xuất hữu ích cho người khác.

Ích kỷ là một đề tài tranh luận sôi nổi vào thế kỷ XVIII tại Anh. Theo Smith khó giảm bớt khuynh hướng chạy theo tư lợi của con người, nhưng nên tìm sự đồng thuận với người khác, mà tiêu chí là sự đồng thuận của người thứ ba, ý kiến của một người dự khán trung dung. Động cơ chính của ích kỷ là làm cho mức độ sử dụng được tăng lên một cách tối ưu với một phương tiện hữu hạn, nên không coi đó là có ý xấu. Sinh lợi kinh tế sẽ đem lại phú cường cho đất nước, nhưng không thể chỉ giải thích bằng tư lợi, vì một người dành tiền tiết kiệm cho tuổi già, dùng tiền đầu tư để mua nhà, giúp thân nhân hay từ thiện sẽ đem lại những lợi ích khác nhau cho xã hội; không ai có hai trạng thái đối nghịch khi quyết định, hoặc là do vị kỷ hoặc vị tha. Ngược lại, theo Marx, nhà sản xuất chạy theo lợi nhuận và tạo ra bất công.

Trong đạo đức, Smith đề ra nguyên tắc thiện cảm, con người có khả năng tự đặt mình vào hoàn cảnh và cũng chia sẽ những cảm xúc của người khác. Trong kinh tế cũng tương tự, vì đó là khuynh hướng tự nhiên của con người khi biết suy nghĩ, diễn đạt, mặc cả và thuyết phục để trao đổi thương mại.

Kinh tế tăng trưởng không chỉ do ích kỷ, cảm thông mà còn do cạnh tranh. Chính cạnh tranh tác động làm cho cá nhân thay đổi thái độ tiêu thụ mà qua đó kinh tế phát triển. Ngoài cạnh tranh giữa các nhà sản xuất thì tin tức giữa nhà cung ứng và người tiêu thụ làm cho thị trường cạnh tranh ráo riết hơn. Trong thực tế chính quyền không thể tạo ra một hệ thống thông tin toàn hảo để mỗi người có cơ hội trình bày và thuyết phục người khác về công việc hay sản phẩm của mình. Vì thế nên một số nhà sản xuất toa rập nhau giảm giá lương, tăng giá bán, phân chia khu vực thị trường và gây áp lực chính quyền cấm nhập khẩu, tăng quan thuế biểu để bảo vệ quyền lợi trước các cạnh tranh ngoại quốc. Thị trường tự do cần một hệ thống thông tin toàn diện và cạnh tranh triệt để giúp mọi người có quyền sử dụng quyền của mình trong bình đẳng và tôn trọng đối tác, nhưng tự do cạnh tranh (laissez-faire) trong kinh tế và tự do ngoại thương (laissez-passer) là quan trọng nhất.

Laissez-faire

Smith đưa ra ba tiền đề chủ yếu: *Một* là một tình trạng hài hoà lý tưởng tiền định cho toàn xã hội là không tưởng, chúng ta phải chấp nhận có tranh chấp quyền lợi và để giải quyết, nhà nước tạo ra một cơ chế bảo vệ hữu hiệu để đem lại trật tự chung và công bình theo sự phát triển của quy luật khách quan.

Hai là tự do kinh tế mới tạo điều kiện phát triển cá nhân để làm cơ sở phát triển xã hội. Khuynh hướng chung của các nhà tư bản là muốn đầu tư trong nước cho an toàn hơn ở ngoại quốc, nhưng khi họ chạy theo tư lợi, thì kết quả cuối cùng là sẽ mang lợi chung cho xã hội.

Ba là cơ chế thị trường không phải là một loại trò chơi được ăn cả ngã về không, mà là cơ hội thắng thua được phân chia không đồng đều, giá trị sử dụng tương đối và tạo nên mức thu nhập chênh lệch. Sự phát triển tiền lương, doanh lợi và hưu bổng là những dẫn chứng cho vấn đề này. Quyền lợi đối nghịch giữa nhà tư bản đầu tư và công nhân, giữa nhà sản xuất và người tiêu thụ cho thấy luôn có xung đột xã hội.

Làm sao đem lại sự hài hoà trước những đối kháng thường trực này? Để giải quyết, Rousseau đề nghị phải nâng cao giáo dục nhằm tạo khả năng và ý thức chung sống; theo Marx phải đấu tranh nhằm xoá bỏ giai cấp thù địch, xã hội sẽ không còn tư bản và địa chủ thống trị, công nhân sẽ hưởng giá trị lao động trọn vẹn. Smith cho là một nguyên tắc chung sống chỉ đạt được khi tất cả mọi người cùng tôn trọng luật lệ trong một sân chơi tự do mà tinh thần khách quan trong hành động và hợp tác nhằm giải quyết những quyền lợi đối nghịch là chính. Smith tìm cách giải thích tư lợi là động cơ thúc đẩy, nhưng không ca ngợi theo đuổi tư lợi là lý tưởng trong đạo đức cũng như kinh tế. Smith không cổ vũ tự do tuyệt đối theo nghiã laissez-faire, một lý tưởng mà Mill đã đề xuất trong Principle of Political Economy, vì chỉ có một sân chơi tự do và bàn tay vô hình điều khiển là điều kiện tiên quyết.

Bàn tay vô hình

Không phải Smith mà Montesquieu là người đầu tiên tìm ra khái niệm bàn tay vô hình trong tác phẩm *De l´esprit des lois*. Montesquieu cho rằng tham vọng chính trị của từng cá nhân sẽ tác động cho thể chế qua sức mạnh điều tiết của bàn tay này. Từ đó Smith áp dụng lý giải này trong kinh tế và đạo đức.

Trong kinh tế, Smith không coi bàn tay vô hình là một trật tự siêu hình hay một cơ chế tự động, mà là một sự điều tiết thông minh và hợp lý trong xã hội, một sự vận hành của một cơ chế có chức năng tự tổ chức điều khiển trong tiến trình sản xuất, đặc biệt nhất là về cung và cầu và không cần chính quyền can thiệp. Bàn tay vô hình không có phép lạ đem lại phúc lợi xã hội, mà cần có chính quyền tác động làm cho hữu hiệu hơn. Smith xem nhiệm vụ chính của nhà nước là quy định và áp dụng các quyền tự do cơ bản cho toàn dân, bảo vệ dân chúng trước ngoại xâm qua quốc phòng, chống những bất công xã hội bằng giám sát tư pháp và nâng cao dân trí qua phát triển giáo dục.

Về đạo đức, ông triển khai ý niệm này trong tác phẩm *The Theory of Moral Sentiments*. Khi cá nhân kết ước đều phải trả bằng một giá, cả hai thoả mãn được nhu cầu của mình, đó không phải là thiện tâm bố thí của nhà giàu, một cơ chế không cần kiểm soát của chính quyền và quy luật thị trường. Hiệu năng của bàn tay vô hình là sự đãi lọc qua thời gian và là một hình thức phân phối lợi tức gián tiếp.

Dù đề cao bàn tay vô hình, nhưng ông cho là kiến thức và khả năng của chính quyền là chủ yếu và chính sách theo đuổi phải khách quan và thuần lý, vì mỗi quyết định đều có hậu quả đến phân phối công bình xã hội.

Phân phối công bình

Nền kinh tế tư bản tạo cách biệt giàu nghèo và xung đột xã hội mà các đề tài luôn tranh cải là: Phân chia phúc lợi xã hội dựa trên trao đổi hay phân phối? Người dân có quyền đòi hỏi chính quyền phân phối theo khả năng hay nhu cầu? Chính quyền bảo vệ quyền tư hữu của người dân ở mức độ nào? tương đối hay tuyệt đối?

Khi Mandeville cho là không thể giải quyết nghèo đói được tận gốc vì là một thực tại xã hội không thể tránh thì Smith nghĩ rằng nước giàu hơn khi đa số thành phần trong xã hội khá hơn, cụ thể là người phát thư và công nhân lao động vừa có thể mua hàng giá rẻ và được lương cao. Không phải chỉ đóng góp của thiểu số nhà giàu mà đa số mới tác động tăng trưởng.

Vấn đề công bình chỉ có thể đặt ra trong khuôn khổ của một xã hội tự do mà mỗi cá nhân hành động trong trách nhiệm. Mỗi người không những tự do kết ước mà còn sẵn sàng bồi thường các thiệt hại gây ra. Công bình trong phân phối là một vấn đề nền tảng và đòi hỏi sự thông minh trong thực hiện nhiều hơn là ý thức một nghĩa vụ đạo đức. Luật pháp ổn cố là điều kiện để duy trì trật tự xã hội và tinh thần đoàn kết đem lại việc chung sống hài hoà. Từ đó, vấn đề công bình phân phối, theo nhu cầu hay khả năng, mới đặt ra. Smith phê bình luật thừa kế thời phong kiến gây bất công và đòi hỏi thực thi công bình nhiều hơn trong việc phân chia gia sản. Đặc điểm của xã hội văn minh là người làm quá nhiều mà lại hưởng quá ít, nên bất công còn kéo dài và gây bất ổn xã hội.

Không phải lúc nào các quyết định kinh tế thuần lý cũng đem lại công bình. Tăng lương cho công nhân làm giá thành sản phẩm cao hơn, mặt hàng không có triển vọng xuất khẩu, đất nước nghèo hơn, cuối cùng vấn đề công bình không giải quyết được. Tranh luận này được Hume lý giải trước Smith.

Hume đề ra một mô hình quân bình ngoại thương mà các nước giàu sẽ không sợ bị các nước nghèo cạnh tranh phá giá vì tác dụng của nguyên tắc bình thông nhau. Có mối quan hệ giữa khối lượng tiền tệ và mức độ giá cả các mặt hàng trong một nước trong một thời kỳ nhất định. Gia tăng khối lượng tiền tệ làm tăng giá lương, hàng sẽ khó xuất cảng hơn, nhưng bù lại tiền nhiều sẽ có cơ hội đầu tư tại các nước nghèo nơi mà giá nhân công và nguyên vật liệu rẻ. Nhưng qua thời gian thì đầu tư sẽ có tác dụng là giá lương và giá hàng tại các nước nghèo cũng đắt đỏ như nước giàu. Không phải gia tăng khối lượng tiền tệ hay tăng lương, mà chính phân công lao động quốc gia và quốc tế là giải pháp. Để tiếp tục duy trì ưu thế ngoại thương, nước giàu nên tập trung vào các phương thức sản xuất nặng về tư bản và kỹ thuật trong khi nước nghèo tiếp tục theo đuổi các phương thức sản xuất thâm dụng nhân công.

Smith tán đồng lập luận này và minh chứng là ba yếu tố chính đem lại cường thịnh của đất nước là phân công lao động, canh tân kỹ thuật và tự do cạnh tranh. Cùng một khối lượng công nhân và một loại trang thiết bị, nếu biết sử dụng hợp lý thì doanh nghiệp sẽ sản xuất được nhiều mặt hàng hơn, dù lương công nhân tăng, nhưng giá bán hạ hơn, nên bán được nhiều hơn và doanh nghiệp sẽ tăng doanh thu. Lương công nhân cao mà mặt hàng có giá thành rẻ là một hiện tượng nghịch lý nhưng lại là một thực tế cho những nước giàu, có trình độ kỹ thuật cao, biết phân công lao động và ngoại thương phát triển mạnh. Gia tăng năng suất sẽ giải quyết vấn đề công bình trong từng doanh nghiệp và là cơ hội thực hiện công bình xã hội trong trường kỳ. Do đó, cần rà soát lại những giải pháp ngắn hạn chỉ phục vụ cho thương giới và các nhóm lợi ích. Smith xác nhận là nước giàu có thể mất đi một số ưu thế ngoại thương khi bị cạnh tranh với các nước nghèo, nhưng không vì lý do là một nước giàu mà nước khác phải nghèo, vì có quá nhiều yếu tố can thiệp, nhưng giá trị sản phẩm là chính.

Giá trị sản phẩm

Smith phân biệt có hai loại giá cho sản phẩm là trao đổi và sử dụng. Giá trao đổi do tình hình cung cầu trên thị trường quyết định và giá của sản phẩm tuỳ theo thời gian và công sức cần thiết làm ra. Hai lý thuyết này bổ sung cho nhau.

Smith lầm lẫn giữa giá trị sản phẩm và vấn đề phân phối khi ông không quan tâm đến khả năng doanh nghiệp áp lực giảm lương, ảnh hưởng phân phối và tăng giá bán giả tạo để sinh lợi. Không như Smith mô tả, hoa lợi của điền chủ, doanh lợi của doanh nghiệp và lương công nhân có tác động nhau trong việc định giá sản phẩm. Doanh nghiệp trong thời kỳ bộc phát không cần ép giá lương công nhân mà vẫn tăng doanh thu vì do thoả hiệp giá bán với các doanh nghiệp khác.

Một sản phẩm là do kết hợp giữa ba yếu tố lao động, đất đai và tư bản. Từ đó, ông phân biệt lao động sản xuất và không sản xuất, tiêu thụ của tư nhân và đầu tư của doanh nghiệp. Với tất cả những hình thức đầu tư khác nhau doanh nghiệp tạo nên giá trị. Trong khi Marx cho giá trị lao động của công nhân là quan trọng nhất trong tiến trình sản xuất và giá trị thặng dư chỉ do công nhân mang lại. Không như Smith, Marx gộp chung giá trị đóng góp của điền chủ và nhà tư bản trong các tư liệu sản xuất.

Đầu tư không phải nhằm trả lương thấp cho công nhân và mua rẻ nguyên vật liệu mà là cạnh tranh về giá trị sản phẩm có hiệu năng hơn. Chiến lược loại bỏ đối thủ của doanh nghiệp nhằm hạ giá thành, nâng phẩm chất, bán giá rẻ, tăng mức cung và tạo sức cầu mà gia tăng năng suất, canh tân kỷ thuật và phát huy ưu thế cạnh tranh là yếu tố quyết định. Sự thịnh vượng của đất nước cũng cần những biện pháp tương tự, nhưng theo đuổi thuyết trọng thương không là giải pháp lý tưởng.

Thuyết trọng thương

Với hơn 230 trang sách trong quyển bốn Smith đưa việc phê phán thuyết trọng thương vào trọng điểm và khi bàn về cách vận hành của thị trường ông chỉ tóm tắt có mười trang.

Ông khởi đầu bằng chuyện bình thường trong xã hội là trong cuộc chạy đua ai cũng muốn thắng, nhưng khi người chạy cản trở người khác không có cơ hội cùng chạy là một chuyện không công bình mà các khán giả phải phản đối và trọng tài phải can thiệp. Từ thí dụ này ông áp dụng vào sinh hoạt kinh tế.

Hoạt động kinh tế cũng cần có quy luật vì đây là cuộc đua về sản xuất và phân phối sản phẩm cho xã hội. Ai tham gia vào tiến trình sản xuất để thoả mản nhu cầu xã hội, qua đóng góp đất đai, tư bản hay sức lao động, đều có quyền hưởng thành quả đóng góp. Sự phân phối thành quả này có trong từng nội bộ doanh nghiệp. Doanh nghiệp tìm cách thay đổi phương thức sản xuất do bí mật nghề nghiệp, bằng sáng chế mới để tạo độc quyền thị trường và tăng doanh thu. Họ có ưu thế xã hội hơn công nhân và người tiêu thụ. Do đó, có mâu thuẫn quyền lợi giữa doanh nghiệp và công nhân, giữa doanh nghiệp và các đối thủ trong nước hay ngoại quốc. Họ đề cao là thịnh vượng của đất nước do bán nhiều hơn mua, bán hàng mắc và mua hàng rẻ. Bằng lập

luận này họ áp lực chính quyền và thu phục công
luận tin thuyết trọng thương là quyền lợi chung
của đất nước. Theo Smith họ chỉ bảo vệ quyền
lợi riêng.

Theo lý thuyết thì Smith cho là thị trường có ba
giai đoạn khác nhau: tăng trưởng, đình trệ và
suy thoái, tùy theo tình trạng phát triển mà sẽ
có những hệ lụy khác nhau cho điền chủ, công
nhân và nhà tư bản. Khi quyền lợi của điền chủ
và công nhân phù hợp với quyền lợi công cộng,
thì quyền lợi của nhà tư bản là ngược lại. Khi chủ
tư bản lập luận tăng thu doanh lợi để phục vụ
quyền lợi chung thì phải cần rà soát. Mở rộng thị
trường có thể phục vụ công ích, nhưng giới hạn
cạnh tranh thì chỉ phục vụ cho doanh nghiệp.
Chính quyền phải cẩn trọng khi phân tích quyền
lợi doanh nghiệp và đất nước khi theo đuổi chính
sách trọng thương.

Dù vậy, theo thực thực tế thì chính sách thuộc
địa Anh là kết quả một sự nội gián của thương
giới với chính quyền chỉ gây thiệt hại cho người
tiêu thụ. Các nước thuộc địa khi nhập và xuất
khẩu hàng phải quan trung gian Anh, một mục
tiêu đặt ra chỉ nhằm thoả mản nhu cầu mẫu
quốc. Nhưng Smith chứng minh là chính sách
thuộc địa đem lại nhiều quyền lợi hơn là gây
thiệt hại, vì mở ra nhiều thị trường mới và đóng
góp vào sự phát triển sản xuất khi trao đổi với
các nước thuộc địa. Khi Anh bảo vệ các thương
thuyền trong các hoạt động mậu dịch viễn duyên
và gây tác hại cho ngoại thương của Hà Lan tại
các thuộc địa, thì ông lập luận rằng độc quyền
ngoại thương nhằm bảo vệ quyền lợi kinh tế và
quốc phòng. Theo ông, khi hàng ngoại nhập rẻ

phải đóng thuế quan cao để bằng với giá hàng nội địa là tạo công bình, biện pháp này hợp lý. Khi các doanh nghiệp chiếm vai trò độc quyền kinh doanh trong ngắn hạn, thì không phạm nguyên tắc bình đẳng, vì nhu cầu cần thu lợi trong gia đoạn đầu tư ban đầu.

The Wealth of Nations là căn bản lý thuyết kinh tế tác động sâu xa đến toàn bộ sinh hoạt thị trường và gây tranh luận liên tục trong chính giới và học giới tại các nước phương Tây. Mỗi lần có khủng hoảng tác phẩm này lại được đem ra để thảo luận mà những ảnh hưởng chính được tóm lược sau đây.

Ảnh hưởng

Thị trường sách

Sự đón nhận nồng nhiệt của độc giả dành cho Smith có nhiều lý do. Một là về cá nhân, sau khi tác phẩm*Theory of Moral Sentiments* ra đời vào năm 1759, Smith nổi danh như là một người tiên phong trong phong trào khái sáng tại Tô cách lan và châu Âu.

Hai là về hình thức, Smith chứng tỏ có văn tài xuất sắc, dù là đề tài khô khan nhưng ông đã diễn đạt bằng một văn phong cực kỳ trong sáng trong một bố cục mạch lạc nên thu hút người đọc không có kiến thức kinh tế. Văn giới châu Âu ca ngợi là sau *De l´esprit des lois* của Montesquieu chưa có danh phẩm nào có khả năng diễn đạt được tư tưởng của nhân loại bằng tác phẩm này.

Ba là về lý thuyết, nguyên tắc phân công lao động, phân biệt giữa các yếu tố sản xuất, các loại thu nhập và giao lưu hàng hoá đã được Cantillon, Hutcheson, Hume, Quesnay, Stueart và Turgot triển khai, nhưng Smith là người đầu tiên lý giải về cơ chế vận hành thị trường của nền kinh tế tự do một cách toàn diện qua một công trình nghiêm túc và quy mô. Các chủ đề của Smith được Ricardo, Malthus, Mill và Marx về sau đào sâu thêm thành các vấn đề mới như lợi điểm tương đối, dân số, tự do tuyệt đối trong kinh tế và bóc lột trong sản xuất công nghiệp.

Bốn là về thực tế, lập luận của Smith phù hợp với tâm trạng chung của thời đại khi phê phán về sự can thiệp bất hợp lý của chính quyền vì chỉ phục vụ các nhóm lợi ích mà cuối cùng làm suy sụp đất nước. Ông chỉ trích thương giới và các nhà sản xuất bảo vệ quyền lợi bằng cách ngăn trở cạnh tranh trên thị trường, thay vì sử dụng tư bản để đầu tư vì có nhiều hình thức mới đem lại nhiều hiệu năng trong tăng trưởng.

Chính giới

Ảnh hưởng của Smith với chính giới Anh khó xác định, dù tác phẩm này thoạt đầu đã gây tranh luận tại quốc hội. Những năm đầu tiên của nội các William Pitt đã thực hiện một số biện pháp đúng theo tinh thần của Smith đề ra: hạ thấp quan thuế biểu của trà nhập để làm cho việc buôn lậu trà không còn sinh lợi như trước (1784), liên hiệp kinh tế giữa Anh và Ái nhĩ lan (1785) nhưng đề án này thất bại, thoả hiệp mậu dịch với Pháp (1786), mà mục tiêu chính là hạ quan thuế biểu các mặt rượu nho và hàng dệt.

Nhưng nội tình Anh gây khó khăn cho việc áp dụng chính sách tự do mậu dịch và xung đột quyền lợi với Hoa kỳ và Pháp cũng là lý do. Mãi đến hai thập niên đầu tiên của thế kỷ XIX thì tự do mậu dịch mới là trọng điểm trong chính sách kinh tế của Anh.

Học giới

Nền công nghiệp Anh đã hình thành và sản phẩm Anh chiếm lĩnh nhiều thị trường các nước châu Âu. Từ năm 1815 Anh đứng trước một nghịch lý là tăng quan thuế biểu ngũ cốc để chống nhập khẩu từ châu Âu, trong khi lại đề cao tự do ngoại thương. Giới điền chủ và công nghiệp tại các nước châu Âu áp lực chính phủ phải tìm biện pháp trả đủa. Tranh chấp trở nên gay gắt khi doanh giới tại Manchester lập liên minh chống lại vấn đề vào năm 1839 và cuối cùng chính quyền phải huỷ bỏ quan thuế biểu cho ngũ cốc vào năm 1846. Họ thành công khi thuyết phục rằng nhập khẩu rẻ ngũ cốc sẽ làm giảm giá thành thực phẩm và nâng cao mức sống toàn dân, trong khi duy trì quan thuế biểu loại này chỉ có lợi cho giới điền chủ. Ngược lại, giới điền chủ cho là chống việc nhập ngũ cốc rẻ nhằm bảo vệ quyền lợi cả nước, trong đó có cả thương giới và giới sản xuất, vì họ có cơ hội tăng doanh thu.

Thực tế này cho thấy ai cũng áp dụng lập luận tự do mậu dịch của Smith để bảo vệ quyền lợi, nhưng quan điểm của Smith hợp lý hay mâu thuẫn? Đề tài này được học giới tranh luận vào đầu thế kỷ XIX được gọi chung là „vấn đề Smith".

Giới chống đối cho rằng lập luận của Smith là mâu thuẫn vì một người lo tư lợi không thể nào là một con người đạo đức và muốn dung hoà quyền lợi xã hội. Giới bào chữa cho Smith cho rằng đây là một phương pháp luận có ý thức và không mâu thuẫn. Trước một thực tại xã hội phức tạp, Smith không dùng cách quy nạp mà dùng suy diễn để lập luận. Thay vì dùng một số lượng lớn và đủ loại các quan sát để đề ra quy luật tổng quát, Smith đặt ra một số tình huống độc lập để theo dõi và tìm các lý giải về động lực khích lệ cho hoạt động kinh tế.

Có nhiều lý giải khác dựa vào quá trình làm việc của Smith để biện hộ. Khi còn ở Tô Cách Lan ông thấm nhuần truyền thống đạo đức, nhưng khi sang Pháp khảo cứu ông bị ảnh hưởng những trào lưu tư tưởng theo vật chất của Pháp. Có người lại dựa vào mối quan hệ giữa hai tác phẩm của Smith để tìm ra mối tương đồng giữa hai quan điểm và kết luận rằng không có mâu thuẫn mà là sự liên tục trong tiến trình tư duy.

Sở dĩ có lập luận chống Smith chỉ vì có nhiều hiểu lầm trong giải thích. Thiện cảm trong đạo đức và kinh tế của Smith không hề đồng nghiã với bác ái. Không phải lúc nào thiện cảm, kể cả thiện cảm của người dự khán trung dung, cũng tác động tích cực đưa đến hành động kinh tế vì nguyên tắc tương xứng trong của mối quan hệ trên thị trường rất cần cho trao đổi, khía cạnh này cũng quan trọng như tư lợi.

Đến cuối thế kỷ XIX các tranh luận trong học giới xoay quanh „vấn đề Smith" không còn gây một âm vang nào đáng kể.

Thế kỷ XX

Lý thuyết của Smith có giá trị phổ quát tại các nước phương Tây khi nền kinh tế thị trường được định hình và phát triển. Sau đại suy thoái vào thập niên 1930 và các suy trầm khác thì cơ chế này gây được niềm tin chung là một phương sách hợp lý vì kinh tế vĩ mô ổn định, mức thất nghiệp và lạm phát thấp. Thực ra, không có chủ nghĩã tư bản nào là được coi là thuần túy hay mẫu mực, mà tuỳ mỗi quốc gia sẽ có những đặc thù và các hình thức tại Hoa Kỳ, Đức, Pháp và Nhật Bản là thí dụ. Lý thuyết về tính đa dạng của chủ nghĩã tư bản đã soi sáng nhiều dị biệt này. Quan điểm của Smith cũng được bổ sung qua nhiều học thuyết khác nhau, đáng kể nhất là suy luận về một trật tự tình cờ trong kinh tế của von Hayek gây ảnh hưởng mạnh tại Đức và Áo, nhưng cải biên gây ồn ào nhất là của Neoliberalism và dung hoà nhất là của Armartya Sen.

Von Hayek

Von Hayek đề cao vai trò bối cảnh xã hội trong việc tăng trưởng kinh tế và kết luận là thị trường là một diễn trình không thể lường trước. Thị trường không phải là một địa điểm, một tình huống hay một thực thể tổng hợp mà chính là do tác động của nhiều tác nhân trong sự phân công lao động. Sự thành hình của thị trường là kết quả tình cờ của những diễn biến, nhưng luôn bị phân tán và dựa vào những kiến thức trong phạm vi nhỏ hẹp địa phương. Thị trường gồm có hai yếu tố là giá cả và trao đổi. Do đó, thông tin thị trường vô cùng quan trọng và giá cả chỉ là những tín hiệu khởi đầu. Thị trường luôn thay đổi và cục bộ nên không thể nào là một trung tâm cho mọi sinh hoạt kinh tế.

Neoliberalism

Chiều hướng cực đoan của Neoliberalism là tuyệt đối tự do trong mọi hoạt động kinh tế sẽ mang hiệu năng và phúc lợi khi người tiêu thụ có quyết định tối hậu. Thị trường quyết định toàn bộ về giá cả, phương thức vận hành và hiệu năng; phải giảm thiểu các can thiệp của chính quyền ở mức tối đa.

Học thuyết này ảnh hưởng mạnh tại Hoa Kỳ, Nhật và châu Âu trong chính sách công nghiệp và ngoại thương trong thập niên 1970 và 80. Dưới thời Reagean và Thatcher các biện pháp tư hữu hoá các doanh nghiệp hàng không, điện nước và viễn thông đã đem lại những thành tựu quan trọng. Các nước này gặp nhiều trào lưu chống đối của các tầng lớp thiên về công bình xã hội, nhất là khi phong trào tự do giao lưu tư bản tài chính và đầu tư của các doanh nghiệp quốc tế tại các nước nghèo lên cao điểm.

Dựa theo Neoliberalism mà Williamson đề ra một phương sách tăng trưởng kinh tế cho các nước châu Mỹ La Tinh vào năm 1990, về sau được gọi chung là Washington Consensus. Theo chính sách này thì cơ thể thị trường tự do sẽ đem lại thịnh vượng, mà cụ thể là tự do mậu dịch, bảo vệ tác quyền trí tuệ, tự do giao lưu tư bản tài chính, quốc tế hoá các hoạt động thị trường tư bản tài chính, kiểm soát ngân sách, hỗ trợ canh tân kỹ thuật và chuyển giao công nghệ để gia tăng hiệu năng cạnh tranh.

Chương trình *Milllenium Development Goals* của Liên Hiệp Quốc, một viễn tượng tăng trưởng cho các nước nghèo trong thiên niên kỷ mới áp dụng mô hình này mà mục tiêu là kết hợp phương thức cơ chế kinh tế thị trường cùng với các biện pháp về gia tăng giáo dục, cải thiện y tế, xây dụng cơ chế hạ tầng và cải thiện hệ thống quản lý hành chánh công quyền trong một mô hình toàn diện. Trách nhiệm xã hội của các doanh nghiệp quốc tế và vai trò nối kết của các mạng lưới của xã hội dân sự được nâng cao.

Armartya Sen

Dù tán đồng với Smith về hiệu năng của thị trường, nhưng Sen luận giải về sự thịnh vượng một cách dung hoà và toàn diện hơn qua tác phẩm *Development as Freedom*.

Kinh tế thị trường có hai chức năng giúp con người cải thiện vật chất và phát huy tự do. Một là cơ chế cần thiết để cung ứng vật chất cho con người, nhưng thị trường phải vừa cổ vũ cho tăng trưởng và vừa bảo vệ nhân quyền. Cách tính gia tăng lợi tức theo đầu người chỉ là một khiá cạnh trong phúc lợi xã hội và tăng trưởng kinh tế phải được quan niệm toàn diện hơn. Hai là thị trường một môi trường tự do cho phép mọi người cùng tham gia để phát triển khả năng cá nhân và chấp nhận mọi sự dị biệt.

Thịnh vượng cần có nhiều yếu tố khác cùng tác động: tăng trưởng kinh tế là mức huy động xã

33

hội mà dân chúng cần có trình độ chuyên môn để tích cực tham gia và là sự kết hợp giữa một thể chế chính trị ổn cố, nhà nước pháp quyền trong nền văn hoá giáo dục nhân bản, mà gia tăng phúc lợi kinh tế là một thăng tiến khởi đầu. Theo ông, vai trò tự do báo chí và tinh thần phản biện công khai chính là điều kiện thực hành dân chủ tại các nước chậm tiến. Quan điểm của Sen được chấp nhận rộng rải dù là một lý tưởng khi so với thực tế lịch sử.

Lịch sử cáo chung?

Từ cuối thập niên 1980 chế độ chính trị tại Liên Xô và các nước Đông Âu sụp đổ mang đến một mơ ước chung là tự do dân chủ sẽ là một mô hình cho toàn thế giới, Francis Fukuyama trong tác phẩm The Ende of History and the Last Man cho là lịch sử cáo chung và nhường bước cho mô hình chủ nghĩa tư bản mà tăng trưởng kinh tế là một khả năng hiện thực và thế giới đang tiến dần về một nền văn minh đại đồng và hòa bình vĩnh cửu.

Bối cảnh toàn cầu hóa đầy lạc quan và năng động, những thành tựu ngoạn mục của các ngành khoa học hiện đại, đặc biệt là công nghệ thông tin, đem các dân tộc gần nhau hơn bao giờ hết. Cách biệt địa lý không còn nữa nên cũng là động cơ thúc đẩy cho các công ty đa quốc đầu tư ào ạt trên bình diện toàn cầu và làm gia tăng cơ hội mậu dịch và xuất khẩu cho các nước chậm tiến. Đây là một điều kiện tiên quyết cho các nước nghèo hội nhập vào sinh hoạt chung của thế giới. Các hình thức viện trợ quốc tế gia tăng cũng tạo thêm phương tiện hữu hiệu làm cho tiến trình thay đổi này được nhanh hơn. Nhưng lịch sử vẫn tiếp tục với những thực tế khác hơn hy vọng.

Thực tế phũ phàng

Các biến động chính trị quốc tế từ cuối thế kỷ XX trở đi đã không biến những ước mơ thành hiện thực: Xung đột địa phương và bạo lực giữa các sắc tộc lan rộng, khủng bố nhân danh tôn giáo đe dọa an ninh toàn cầu đến mức độ đáng ngại mà 9/11 là khởi điểm. Kinh tế tại các quốc gia công nghiệp suy thoái nghiêm trọng, mô hình kinh tế thị trường không đem lại giải pháp trong khi tình hình chung ngày càng nguy kịch. Nợ công của các nước giàu là một thảm họa chung cho tương lai mà sự bất lực của chính quyền trong việc quản lý công sản là lý do. Triển vọng hội nhập vào kinh tế thế giới của các nước nghèo cũng trở nên mơ hồ vì cơ hội giao thương và đầu tư ngoại quốc lại sụt giảm. Tác hại hơn khi các chế độ độc tài làm cho tham nhũng, bất công và nghèo đói gia tăng, giá trị dân chủ không được phát huy, nhân quyền bị vi phạm có hệ thống, mọi tự do dân chủ cơ bản đều bị bóp nghẹt. Điểm bi quan nhất là thế giới hiện nay có chung vấn đề mới là biến đổi khí hậu, tài nguyện cạn kiệt, dân số gia tăng và giáo dục xuống cấp.

Những thay đổi triệt để mọi giá trị này làm cho các lý thuyết về thịnh vượng cần luận giải theo một chiều hướng khác hơn Smith đề ra: tại sao tăng trưởng kinh tế mà thất nghiệp lại gia tăng và công nhân có việc làm mà cần thêm trợ cấp mới sống được, tại sao thị trường tư bản tài chính hoạt động độc lập trong khi chính quyền không thể kiểm soát các vi phạm và ngăn chận lòng tham vô đạo đức của giới đầu cơ và tại sao quyền lực bàn tay vô hình lại bất lực trước các mánh khoé để thủ lợi của giới tư bản.

Tương lai kinh tế bất trắc làm công luận mất tin tưởng về cơ chế tự vận hành của nền kinh tế thị trường, khả năng cảnh báo của học giới và khả năng kiểm soát của chính quyền. Nhưng niềm tin này thực sự hoàn toàn tan biến khi suy thoái bùng nổ vào năm 2008.

New Capitalism?

Suy thoái sinh ra các vần đề mới cần thảo luận: Bản chất đích thực của chủ nghiã tư bản là gì và phục vụ cho ai? Khái niệm của Smith có còn giá trị phổ quát không? Kinh tế phương Tây cần có một mô hình mới không? Đây là trọng điểm của cuộc hội luận xoay quanh đề tài „New World, New Capitalism" do Blair, Merkel và Sarkozy đầu tiên đề xuất và hàng loạt các thảo luận khác về sau. Khi đề cập về khái niệm của Smith trong các cuộc thảo luận này thì điều ngạc nhiên nhất là vẫn còn nhiều ngộ nhận.

Thực ra, Smith không là người khai sinh ra chủ nghiã tư bản, vì trong suốt 1000 trang sách của *The Wealth of Nations* ông không hề đề cập từ capitalism và có lập luận bảo vệ cho chủ thuyết này. Ông cổ súy cho sự vận hành của nền kinh tế thị trường nhưng tư bản tài chính không là yếu tố then chốt, mà chỉ là một đơn vị trong các yếu tố sản xuất. Thịnh vượng của đất nước không hoàn toàn dựa trên tư lợi, mà sự ổn cố thể chế và dị biệt về động lực sẽ khích lệ cho tăng trưởng.

Smith không hề coi thị trường là một cơ chế hoàn toàn độc lập, có khả năng đem lại phúc lợi tối ưu cho đất nước mà không cần đến chính quyền hay đạo đức cá nhân và xã hội. Bảo vệ thành quả của thị trường không thể giới hạn trong hai phạm vi tôn trọng việc theo đuổi tư lợi và quyền tư hữu. Cơ chế thị trường phải được nhận định bao quát hơn là tự do trao đổi. Điển hình nhất là hệ thống trợ cấp thất nghiệp, an sinh xã hội và y tế giáo dục tại các nước công nghiệp phát triển là những thành quả do luật lệ và thể chế của nền kinh tế thị trường mang lại, mà không do tư lợi đơn phương quyết định. Nghèo đói và bất công xã hội vẫn là những thách thức còn lại của nền kinh tế thị trường dù đã tăng trưởng cao độ.

Trong *The Theory of Moral Sentiments* ông đề cao vai trò của những giá trị tinh thần như khôn ngoan và cẩn trọng, đây là đức tính thuộc đạo đức cá nhân cần thiết để phát huy xã hội công bình. Tăng trưởng kinh tế cần có niềm tin về giá trị xã hội và kết ước cá nhân. Người dân tin vào sự thành tín và cẩn trọng của ngân hàng, nơi để gởi tiền tiết kiệm và lấy tiền ra khi cần thiết, nhưng quan trọng nhất là niềm tin chung về toàn bộ hoạt động ngân hàng. Niềm tin này không còn khi ngân hàng tham gia vào dịch vụ đầu tư vô cùng bất trắc mà chính ngân hàng không lường được nguy hiểm và chính quyền không có khả năng kiểm soát.

Hiện nay, luật kiểm soát ngân hàng thì quá ít hoặc áp dụng lỏng lẻo, nên dân chúng đòi hỏi chính quyền phải kiểm soát mạnh hơn và chiều hướng giải quyết khủng hoảng chỉ giới hạn trong phạm vi kiểm soát các giao lưu tư bản trên thị trường tài chính và hợp tác trên bình diện quốc tế. Do đó, thay vì tìm ra một khái niệm mới cho chủ nghĩa tư bản trong thế kỷ XXI, các nước phương Tây cần luận giải và áp dụng lý thuyết của Smith cho phù hợp trong bối cảnh hiện nay.

Thực tế tại Việt Nam

Nền kinh tế thị trường theo định hướng xã hội chủ nghĩa là mô hình ngoài khuôn khổ suy luận của Smith và là một đặc thù có những thành tựu ban đầu.

Sự nghiệp Đổi Mới không có thời kỳ khai sáng khởi đầu, mà chỉ do quyết định xé rào và đổi mới, một chiến thuật để sống còn hơn là một chiến lược phát triển trường kỳ. Dù mức huy động tiết kiệm quốc nội thấp, nhưng Việt Nam đã thu hút được tư bản khả dụng của các định chế quốc tế, doanh nghiệp ngoại quốc và Việt kiều để đầu tư. Dung lượng kiều hối của năm 2012 là 10 tỷ, một thí dụ đầy ấn tượng. Muốn có số doanh thu này Việt Nam cần đến một dung lượng đầu tư khoảng 150 tỷ, một doanh số ảo tưởng trong bối cảnh suy thoái hiện nay, nhưng 10 tỷ này là một thực tại hạnh phúc, một hình thức viện trợ mà Việt Nam không có nghĩa vụ hoàn trả và bằng gấp ba lần dung lượng xuất khẩu nông sản. Giáo dục lạc hướng nên không có canh tân kỹ thuật và phong trào công nghiệp hoá, nhưng Việt Nam phát uy ưu thế ngoại thương với sản phẩm gia công và xuất khẩu nông lâm và thủy hải sản.

Dù vận hành theo nền kinh tế thị trường, nhưng định hướng của chính sách nông nghiệp, công nghiệp, doanh nghiệp, nợ công và nhân dụng đem lại một thực tế khác hơn Smith mong đợi.

Nông nghiệp

Sản lượng xuất khẩu 7,3 triệu tấn gạo của năm 2012 đem lại doanh thu 3,3 tỷ, một kỷ lục của chính sách nông nghiệp, nhưng không làm cho nông dân hãnh diện và có đời sống sung túc hơn. Dù năng xuất tăng do kỹ thuật mới, vì vật giá cao lại chỉ bán cho thương lái và nhận được 22,3% thu nhập trong chuỗi giá trị, lợi nhuận tương đương 316.215 đồng/ người/tháng, trong khi ngưỡng nghèo hiện nay là 400.000 đồng, nên nông dân không thể mua sản phẩm công nghiệp nhiều hơn và tạo thành một thị trường công nông cộng sinh và cộng hưởng như Smith tiên đoán. Nông dân dù là thành phần làm ra nông phẩm nhưng lại không hưởng thành quả tương xứng, một bất công trong phân phối phúc lợi xã hội.

Theo Smith, đầu tư vào kinh tế nông nghiệp sinh lợi nhiều nhất và mối quan hệ trao đổi giữa thành thị và nông thôn bổ sung nhau để lập thành một thị trường chung. Điều này vẫn đúng cho Việt Nam. Do định hướng là đất đai thuộc quyền sở hữu toàn dân mà do nhà nước đại diện chủ sở hữu, một khái niệm ngược với tinh thần tôn trọng quyền tư hữu. Những biện pháp công nghiệp hoá, thành thị hoá và an ninh quốc phòng không nhằm bảo vệ tư lợi của nông dân. Các biện pháp chống lạm phát và an ninh lương thực làm nông dân không bán được nông phẩm theo đúng giá cạnh tranh và các biện pháp thu mua chỉ phục vụ cho quyền lợi công ty bảo vệ thực vật, phân bón và xuất khẩu lương thực.

Đời sống nông dân sẽ còn cơ cực nhiều hơn nữa, vì hiện nay không có những cải cách thiết thực và Hiệp Hội Nông Dân lại không thể phản ảnh trung thực nguyện vọng vì là một cơ sở ngoại vi của chế độ. Bi quan nhất là giới trẻ nông thôn không có tương lai vì không theo đuổi học vấn, một phần do chi phí quá mắc và phần khác do thiếu bối cảnh khích lệ. Việc này tác hại sự phát triển thị trường nhân dụng đang đòi hỏi nhiều kỹ năng hơn.

Công nghiệp

Công nghiệp chiếm 40% trong nền kinh tế và công nghiệp gia công chế biến phát triển cao độ nhằm phục vụ cho doanh nghiệp xuất khẩu. Dung lượng xuất khẩu tăng 18,3% trong năm 2012 đạt 114,3 tỷ là một thành tích cho chính sách công nghiệp, nhưng đời sống công nhân chưa cải thiện so với thành tích này mà giá lương nhân công rẻ là lý do. Mãi lực thấp nên công nhân không thể tác động cho thị trường thương phẩm nội địa tăng trưởng. Hiện nay, hiệu ứng suy thoái tại các nước phương Tây làm việc mở rộng ngoại thương khó khăn, cạnh tranh khu vực lại ráo riết và chuẩn mực sản phẩm trở thành vấn đề ưu tiên. Đấu tư quốc tế đang sút giảm hơn 15% và trong chiều hướng này công nghiệp không thể tăng trưởng.

Smith cho là đầu tư công nghiệp nhằm phát triển thị trường nội địa để đời sống công nhân khá hơn. Giải pháp thực tế nhất cho Việt Nam là tôn trọng quyền lợi công nhân, tăng lương tối thiểu và cải thiện các biện pháp an sinh xã hội. Nhưng như Smith đã thấy, ưu thế xã hội của nhà sản xuất trong mối quan hệ lao động bao giờ cũng làm công nhận bị thua thiệt và bất công sẽ kéo dài khi mà luật lao động không là một giải pháp thích hợp.

Còn một chuyển hướng nào khác khả dĩ tối ưu cho công nhân không? Gia tăng năng lực cạnh tranh là quan tâm của Smith và cũng là giải pháp thứ nhất được đề nghị. Thay vì tiếp tục gia công, công nhân cần cung ứng những sản phẩm có giá trị cao, nhưng giải pháp này không thực hiện được khi giáo dục đang xuống cấp và thành tựu cải cách giáo dục được tính bằng thế hệ.

Giải pháp thứ hai hy vọng rằng công nghiệp thông tin là một tiềm năng có thể phát huy. Dù giới trẻ Việt Nam cực kỳ thông minh trong lĩnh vực này, nhưng như Smith cho biết, năng khiếu không quan trọng bằng khởi động chính sách thích hợp. Ấn Độ vẫn còn dẫn đầu lĩnh vực này trong các nước đang phát triển mà ưu thế của Ấn Độ trong quá khứ là các doanh giới quốc tế đánh giá đúng tiềm năng và đầu tư tối đa vào việc huấn nghệ cộng thêm với chính sách hổ trợ đặc biệt của chính quyền. Hiện nay hai điều kiện này không có tại Việt Nam, nên triển vọng là mơ hồ. Dù đóng góp to lớn cho thành tựu kinh tế, nhưng công nhân cũng cùng chung số phận như nông dân và cũng không có một viễn tượng tốt đẹp hơn.

Doanh nghiệp

Bàn tay vô hình theo Smith chỉ hoạt động hữu hiệu trên doanh trường khi chính trường tạo ra một sân chơi tự do để phát huy năng lực cạnh tranh cho doanh giới. Chủ trương định hướng tin rằng kinh tế nhà nước phải đóng vai trò chủ đạo vì có khả năng điều tiết và ổn định kinh tế vĩ mô cũng như ngân hàng thương mại nhà nước có đủ năng lực cạnh tranh, một niềm tin son sắt qua thời gian. Quản lý sai lầm của Vina, Vinashin, Vinalines và ACB gây thua lỗ trầm trọng là thí dụ tương phản và tạo nhiều phản ứng trong công luận nhưng không tạo chuyển biến về cải cách.

Đâu là giải pháp? Giống như lập luận của Smith về vai trò chính quyền, nhưng Keynes thuyết phục khác hơn: chính quyền can thiệp vào thời khủng hoảng nhằm tìm cách đưa nền kinh tế thoát ra khỏi khủng hoảng, mà cụ thể là tăng thêm sức cầu và đưa lao động đến tình trạng toàn dụng. Nhưng thực tế nhất là Frank Borman, lãnh đạo của tập đoàn Eastern Arilines, ông cho rằng kinh tế thị trường mà không có phá sản doanh nghiệp thì cũng giống như đạo Thiên Chúa mà không có địa ngục, một quy luật tất yếu nhưng lại không xảy ra cho các anh cả đỏ của chế độ.

Hậu quả của định hướng là cho phép doanh nghiệp nhà nước phá sản nhưng không giải thể, một nghịch lý trong luật cạnh tranh, mà tiếp tục hoạt động thì chỉ duy trì khủng hoảng và kiềm hãm tăng trưởng. Sân chơi tự do theo Smith phải bị ràng buộc bởi ý kiến của khán giả và quyết định tối hậu của trọng tài, nhưng định hưởng cho phép cầu thủ vừa đá bóng vừa thổi còi trên sân; quyền lực của bàn tay vô hình lại bị tư bản thân tộc và các nhóm lợi ích khống chế toàn bộ; cá nhân vi phạm luật kinh tế mà không ai dám nêu tên để quy trách và thuộc về Đảng quyền, một bí mật nằm ngoài và trên sự tài phán của nhà nước pháp quyền, đặc thù này là do duy ý chí chính trị. Chiến thuật này không đem lại niềm tin về một chiến lược tăng trưởng cho tương lai.

Nợ công

Quản lý công sản sai lầm nhưng lại không giải quyết và dồn hệ lụy cho tương lai là lý giải của Smith về nợ công và điều này đúng cho Việt Nam, dù nguyên tắc bút toán tài chính công làm cho vấn đề ít trầm trọng hơn.

Luật ngân sách định nghĩa nợ công gồm có nợ của chính phủ và nợ bảo lãnh, khối lượng nợ này được ước tính là 66,8 tỷ và chiếm 55% tổng sản lượng. Số nợ của doanh nghiệp và ngân hàng thương mại nhà nước hiện nay là 62,1 tỷ chiếm 51% tổng sản lượng, nhưng theo luật không được ghi là nợ công nên áp lực trả nợ giảm, dù trái với nguyên tắc của tài chính quốc tế.

Giải pháp tăng thuế theo Smith không thể là phù hợp cho hoàn cảnh. Dân nghèo lại gánh chịu món nợ khổng lồ do sai lầm của doanh nghiệp nhà nước không thể là tinh thần tương trợ để thuyết phục, vì chính Smith cho là đóng thuế phải hợp lý và hợp với sức chịu đựng. Nếu in tiền để trả nợ thì lạm phát gia tăng, cuối cùng người dân cũng chịu hệ lụy tương tự.

Dù hiện trạng nợ công áp lực chưa đủ mạnh, không ai có thể tiên đoán được chừng nào Việt Nam mới tuân thủ nguyên tắc quốc tế, biển nợ công có hiệu ứng lan toả như sóng thần, tìm cách nào để giảm nợ và trả nợ, nhưng triển vọng ngân sách chắc chắn là càng bị đè nặng hơn. Dù kịch bản nào xảy ra, thì thế hệ tương lai sẽ không thừa hưởng một di sản thuận lợi, một vấn đề bất công giữa các thế hệ mà ít người quan tâm.

Nhân dụng

Phát huy hiệu năng nhân dụng của Smith và thâm dụng lao động giản đơn của Hume đề xuất là một giải pháp thiết thực; với một dân số trẻ trung và năng động Việt Nam có thể khai thác tiềm năng này để cung ứng nhân lực cho thị trường nội địa. Thực tế cho thấy bi quan hơn vì không có giải pháp.

Đâu là lý do? Đề xuất một kế hoạch cho thị trường lao động cả nước là điều bất khả vì không ai nắm bắt được các chuyển biến phức tạp tại các thị trường địa phương. Phối hợp các tiềm năng thành một định hướng khả thi đòi hỏi viễn kiến và quyết tâm chính trị, trong khi trung ương và địa phương không nắm bắt được sự thao túng của người lạ và vấn đề chủ quyền thị trường, vì nhiều lý do khác lại không thể đặt ra để kiểm soát. Nghịch lý còn tiếp tục và sẽ đem lại bất ổn xã hội.

Triển vọng mở ra khi xuất khẩu lao động là một cơ hội làm tăng dung lượng kiều hối, một ưu thế không thể tranh cải, nhưng có phải một chính sách nhân dụng tối ưu không khi bỏ ngỏ thị trường nội địa, đó là một đề tài cần nghiên cứu cẩn trọng, mà Smith cũng không có lý giải cho đặc thù này. Những tác hại của người lạ trên thị trường thương phẩm nội địa hiện nay có thể đem lại bài học cho việc định hướng này.

Kết luận

Dù các giải pháp phân công lao động, canh tân kỷ thuật và tự do cạnh tranh vẫn có tính cẩm nang và thời sự cho sự vận hành nền kinh tế thị trường Việt Nam, nhưng *The Wealth of Nations* không soi sáng cho thành tựu Đổi Mới hay lý giải hiện trạng suy thoái và đem lại giải pháp cho mai sau.

Mục đích của Smith là chỉ bàn về các điều kiện chung của thịnh vượng trong bối cảnh kinh tế châu Âu trước đây, do đó ông không có phương cách cụ thể để giải quyết các khó khăn nội tại của Việt Nam là luật pháp vô hiệu, giáo dục xuống cấp, tham nhũng hoành hành, môi sinh cạn kiệt và vô cảm lan rộng. Ngoài ra, Smith cũng không có tầm nhìn về các áp lực ngoại tại của các định chế quốc tế và doanh giới đầu tư, hiệu ứng suy trầm của các nước phương Tây, an ninh lãnh thổ và cạnh tranh khu vực. Chính sách định hướng không là suy luận của Smith, nhưng là lý do không đem lại tăng trưởng cao hơn và không thể phòng chống những tác động làm suy thoái, một hiện thực mà Milton Friedman đã thấy trong hoàn cảnh các nước phương Tây trước đây, nhưng lại đúng cho Việt Nam hôm nay: *"Currently, opinion is free market, while practice is heavily socialist"* (Hiện nay theo lý thuyết là

thị trường tự do mà thực hành lại quá nặng về
xã hội chủ nghiã).

Với mức tăng trưởng khiêm nhường là 5,03%,
kềm chế được lạm pháp và thặng dư trong cán
cân mậu dịch trên 284 triệu trong 2012, nhưng
2013 Việt Nam sẽ đối đầu với mức tăng trưởng
giảm, lượng đầu tư kém, phá sản doanh nghiệp
tăng, nợ xấu nhiều và đạo quân thất nghiệp
đông. Trước hiện trạng này thì tương lai đất
nước cần một giải pháp thuần Việt, một cải cách
triệt để về tái cấu trúc kinh tế cho phù hợp với
đòi hỏi của tình hình và cũng là một quyết tâm
thay đổi ý chí chính trị được toàn dân ủng hộ.

Con đường dẫn tới thịnh vượng còn nhiều chông
gai và xa vời, nhưng đất nước và con người Việt
Nam không thể chỉ suy đoán qua khía cạnh kinh
tế thuần lý, vì còn có những yếu tố khác toàn
diện hơn như Smith và Sen đề cập hay tình cờ
hơn như Hayek lý giải. Kinh tế Việt Nam là một
thực tế sinh động, phức tạp, đầy nghịch lý và
nhiều phép lạ; người Việt can đảm, tự tin và lạc
quan trong mọi hoàn cảnh khó khăn. Hy vọng là
lý thuyết của Smith còn nhiều sai lầm và Việt
Nam sẽ đem lại một bài học mới cho các nhà lập
thuyết về tăng trưởng. Thực ra không ai có đủ
viễn kiến để tiên đoán chính xác viễn tượng kinh
tế vì thông tin trái chiều, thống kê sai lạc, khả
năng suy luận bị chuyên môn hóa và kể cả niềm
tin chính trị, đây là chuyện quen thuộc trong
nghiên cứu lý thuyết.

Về giá trị của lý thuyết như Robert Cox nhận
xét: „*Theory is always for someone and for some
purpose*", (lý thuyết luôn luôn chỉ dành cho một

số người và cho một vài mục tiêu) tiểu luận về Smith không thể thoát khỏi giới hạn này và hy vọng là một đóng góp khiêm tốn trong cuộc thảo luận chung và cần ý kiến bổ sung.

Tài liệu tham khảo:

Adam Smith

An Inquiry into the Nature and Causes of the Wealth of Nations

CreateSpace Independent Publishing Platform; 2017

Adam Smith

The Theory of Moral Sentiments

CreateSpace Independent Publishing Platform; 2016

Karl Graf Ballestrem

Adam Smith

C.H. Beck, Taschenbuch 2001

Karl Graf Ballestrem – Đỗ Kim Thêm dịch

Vài Nhận Định Sai Lầm Của Karl Marx Về Quan Điểm Của Adam Smith

https://www.danluan.org/tin-tuc/20130924/karl-graf-ballestrem-vai-nhandinh-sai-lam-cua-karl-marx-ve-quan-diem-cua-adam

Armartya Sen

Development as Freedom

Oxford University Press; Auflage: New Ed. 2001

Francis Fukuyama

The Ende of History and the Last Man

Free Press, Reissue 2006

David Harvey

A Brief History of Neoliberalism

Oxford University Press: New Ed. 2007

Đỗ Kim Thêm

Việt Nam Sẽ Đi Về Đâu Với Kinh Tế Trọng Thương, Tư Bản Nhà Nước và Xã hội Thị Trường

https://www.danluan.org/tin-tuc/20131014/do-kim-them-viet-nam-se-di-ve-dau-voi-kinh-te-trong-thuong-tu-ban-nha-nuoc-va-xa

Đỗ Kim Thêm

Thị trường: Lý thuyết và Thực t

II

Hiến Pháp Cộng Hoà:
Lý Thuyết của Immanuel Kant
và Thực Tế tại Việt Nam

Vấn đề

Hiến pháp là nền tảng pháp lý cho sự chung sống của một dân tộc và là điều kiện tiên quyết cho sự thịnh vượng của đất nước. Hiện nay vấn đề sôi nổi trong công luận là tìm một mô hình thích hợp và một lộ trình khả thi cho việc tu chỉnh Hiến pháp Việt Nam. Các góp ý xoay quanh các chủ đề du nhập nguyên tắc tam quyền phân lập, lập mối ràng buộc giữa Đảng quyền và luật pháp, trao lại thẩm quyền lập hiến cho toàn dân, nâng cao kỹ năng lập pháp và lập quy của quốc hội và tôn trọng thực thi nhân quyền của chính quyền là chính.

Để đóng góp vào việc thảo luận chung, tiểu luận sau đây sẽ giới thiệu mô hình hiến pháp theo thể chế cộng hoà, một luận điểm về luật Hiến pháp mà Immanuel Kant đã cổ vũ trong luận thuyết *"Hướng về một nền hoà bình vĩnh cữu; Zum Ewigen Frieden, Ein Philosophischer Entwurf"* để làm cơ sở sở chiếu với hiện trạng Hiến pháp Việt Nam.

Lý thuyết của Immanuel Kant

Tác giả

Immanuel Kant (1724-1804) là giáo sư Siêu hình học và Đạo đức học tại đại học Königsberg thuộc Phổ nay là Kaliningrad thuộc Nga. Với các tác phẩm kinh điển bậc nhất như Kritik der reinen Vernunft, Kritik der praktischen Vernunft và Kritik der Urteilskraft ông là một triết gia hàng đầu trong phong trào khai sáng tại phương

Tây và được hậu thế tôn vinh là người khai sinh ra môn Đạo đức học hiện đại.

Tác phẩm

Trong chiều hướng đóng góp cho nỗ lực hoà đàm giữa Pháp và Phổ tại Basel, Kant đã giới thiệu một sơ thảo triết học „Zum ewigen Frieden" (1795) „Hướng về một nền hòa bình vĩnh cữu" nhằm thảo luận về những nguyên tắc để đem lại một nền hoà bình cho nhân loại. Điểm quan trọng trong luận văn này của Kant là đặt lại mối quan hệ giữa luật hiến pháp và luật quốc tế, cổ vũ tinh thần thượng tôn luật pháp trong việc giải quyết các tranh chấp quốc nội và hợp tác quốc tế. Trong lĩnh vực soạn thảo luật hiến pháp ông cho rằng "Hiến pháp dân sự của mọi quốc gia phải theo thể chế cộng hòa", đây là một điều kiện tiên quyết mà nội dung sẽ được trích dịch và dẫn luận sau đây.

Trích dịch nội dung

Điều khoản chung quyết thứ nhất: "Hiến pháp dân sự của mọi quốc gia phải theo thể chế cộng hòa".

Thứ nhất, hiến pháp này được lập ra phải dựa trên nguyên tắc tự do cho mọi thành viên của xã hội như là một con người; thứ hai, tất cả mọi người phải bị ràng buộc vào một pháp chế chung và duy nhất như một chủ thể; và thứ ba, hiến pháp quy định luật bình đẳng dành cho tất cả mọi người như công dân. Hiến pháp, cơ sở duy nhất mà nguồn gốc dựa trên tư tưởng của một hợp đồng nguyên thủy để thiết lập cho một quyền lập pháp hợp pháp của dân tộc, phải theo thể chế cộng hoà [1]. Khi đặt vấn đề này liên hệ đến luật pháp thì hiến pháp cộng hòa tự nó là nguyên tắc nền tảng hình thức của mọi loại hiến pháp dân sự. Vấn đề là hiến pháp này có thể là cách duy nhất dẫn đến một nền hòa bình vĩnh cửu không.

Ngoài nguồn gốc vững chắc, hiến pháp cộng hòa là cơ sở thuần túy bắt nguồn từ các khái niệm luật pháp và sẽ có triển vọng đạt được kết quả mong đợi, cụ thể là một nền hòa bình vĩnh cửu. Lý do đó như sau: - Nếu khuôn khổ của hiến pháp không quy định khác hơn, thì vấn đề gây chiến cần có sự đồng thuận của toàn dân. Không có gì hiển nhiên hơn là vấn đề này phải được cân nhắc cẩn thận trước khi quyết định đưa đến những kinh hoàng của chiến cuộc, (có nghĩa là dân phải tự chiến đấu, chịu mọi chiến phí, đóng góp và tái thiết thiệt hại do chiến tranh để lại, và cuối cùng còn một điều trầm trọng nhất chấp nhận một gánh nợ sẽ làm hoà bình chua chát hơn, một loại nợ mà không bao giờ trả hết trong trường hợp một cuộc chiến mới lại đến và người dân sẽ suy nghĩ là một trò chơi nguy hiểm khác lại bắt đầu).

Ngược lại, nếu trong hiến pháp mà người dân chỉ là thuộc hạ, nghĩã là không theo thể chế cộng hòa, thì sự tham chiến là một chuyện trầm trọng nhất trên thế gian, vì lãnh đạo không còn là người dân mà là chủ nhân ông của đất nước, không bị chút thiệt hại nào trong chiến tranh trong khi họ tiếp tục tiệc tùng, săn bắn, hưởng lạc thú nơi cung điện với yến tiệc. Lãnh đạo có thể quyết định chiến tranh như một loại trò chơi do những nguyên nhân không đáng kể. Về biện luận đạo đức cho cuộc chiến họ lại không bận tâm vì có ngoại giao đoàn luôn sẵn sàng phục vụ.

Để tránh lầm lẫn giữa hai loại hiến pháp cộng hòa và dân chủ, ta cần phân biệt như sau. Các hình thức của một đất nước (dân sự) có thể theo hai nguyên tắc: sự khác biệt dựa trên số người nắm quyền lực cai trị tối cao của nhà nước hoặc phương cách cai trị của nhà lãnh đạo mà bất kể họ là ai.

Phương thức thứ nhất được gọi chung là hình thức cai trị và có thể có ba loại khác nhau, chủ quyền tối thượng thuộc về một người, hoặc do nhiều người hoặc do toàn thể dân chúng tạo thành xã hội dân sự, từ đó mà lãnh đạo có quyền thống trị (chế độ phong kiến, qúy tộc hay dân chủ và quyền lực chuyên chế, phong kiến hay toàn dân).

Nguyên tắc thứ nhì phân loại theo hình thức chính quyền và dựa theo hiến pháp mà nhà nước sử dụng quyền tối thượng (từ mọi hành vi của ý chí chung mà qua đó phần đông dân chúng tạo thành dân tộc). Trong mối quan hệ này thì hình thức của chính quyền hoặc cộng hòa hay chuyên chế. Thể chế cộng hòa là một nguyên tắc tổ chức nhà nước tách rời quyền hành pháp ra khỏi quyền lập pháp.

Thể chế chuyên chế là nhà nước thực hiện quyền lực nhà nước từ những luật pháp do mình tự tạo ra mà ý chí chung được coi như là ý riêng của lãnh đạo.

Trong ba hình thái nhà nước, thì dân chủ trong ý nghĩa của danh từ này là một hình thức chuyên chế cần thiết, bởi vì nó lập ra quyền hành pháp, mà tất cả có quyết định chung và trong mọi trường hợp là một cơ chế quyền lực của toàn thể có quyền chống lại bất cứ một cá nhân nào mà toàn thể phản đối. Dù gọi là toàn thể, thực ra không phải lúc nào cũng đúng là toàn thể, mà là một đa số, thực tế này cho thấy có một điều tự mâu thuẫn với nguyên tắc ý chí chung và mâu thuẫn với nguyên tắc tự do.

Bất cứ hình thức chính quyền nào mà không phải là đại nghị, thì cũng không phải là một hình thức thật sự, bởi vì nhà lập pháp cũng là người cưỡng chế ý chí của mình, (giống như trong luận lý học, khi nguyên tắc suy luận tổng quát cùng lúc lại được suy diễn trở thành nguyên tắc riêng trong phần kết luận). Khi hai hình thức khác của hiến pháp luôn có khuyết điểm, nhưng ít nhất trong lối cai trị này cũng mở ra một cách tự do để tạo ra một chính quyền khác, phù hợp với tinh thần của một hệ thống đại nghị như Friedrich II thường nói: "Tôi chỉ là một người phục vụ tối cao cho đất nước" [2], vì trong hình thức dân chủ làm cho điều này bất khả, trong chế độ này mọi người đều làm chủ ý chí của mình. - Ta có thể nói thành phần nhân sự trong quyền lực nhà nước càng ít (số lượng nhà lãnh đạo) thì quyền đại biểu càng rộng, nhờ thế mà hiến pháp của nhà nước càng có nhiều khả năng thiên về chế độ cộng hòa, điều này cuối cùng cho phép các cải cách tiệm tiến cũng đạt được. Chính vì lý do này mà chế độ quý tộc khó khăn hơn quân chủ, và trong chế độ dân chủ càng không thể đạt tới hiến pháp hợp pháp hoàn chỉnh duy nhất, ngoại trừ có cách mang bạo động.

Tuy nhiên, điều không thể tranh cãi là loại hình thức chính quyền này [3] có tầm quan trọng đối với dân chúng hơn các loại hình thức hiến pháp khác, dù mức độ thích nghi nhiều hay ít của dân chúng cho mục tiêu này cũng quan trọng. Hình thức chính quyền khi phù hợp với khái niệm pháp luật, phải thuộc về hệ thống đại nghị, mà một chính quyền theo chế độ cộng hoà là hình thức khả thi, nếu không, dù có hiến pháp nào đi nữa thì loại chính quyền này cũng chỉ là chuyên chế và bạo lực. - Không có một cái gọi là nền cộng hòa nào trước đây có thể nhận ra điều này, các chế độ này bị hoà nhập trong chế độ chuyên chế, phải lệ thuộc hoàn toàn dưới quyền tối thượng của một cá nhân, đây là một chịu đựng nặng nề nhất cho toàn dân.

(Trích dịch từ nguyên tác Đức ngữ „*Zum Ewigen Frieden, Ein Philosophischer Entwurf*", *Königberg, bey Friederich Nicovius, 1795, được in lại trong* „*Die Kritiken*", *2008, Zweitausendeins, Frankfurt am Main, 1099-1112*)

Dẫn luận nguyên tác

Nguyên tắc hình thành hiến pháp

Theo Kant có ba nguyên tắc cho hiến pháp cộng hoà hình thành. Một là tự do cho mọi người dân, hai là tất cả đều bị ràng buộc trong một hệ thống pháp luật và ba là tất cả được bình đẳng trước pháp luật. Hiến pháp dựa trên một kết ước nguyên thủy, một sự đồng thuận giữa người dân và nhà nước để quy định sự chung sống. Thực ra, lý thuyết về kết ước xã hội đã được Rousseau đề xuất, nhưng Kant đào sâu khiá cạnh ràng buộc khi tất cả đồng thuận trong sự chung sống này. Từ đó mà tình trạng tự nhiên sống tự do hỗn loạn chấm dứt và nền tảng cho sự chung sống an hoà thành hình. Kant cho rằng hiến pháp là một quyết định thuần lý của con người nhằm tạo một cấu trúc quy phạm cho xã hội và đặc biệt nhất là tạo chính danh cho nhà lãnh đạo trong việc cai trị.

Chính danh cho chính quyền trong việc cai trị tùy thuộc vào việc áp dụng pháp luật. Luật pháp phải phù hợp với ý chí chung của toàn dân và mọi quyền lợi luật định của người dân phải được bảo vệ. Không ai có quyền chống đối người khác mà không dựa trên cơ sở pháp luật, một sự đồng thuận làm ràng buộc tất cả.

Kant dè dặt hơn khi nói về ý nghĩa sự đồng thuận của toàn dân, vì toàn dân là một khái niệm tương đối: chính quyền là một tổ chức không hoàn hảo và mức độ tham gia của dân chúng vào sinh hoạt chính trị là chừng mực. Nhưng dè dặt nhất là Kant không cổ vũ công bình và đạo đức khi toàn dân thể hiện ý chí chung sống trong luật Hiến pháp. Dù thể hiện ý chí chung sống nhưng người dân cùng lúc có quyền theo đuổi tư lợi, vì hai phạm vi này không loại trừ nhau. Kant chú trọng công bình theo luật thủ tục hơn là nội dung. Một đạo luật được coi là công bình khi tất cả mọi người có liên quan vấn đề đều có đồng quyền tham gia quyết định và luôn tôn trọng các thủ tục sau khi được thoả thuận.

Dù dựa trên quan điểm hợp đồng như Rousseau, nhưng Kant đề cao nguyên tắc tự do và bình đẳng. Tự do là một quyền bẩm sinh và không thể chuyển nhượng, nhưng biểu hiện quyền tự do trong thực tại xã hội là một vấn đề khác. Lập luận của Kant là „Tự do là một quyền không đòi hỏi tôi lệ thuộc vào bất cứ luật ngoại tại nào, trừ những luật mà tôi có thể đồng thuận. Tôi bị ràng buộc pháp luật với người khác vì trước đó tôi đồng thuận tự đặt mình trong khuôn khổ luật pháp".

Khi giải thích khái niệm luật pháp Kant cho là luật nào cũng giới hạn tự do cá nhân, nhưng biểu hiện tự do là "làm tất cả những gì mình muốn và không gây điều phạm pháp cho người khác", bởi thế vai trò lý trí cá nhân trở nên quan trọng hơn khi nhận xét vấn đề. Mức độ cảm nhận tự do và khả năng hành động nhằm biểu hiện tự do trong thẩm quyền lập pháp của cá nhân trong xã hội được đặt ra. Do xác nhận được quyền tự do bẩm sinh và thực thi quyền này mà luật pháp thành hình. Chính sự khai sáng này là cụ thể hoá quyền tự do trong thực tế. Hành sử tự do mang đến an toàn cá nhân và xã hội khi tất cả đều tôn trọng luật pháp.

Để đạt mục tiêu này thì nguyên tắc bình đẳng trước pháp luật cần được thực thi. Khi mọi người lệ thuộc luật pháp thì không tự động có nghĩã tất cả đều được bình đẳng, mà là cần loại bỏ mọi sự phân biệt khi áp dụng luật pháp, không chấp nhận mọi ưu quyền mà không có cơ sở. Luật thừa kế, phong hàm qúy tộc, tạo thuận lợi hay gây bất lợi kinh tế cần phải làm rõ, nếu không phải hủy bỏ. Muốn bảo đảm bình đẳng trước pháp luật thì thẩm quyền lập pháp không thuộc về dòng dõi mà toàn dân. Kant nhận thấy các khái niệm về khế ước nguyên thủy, thẩm quyền lập hiến và lập pháp của toàn dân và nguyên tắc tự do và bình đẳng trong hiến pháp cộng hoà liên hệ mật thiết nhau. Công nhận tính ràng buộc pháp luật pháp như một nguyên tắc hiến định đã có trong hầu hết tất cả các học thuyết cổ điển của luật hiến pháp, do đó không thể coi là một đặc thù của Kant. Trong các luận văn khác về sau, Kant không khai thác chủ điểm này mà đề cao về tính độc lập của cá nhân trong quyết định thuần lý.

Hiến pháp và hoà bình

Hiến pháp cộng hoà thể hiện quyền dân tộc tự quyết khi người dân không còn là người thuần phục kẻ bề trên mà quyết định tối hậu các vấn đề sinh mệnh của đất nước và chiến tranh và hoà bình là hai điển hình. Kant lập luận ý chí toàn dân mới quyết định được hoà hay chiến, một quyết định thuần lý nhằm bảo vệ quyền lợi dân tộc. Cụ thể hơn người dân phải nghĩ đến thiệt hại sinh mạng và tài sản do chiến tranh gây ra, nợ công khi lâm chiến và phí tổn khi tái thiết mà chỉ có dân là chịu lảnh mọi chiến phí trong khi giới lãnh đạo tiếp tục an hưởng đặc quyền do chế độ ban phát. Kant chỉ bàn đến quyết định gây chiến nhưng không đề cập đến chiến tranh tự vệ. Dân chúng không muốn có chiến tranh, nhưng khi thực hiện nguyện vọng đúng theo thủ tục hiến định thì hoà bình sẽ là điều kiện khả thi.

Hành vi tuyến chiến hay chấp nhận hoà ước theo Kant không phải là một loại luật pháp, đúng hơn là một quyết định cá biệt trong hoàn cảnh cụ thể; nếu quyết định là của dân chúng thì hợp hiến, nếu chỉ là của chính quyền thì vi hiến.

Kant bị phê phán là quá đơn giản khi đề cao lý trí của công luận và thủ tục hiến định. Các triết gia khác không tin lý trí thuần lý của toàn dân là chính mà cho là tùy thuộc vào tinh thần hiếu chiến hay hiếu hoà của lãnh đạo hoặc chính sách ngoại giao khôn ngoan.

Hình thức cai trị và phân loại chính quyền

Phân loại hình thức cai trị dựa vào một người, nhiều người hay toàn dân do Aristote khởi xướng. Từ quan điểm này mà Kant giải thích quyền lực là có ba hình thức cai trị: chuyên chế, qúy tộc hay dân chủ. Thuật ngữ Kant dùng không thống nhất, nên tìm hiểu ngữ cảnh và so với thuật ngữ thông dụng hiện nay mới hiểu được nội dung. Về phân loại chính quyền Kant dựa vào tiêu chuẩn tôn trọng luật pháp để giải thích. Một chính quyền đặt mình trong pháp luật thì Kant gọi là cộng hoà, ngược lại là chuyên chế. Ba hình thức cai trị một người, nhiều người hay toàn dân không liên hệ đến giá trị; ngược lại, thi hành luật pháp là chuẩn mực cho sự phân loại hiệu năng chính quyền. Hai cách phân biệt này song hành trong lý thuyết nhưng có thể kết hợp nhau trong thực tế.

Kant cho là Hiến pháp cộng hoà dựa trên khái niệm hợp đồng nguyên thủy mà tự do, bình đẳng và ràng buộc là chính. Các nguyên tắc hiến định này tùy thuộc ý chí của toàn dân. Thể hiện ý chí này là hành sử quyền tối thượng, vì người dân có quyền và có lý trí để quyết định để phụng sự hoà bình. Khái niệm cộng hoà vào thời của Kant phải được chúng ta ngày nay hiểu là hình thức dân chủ trực tiếp, thể hiện tự do trong khuôn khổ đại nghị.

Kant hiểu ý nghĩa của đại nghị là mối quan hệ lập pháp và hành pháp. Kant phê bình là nhà lập pháp không được phép làm người cưỡng chế luật pháp, hình thức cai trị này không thể gọi là đại nghị; trong khi chúng ta ngày nay xem là mối quan hệ giữa cử tri và đại biểu quốc hội. Dù Kant đề cập gián tiếp đến tam quyền phân lập, nhưng khái niệm cộng hoà trong đại nghị của Kant không khác với trào lưu tư duy hiện đại về hệ thống chính trị dân chủ tự do.

Dù giống nhau trong tổng thể nhưng có sự khác biệt chi tiết giữa lý thuyết kết ước xã hội của Rousseau và khái niệm cộng hoà của Kant. Rousseau cho là có sự đồng nhất giữa ý chí chung và quyền tối thượng của toàn dân. Rousseau phân biệt ý chí chung và ý chí tất cả. Quyền dân tộc tự quyết không thể chuyển nhượng và người dân là tác giả các quyết định chính trị cho đất nước. Dân chủ trực tiếp với cách toàn dân biểu quyết là hình thức tốt đẹp nhất; ngược lại, thiết lập một một cơ chế dân chủ gián tiếp qua hình thức đại hội đại biểu là thiếu hiệu năng.

Khác với Rousseau, Kant đề cao vai trò lý trí trong tiến trình lập pháp. Luật pháp là một quyết định thuần lý, nhưng là một hình thức thử nghiệm và có thể thay thế cho phù hợp với nhu cầu thời đại hơn. Quyền lập pháp của người dân trong tiến trình này là thể hiện một quyết định lý trí, một phạm vi thuộc khai sáng tư duy và sử dụng độc lập. Tự do và bình đẳng của người dân chỉ có trong sự đồng thuận về các khái niệm pháp luật. Còn nhà lập pháp chỉ đóng vai trò trung gian thể hiện ý chí lập pháp của toàn dân và không có quyền bảo vệ tư lợi. Kant không bàn đến khía cạnh đạo đức cho thể chế. Do đó, tầm quan trọng của công lý và đạo đức không được đặt ra.

Theo Kant vấn đề không nằm ở hình thức, số lượng một người, một số người hay toàn dân, mà tinh thần trọng pháp của chính quyền, một chuẩn mực quyết định khả năng cai trị và tính chính thống của chế độ. Kant đưa ra hai loại giải thích: hoặc là cộng hoà (mà chúng ta ngày nay hiểu là tự do và dân chủ) hoặc chuyên chế. Cộng hoà là một hình thức thích hợp nhất cho hiến pháp vì thể hiện quyền tự do và bình đẳng của người dân trong tinh thần trọng pháp, còn chuyên chế chỉ thể hiện ý chí riêng và quyền lợi riêng của lãnh đạo, không có cơ sở pháp luật và người dân không muốn bị ràng buộc. Chuyên chế khác với dân chủ là ở tính cách quyết định các vấn đề. Kant hiểu dân chủ theo ý nghĩa cổ điển, mà ngày nay gọi là dân chủ trực tiếp, khi đại biểu dân chúng trong một thành phố quyết định một vần đề chung.

Tiến trình thành lập

Kant coi hiến pháp là một sản phẩm của lý trí, một quyết định do một tiến trình lâu dài của ý thức độc lập, nhưng cần phân biệt hình thức cai trị với sự thành hình của nhà nước để áp dụng khái niệm cộng hoà tốt hơn.

Để luận chứng cho sự chung sống của con người trong xã hội, Hobbes đề ra giả thuyết khế ước nguyên thủy. Kant chứng minh là nhà nước hình thành qua chiến tranh, sử dụng bạo lực, hơn là đồng thuận trong một giải pháp an hoà. Lịch sử cho biết đồng thuận về hình thức cai trị, một cơ sở pháp lý, luôn đến sau khi nhà nước đã ra đời và tùy thuộc vào sự hiện hữu của quyền lực trước đó, mà thực tế thì không có thế lực nào cưỡng lại quyền cai trị này. Người có quyền cưỡng chế pháp luật lại là người không thể chứng minh được thẩm quyền lập pháp và tinh thần trọng pháp. Dù bất cứ hình thức cai trị nào theo Kant hành vi của chính quyền phải nằm trong trong khuôn khổ áp dụng luật pháp, cụ thể là tính chính thống phải được chứng minh và luôn bị kiểm soát. Lãnh đạo phải dựa vào lập luận của lý trí, không thể cầu xin ơn trên hay dựa thành tích trong lịch sử đem lại mà biện luận, phải giới hạn quyền lực cai trị trong ý muốn của toàn dân, đây là một biểu hiện cụ thể nhất tính chính danh. Theo Kant, nguyên tắc này trở thành mệnh lệnh cho chính quyền tuân thủ.

Kant phân biệt có hai hình thức cai trị đất nước, một dựa theo chiều hướng lịch sử, bạo lực cách mạng, một dựa theo thể chế cộng hoà, lấy pháp luật và lý trí làm cơ sở. Sự kết hợp giữa hai chiều hướng này sẽ đem lại một sự tiến hoá tự nhiên cho luật Hiến pháp. Kant phân biệt khái niệm cộng hoà theo hai khiá cạnh: cộng hoà là một triết thuyết để thảo luận trong nhu cầu cải cách và là một thể chế được thành hình trong thực tế đất nước mà áp dụng luật pháp theo quyết định của lý trí là mục tiêu. Kant nhấn mạnh hình thức cai trị của chính quyền dựa theo hiến pháp cộng hoà là tốt đẹp nhất vì phù hợp với lòng dân. Chính quyền chỉ là một chế độ chính trị ngắn hạn đem lại một giải pháp tạm thời cho các vấn đề xã hội. Nhưng trong tiền trình cai trị, với thời gian luật pháp đem lại giá tri cao hơn, ý thức người dân về uy lực pháp luật sẽ thay đổi, pháp luật không còn giải quyết vấn đề tạm thời mà sẽ có giá trị lâu dài, nhờ thế tạo nền tảng của một nền dân chủ ổn định.

Từ trên cơ sở này mà một hiến pháp tự do dân chủ trong một hệ thống đại nghị và ý thức trọng pháp của một xã hội dân sự thành hinh. Kant ca ngợi một hiến pháp hoàn chỉnh là một cơ sở để giáo dục công dân; nhờ tuân thủ các giá trị luật pháp mà đạo đức cá nhân và xã hội tốt đẹp hơn. Kant mơ ước tất cả sẽ là một tiền đề cho việc tiến đến nền hoà bình vĩnh cửu. Kant thực tế hơn khi cho rằng con đường theo đuổi là quá xa xăm, nhưng nổ lực của chúng ta sẽ là những đóng góp làm thu ngắn khoảng cách.

---

[1] Biểu hiện tự do ngoại tại một cách hợp pháp không có thể được định nghĩa như người ta thường nói là một loại quyền "làm tất cả những gì mình muốn và không gây điều phạm pháp". Nhưng thế nào là quyền? Một khả năng hành động không phạm pháp. Hoặc có những cách giải thích về quyền như thế này: Tự do là một khả năng hành động mà không gây phạm pháp;

63

ta làm những gì mà ta muốn, nhưng không gây phạm pháp. Hậu quả của lối giải thích này là một sự trùng ý rỗng tuếch. - Đúng ra, biểu hiện tự do ngoại tại hợp pháp của tôi có thể được giải thích như sau: Tự do là một quyền không đòi hỏi tôi lệ thuộc vào bất cứ luật ngoại tại nào, trừ những luật mà tôi có thể đồng thuận. - Cũng tương tự như vậy, khi bàn về sự bình đẳng người dân trong một nước. Theo quan điểm này, không ai bị ràng buộc pháp luật với người khác mà trước đó không cùng đồng thuận tự đặt mình chung trong khuôn khổ luật pháp, để sau đó chịu ràng buộc nhau. (Nguyên tắc bị ràng buộc do luật pháp nằm trong khái niệm luật hiến pháp, nên không cần phải giải thích thêm ở đây). Giá trị của quyền này, một loại quyền bẩm sinh, tất yếu và bất khả chuyển nhượng của nhân loại, được công nhận và thăng hoa bởi mối quan hệ của con người với Đấng Tối Cao, nếu ta tin có Đấng này. Cũng theo nguyên tắc này, người dân có thể tự hình dung ra họ cũng là một người dân trong một thế giới siêu hình. - Bởi vậy, những liên hệ đến tự do của tôi, ngay cả khi nhìn theo luật cuả Đấng Tối Cao mà lý trí của tôi có thể nhận ra được, thì tôi không bị ràng buộc nào, mà chỉ có thể bị ràng buộc trong mức độ do chính tôi đồng thuận (qua luật tự do của lý trí cá nhân tôi, tôi tự tạo ra khái niệm và ý muốn của Đấng này). Khi hướng nhìn những sinh vật cực kỳ cao cả hơn ngoài Thượng Đế mà tôi muốn nghĩ tới (thí dụ như một Eon vĩ đại), thì những gì quan hệ đến nguyên tắc bình đẳng, tôi thấy không có lý do tại sao trong chức năng của tôi phải làm nghĩa vụ này, (cũng như Eon làm nhiệm vụ của riêng mình), khi tôi chỉ có nhiệm vụ tuân hành từ lệnh của người khác. - Nguyên tắc bình đẳng, (khác với tự do), không phù hợp khi áp dụng trong mối quan hệ với Thượng Đế. Lý do của sự thật này là như sau: Thượng Đế là một chủ thể độc tôn mà ở Ngài không có khái niệm về nghiã vụ.

Luận về quyền bình đẳng của người dân như kẻ tuân phục, thì câu trả lời tùy thuộc cách giải quyết vấn đề quyền kế thừa của giới quý tộc. „Bậc thang xã hội do nhà nước chấp nhận (cho người dân là cao hay thấp) tùy thuộc vào thành tích đóng góp hay do được quy định trước". - Điều hiển nhiên là khi một thứ bậc có liên hệ đến việc sinh ra từ gia thế, thì một điều không đoan chắc là thành quả, thí dụ như kỹ năng hoặc trung thành trong khi thi hành chức vụ, sẽ đi kèm theo. Do đó, việc tạo ân huệ cho một người mà không xét thành tích là đi quá xa (cho họ có quyền lãnh đạo cũng thế), nếu xét theo khế ước nguyên thủy (nguyên tắc của tất cả mọi quyền) thì ý muốn chung của toàn dân không có quyết định như vậy. Bởi vậy, không thể kết luận rằng một người quý tộc đương nhiên có được những đặc điểm cao qúy của dòng tộc. - Những gì liên hệ đến việc phong hàm quý tộc, (cũng như bổ nhiệm một chức vụ cao hơn cho một người, mà đáng lý ra phải đạt được qua thành tích), thì địa vị xã hội này không thể gắn liền vào con người giống như tài sản, mà là chức vụ. Do đó, sự bình đẳng không bị tổn thương, vì khi một người từ nhiệm có nghĩa là từ bỏ địa vị chính thức của mình và trở lại vị thế như người dân.

[2] Người ta thường trách cứ sự tấn phong cho những nhà lãnh đạo, nhưng lại an ủi cho các thuộc hạ là vì nên xem lãnh đạo như là người

được Thiên Chúa sức dầu thánh, người hầu cho ý muốn của Thiên Chúa, thay mặt cho Chúa tại trần thế. Cách xoa dịu vụng về này chỉ làm chóng mặt thêm. Đối với tôi, điều này không quan trọng. - Thay vì tạo cho giới lãnh đạo kiêu hãnh thì phải làm cho họ khiêm tốn hơn, khi họ có lý trí để hiểu rằng (điều này phải là điều kiện được đặt ra) khi đảm nhận chức vụ, đó là một điều cao cả đối với một người, phải biết cai trị là điều thiêng liêng, những gì mà Thiên Chúa để lại trên thế gian, mà cụ thể là nhân quyền. Và trong từng phút giây nhà lãnh đạo phải biết lo sợ rằng mình càng tới gần trái táo dưới ánh mắt của Thiên Chúa.

[3] Mallet du Pan tự hào bằng một loại ngôn ngữ ca ngợi tài năng, nhưng thực ra là rỗng tuếch. Cuối cùng, sau nhiều năm kinh nghiệm, người ta cũng tin được sự thật qua một câu nói của Đức Giáo Hoàng: „Hãy để cho kẻ đần độn tiếp tục tranh luận về một chính quyền tốt nhất, người được cai trị tốt hơn là điều tốt đẹp nhất". Nói như thế có nghĩa là: "Chính quyền điều hành tốt nhất là một chính quyền cai trị tốt nhất". Theo lối diễn đạt của Swift thì người ta phải cắn hạt đậu để tìm ra con giun trong đó. Như vậy cũng có nghĩa là đây là một loại chính quyền tốt nhất theo ý nghĩa của hiến pháp nhà nước, nhưng thật ra đây là sai lầm cơ bản. Thí dụ về một sự cai trị tốt đẹp không thể chứng minh được cho một loại chính quyền tốt đẹp. - Ai cai trị tốt hơn là Titus và Marcus Aurellius, nhưng khi Titus để lại sự nghiệp cho Domitian và Marcus Auriellus trao quyền cho Comondus, thì lại không xảy ra trong một hiến pháp hoàn chỉnh, vì người kế nhiệm tỏ ra không thích hợp cho các chức vụ

này, một sự kiện đã biết trước đó và quyền lực của nhà vua cũng có đủ để ngăn ngừa.

Thực tế tại Việt Nam

Các khuyết điểm của Hiến pháp đã được thảo luận quá nhiều để góp ý hay thỉnh nguyện, ở đây sẽ không bàn thêm chi tiết các vấn đề quen thuộc này, mà chỉ nhìn lại trong khuôn khổ lý thuyết của Kant với mục đích là để thảo luận về thực trạng, nguyên nhân và giải pháp.

Thực trạng

Không tự do

Việt nam hiện nay đang có tự do về mọi mặt, nhưng là một loại tự do không luật lệ. Đúng hơn, Việt Nam có đủ luật lệ, nhưng không áp dụng theo tinh thần của nhà nước pháp quyền như hiến pháp đề cao, mà vi phạm nhân quyền là vấn đề chính. Cụ thể nhất là Hiến pháp không phân biệt dân quyền và nhân quyền, hai phạm trù cần áp dụng riêng biệt. Hiến pháp công nhận nhân quyền như một ban phát của nhà nước, không nằm trong ý nghĩa cao cả của nhân quyền, một quyền tự nhiên nội tại, thành tựu văn minh của nhân loại và có giá trị phổ quát. Hiến pháp công nhận tổng quát giá trị nhân quyền, nhưng không tạo căn bản để tuân thủ, không có một cơ chế tranh tụng khi vi phạm, không công nhận tố quyền trực tiếp của nạn nhân để khởi động và không có cơ quan theo dõi các vi phạm để cảnh báo khi cần thiết. Khái niệm làm chủ tập thể làm thiệt hại cho công cuộc phát triển kinh tế đất nước; đây là vi phạm nhân quyền nặng nề nhất.

Không ràng buộc luật pháp

Dù Hiến pháp quy định là mọi hoạt động của Đảng phải nằm trong khuôn khổ cuả Hiến pháp và luật pháp, nhưng không đem lại ràng buộc pháp luật trong thực tế, một điều kiện tạo hiệu lực cho luật hiến pháp. Vì không có luật pháp làm cơ sở nên Đảng có quyền lãnh đạo toàn diện và tuyệt đối nhưng không chịu trách nhiệm pháp luật: tất cả các Cương lĩnh và Nghị quyết của Đảng đứng ngoài và đứng trên luật pháp, mọi sinh hoạt nội bộ của Đảng không theo nguyên tắc dân chủ và mọi kỷ luật Đảng dựa trên đạo đức cách mạng và lương tâm tập thể. Hiển nhiên đây là sự vi phạm nguyên tắc ràng buộc và không cần lý giải thêm. Tạo ra một khuôn khổ pháp chế cho Đảng hoạt động và đề ra mối quan hệ giữa Đảng trong vai trò lãnh đạo và chức năng điều hành Nhà nước là một nhu cầu khách quan thời đại.

Không bình đẳng

Kant giới hạn nguyên tắc bình đẳng trong phạm vi áp dụng luật pháp và không đi sâu vào các lĩnh vực công bình cơ hội và thể chế như John Rawls hay công bình cụ thể như Amartya Sen phân tích. Vi phạm bình đẳng xảy ra trong trường hợp áp dụng hoặc không áp dụng luật kinh tế.

Trường hợp không áp dụng luật doanh nghiệp nhà nước đang bị phá sản mà không giải thể là

68

thí dụ. Đây là một nghịch lý trong luật cạnh tranh, vì doanh nghiệp tiếp tục hoạt động thì chỉ duy trì khủng hoảng và kiềm hãm tăng trưởng. Chính sách này thuộc về Đảng quyền, một lĩnh vực nằm ngoài và trên sự tài phán của nhà nước pháp quyền. Hậu quả là người vi phạm pháp luật mà cả nước không dám minh danh để truy tố theo luật định, một thắng lợi cho Đảng quyền nhằm bảo vệ người vi phạm, tư bản thân tộc và các nhóm lợi ích.

Trường hợp áp dụng luật cho dành cho công nhân và nông dân thì lại làm bất công trầm trọng hơn. Nông dân là thành phần chủ yếu đóng góp và không được hưởng thành quả tương xứng. Trở ngại chính là đất đai thuộc quyền sở hữu toàn dân mà do nhà nước đại diện chủ sở hữu, một khái niệm ngược với tinh thần tôn trọng quyền tư hữu. Chính sách công nghiệp hoá, thành thị hoá và an ninh quốc phỏng không nhằm bảo vệ tư lợi của nông dân. Các luật lệ chống lạm phát và an ninh lương thực làm nông dân không bán được nông phẩm theo đúng giá cạnh tranh và các biện pháp thu mua chỉ phục vụ cho quyền lợi công ty nhà nước.

Việc thực tế nhất để đem lại công bình cho công nhân là tăng lương tối thiểu và cải thiện các biện pháp an sinh xã hội. Vì môi trường đầu tư đang bớt thu hút mà luật pháp dành nhiều ưu đãi cho nhà đầu tư ngoại quốc và quyền lợi công nhân bị thua thiệt. Bất công sẽ kéo dài khi luật lao động không là một giải pháp thích hợp. Cả hai trường hợp trên là bằng chứng vi phạm nguyên tắc công bình theo lý tưởng của Kant.

Vì không tuân thủ các nguyên tắc tự do, công bình và ràng buộc theo chuẩn mực nên Hiến pháp không có giá trị về mặt pháp lý. Do đó, theo Kant cũng có nghĩa là không có Hiến pháp về mặt thực tế.

Nguyên nhân

Có nhiều lý giải về thực trạng vô luật pháp mà độc tôn Đảng quyền, vi phạm thẩm quyền lập hiến của toàn dân và thiếu kỹ năng lập pháp và lập quy của quốc hội là nguyên nhân chính.

Độc tôn Đảng quyền

Theo Kant, Hiến pháp thể hiện quyền quyết định của người dân về ý chí chung sống với chính quyền và có mục tiêu là phụng sự hoà bình. Thực tế cho thấy tất cả các Hiến pháp chỉ thể hiện ý muốn chính trị của Đảng, sao chép lại những đường lối đấu tranh cho từng giai đoạn lịch sử để dân chúng tuân thủ hơn là đề ra một khuôn mẫu quy phạm chung cho xã hội. Điển hình là việc phát động các cuộc đấu tranh chống Pháp và chống Mỹ là kết quả của các Nghị quyết của Đảng và không có phúc quyết của người dân theo thủ tục hiến định. Người dân hoàn toàn không có cơ hội bày tỏ chính kiến trong các Tuyên ngôn Độc Lập, Hiệp định Genève và Paris như Hội nghị Diên Hồng, một trường hợp duy nhất trong lịch sử Việt.

Vi phạm thẩm quyền lập hiến

Một mặt Hiến pháp xác định thẩm quyền lập hiến là chủ quyền của nhân dân và nhưng mặt khác lại đề cao vai trò tối thượng của Quốc hội, vì không phân định rõ phạm vi nên đây là một nghịch lý. Tất cả quyền lực của Nhà nước đều thuộc về nhân dân và Nhà nước bảo đảm và không ngừng phát huy quyền làm chủ về mọi mặt của nhân dân, nhưng người dân không thể thực hiện quyền này trong thực tế, vì dân sử dụng quyền lực nhà nước thông qua Quốc hội và Hội đồng nhân dân. Quốc hội là cơ quan duy nhất có quyền lập hiến và lập pháp và chỉ có Quốc hội mới quyền sửa đổi Hiến pháp. Hiến pháp đề cao chủ quyền của nhân dân, nhưng không minh thị thẩm quyền phúc quyết hiến pháp, một sự thiếu nhất quán trong quy định quyền lực của nhân dân. Hiến pháp mặc nhiên không phát huy đúng mức quyền làm chủ của nhân dân vì cho phép Quốc hội không thực hiện trưng cầu dân ý, một lỗi hệ thống.

Thiếu kỹ năng lập pháp và lập quy

Sự hỗn loạn của việc áp dụng luật pháp còn đến từ kỹ năng lập pháp và lập quy. Trên lý thuyết, nguyên tắc quyền lực nhà nước phải được thống nhất và do phân công và phối hợp giữa các cơ quan nhà nước. Trong thực tế, mức vi phạm của các văn bản quy phạm luật pháp đến mức độ báo động vì các cơ quan ban hành không có kỹ năng và cơ quan kiểm tra cũng không thể hoàn thành chức năng. Nguyên tắc phân công nội bộ của Đảng là quan trọng nhất phải tuân thủ nên kiểm soát thẩm quyền lập hiến, lập pháp và lập quy không được đặt ra đúng mức. Nhiều Nghị Định quy định các quyền tự do hiến định của người dân mà không dựa vào Hiến pháp, chỉ căn cứ vào Luật Tổ chức Chính phủ để ban hành, một vi phạm trầm trọng về luật thủ tục. Việt Nam chưa có Toà Bảo Hiến để xét vấn đề vi hiến hay vi luật của các quyết định hành chính trong khi Toà án Hành chính hay Toà án Nhân dân lại không có thẩm quyền. Quyền giải thích luật pháp thuộc về Uỷ ban Thường Vụ Quốc hội, một cơ chế kiểm tra nhưng không bảo đảm tính thống nhất của hệ thống luật pháp và một số Đại Biểu phải dồn sức trao dồi kỹ năng viết, đọc và chất vấn.

Kant giải thích khi hình thái cai trị dựa trên lịch sử và chuyên chính chính trị không phải là cai trị bằng pháp luật. Tại Việt Nam mối quan hệ trực tiếp giữa cương lĩnh chính trị và soạn thảo hiến pháp là thí dụ. Hiến pháp không do dân phúc quyết nên không thể hiện thẩm quyền lập hiến và chính quyền cưỡng chế luật hiến pháp không thể hiện tinh thần trọng pháp.

Tóm lại, do những nguyên nhân này mà tìm giải pháp cho việc sửa đổi Hiến pháp là vấn đề, nhưng cụ thể nhất là phân biệt mục tiêu chính trị và trách nhiệm luật pháp của Đảng, trả lại thẩm quyền tối thượng lập hiến cho toàn dân, nâng cao kỹ năng lập pháp của quốc hội và thực thi tinh thần trọng pháp của chính quyền.

Giải pháp

Các giải pháp hiện nay

Giải pháp thứ nhất cho là tu chỉnh Hiến pháp phải phù hợp với nhu cầu tự hoàn thiện của cơ chế. Do đó, cần duy trì Đảng quyền để cho mọi sinh hoạt chính trị sẽ tuần tự chuyển hoá trong an hoà và việc thay đổi triệt để bằng cách soạn thảo Hiến pháp mới là không cần thiết. Điều kiện cần có là nâng cao ý thức về trọng pháp qua giáo dục và khái niệm về NNPQXHCH cần được triển khai sâu rộng hơn. Những người tin rằng Đảng sẽ đem lại giải pháp cho vấn đề Hiến pháp nên họ ủng hộ và góp ý trong khuôn khổ mà Đảng đề xuất. Thành tựu tiệm tiến là một triển vọng khả thi.

Giải pháp thứ hai chủ trương đột phá hơn. Tu chỉnh không thể cải thiện các lỗi hệ thống vì không có tác dụng triệt để và lâu dài mà du nhập những mô hình ngoại lai để thay thế là giải pháp. Nguyên tắc tam quyền phân lập, xác định vai trò Đảng quyền trong hệ thống chính trị đa nguyên và đa đảng và phát huy tinh thần thượng tôn luật pháp là những biện pháp cụ thể. Các nhà đấu tranh cho dân chủ trong nước và hải ngoại cổ vũ cho giải pháp này. Họ tin rằng Đảng là vấn đề mà mô hình Hiến pháp các nước phương Tây là giải pháp, nhưng họ không đủ khả năng huy động sự đồng thuận của Đảng để cùng thực hiện giải pháp này.

Dù tiệm tiến hay đột phá, tu chỉnh hay soạn mới, cả hai giải pháp đều tùy thuộc vào thiện chí của ba tác nhân chủ yếu là chính quyền, dân chúng và học giới, mà hiện nay thì không ai tạo được niềm tin cho triển vọng cải cách: thực tâm sửa đổi của Đảng, tích cực tham gia của toàn dân và đóng góp hiệu năng của luật giới là vấn đề.

Khi dân góp ý để sửa đổi Hiến pháp trong khuôn khổ của Đảng, thì những ý kiến táo bạo trong vấn đề Đảng quyền lại không được Đảng phản biện mà lập luận dựa trên khái niệm pháp luật nhưng xử lý dựa theo quyền lực chuyên chính và cho là suy thoái đạo đức. Lập luận này không thuyết phục khi tranh luận về luật pháp, vì hai phạm trù này khác nhau cần phân biệt. Khi dân thỉnh nguyện ngoài hệ thống, thiểu số này thể hiện tinh thần can đảm đáng khâm phục, nhưng lại bị Đảng phê bình là không phản ánh dân quyền đã bị tước đoạt và không thể xác minh được thẩm quyền đại diện cho đa số, vì không có thống kê chính xác. Chứng minh khoa học về nhu cầu thay đổi Hiến pháp là nhiệm vụ của học giới, nhưng lại là vấn đề nhạy cảm chính trị và họ không được phép tiến hành. Dù thành tâm đóng góp của học giới là có thực, nhưng hiệu năng bị nghi ngờ. Vì Đảng không đào tạo được những nhà luật học tầm vóc quốc gia và quốc tế, nên thoả mãn nhu cầu này hiện nay là điều mơ ước.

Giải pháp của Kant

Lý thuyết của Kant có đem lại giải pháp nào không? Kant không có lập luận ủng hộ cho độc quyền Đảng trị và nghiêm khắc khi cho là Hiến pháp phải theo thể chế cộng hoà, không thể khác hơn. Hiến pháp không có giá trị khi có Đảng đứng trên Hiến pháp. Khi Hiến pháp không có giá trị pháp lý thì cũng đồng nghĩa là không có Hiến pháp trong thực tế. Suy luận theo quan điểm chặt chẻ này thì Việt Nam trong suốt thời chiến cũng như bình đã không có Hiến pháp mà chỉ có Đảng quyền cai trị. Việc sửa đổi Hiến pháp trong khuôn khổ Đảng soi sáng là tiếp tục duy trì tình trạng vô luật pháp. Do đó, một Hiến pháp mới theo thể chế cộng hoà cho Việt Nam sẽ phù hợp với suy luận của Kant.

Triển vọng này sẽ không mở ra vì Đảng sẽ chống đối. Một là, hoàn cảnh của Việt Nam với thí dụ về truyền thống đấu tranh Cách mạng, liên tục của lịch sử và thành tích Đổi Mới. Hai là, Hiến pháp với mô hình theo các nước phương Tây sẽ không bảo đảm được sự vận hành. Đề cao giá trị văn hoá Á Đông trong sinh hoạt chính trị là một đề tài gây nhiều tranh luận và không đem lại một giải pháp, nhưng lập luận chính cho rằng trình độ dân trí là không phù hợp. Đảng sẽ không mở lối cho lý thuyết của Kant làm thành một lộ trình khả thi như một triển vọng khởi đầu.

Chúng ta đang ở đâu?

Suốt một quá trình dài, chúng ta chưa có luật Hiến pháp đúng nghĩa; người dân không còn được lên tiếng để quyết định vận mệnh đất nước. Hiện nay chúng ta đang muốn thoát khỏi tình trạng tự do vô luật lệ và tự đặt mình trong khuôn khổ của luật Hiến pháp để giải quyết các vấn đề chung sống. Chúng ta hoàn toàn không có một khế ước nguyên thủy theo ý nghĩa cao đẹp nhất của một contrarius originarius trong lý thuyết luật học, một vấn đề nền tảng cho Hiến pháp. Khi khế ước nguyên thuỷ là một vấn đề ưu tiên, thì các nguyên tắc hiến định trở thành vấn đề kỷ thuật có thể sẽ được giải quyết sau.

Hiện nay, khái niệm NNPQXHCH chưa đủ sức thuyết phục, khái niệm về chuyên chính vô sản đã hết hào quang; khái niệm thế lực phản động cũng không phù hợp trào lưu dân chủ hoá; những khái niệm về đối lập, quyền tư hữu và tự do báo chí cũng không được chấp nhận. Tất cả các khó khăn về khái niệm sẽ được làm lại trên một căn bản mới khi một khế ước nguyên thủy hình thành. Đó là điểm mà ý dân và ý Đảng còn có thể gặp nhau trong một giới hạn nhất định. Khi học giới biết được căn bản này thì họ sẽ đóng góp hữu hiệu hơn để giải quyết vấn đề khái niệm hiến định.

Ý Đảng? Chuyện dễ hiểu vì đã thể hiện rõ. Không một Đảng cầm quyền nào, kể cả tại các nước dân chủ, lại muốn tự bỏ địa vị cai trị. Ở Việt Nam có khác hơn, vì theo quan điểm lịch sử mà Đảng muốn cầm quyền toàn diện triệt để và muôn đời, trong khi Kant cho là một chế độ chính trị chỉ đem lại một giải pháp tạm thời cho các vấn đề xã hội. Khi uy lực của luật pháp loan toả trong xã hội và ý thức trọng pháp của dân chúng lên cao, đó là cơ sở để làm ổn định cho việc phát triển chính trị dân chủ.

Ý dân? Không ai có khả năng tri thức để trả lời câu hỏi này thoả đáng. Đảng tự hào thu phục nhân tâm khi dựa vào thành tích đấu tranh giải phóng và Đổi Mới, nhưng hiện nay Đảng không chứng minh được về niềm tin của dân vào sự lãnh đạo của Đảng với phương pháp thăm dò dư luận như các nước phương Tây. Người bất đồng chính kiến thấy mình là thiểu số; bi quan này thiếu cơ sở, khi ý thức về bất công xã hội càng ngày càng nhiều, mà chính họ không thể xác định được mức độ. Đã đến lúc ý kiến của toàn dân trước vấn đề hệ trọng của đất nước cần được tìm hiểu, luận chứng và trình bày công khai với các phương pháp khoa học khả tín; một chuyện dễ làm, xảy ra hàng tuần và hằng tháng tại các nước phương Tây, nhưng chưa hề có tại Việt Nam. Tuân theo sự chỉ đạo của Đảng nên đã có một số góp ý sửa đổi Hiến pháp trong sự dè dặt thường lệ, trong khi đó đã có một số khác đang kiến nghị ngoài sự chỉ đạo của Đảng với tất cả thiện chí. Cả hai đóng góp này rất đáng được trân trọng và gây tiếng vang. Hiển nhiên cả hai luồng ý kiến này cũng không phải là của tất cả 90 triệu dân Việt, vì nếu có là đa số thì cũng cần được kiểm chứng khách quan. Nhưng cả hai loại góp ý này tiếp tục chấp nhận duy trì nguyên trạng vô luật pháp và không là khởi điểm cho tiến trình cải cách.

Chúng ta phải làm gì?

Nếu chúng ta đồng ý với Kant và nghiêm khắc với chính mình thì chúng ta phải nhận ra rằng đã đến lúc đất nước cần có một khế ước nguyên thủy làm nền tảng cho sự chung sống, một nguyên ủy cho mọi chuyển động tương lai của xã hội. Triển vọng duy nhất mở ra cho Việt Nam hôm nay phải là một cuộc trưng cầu dân ý theo phương cách khách quan để xác định lòng dân. Chúng ta muốn đặt mình trong khuôn khổ mới của luật pháp, một tiền đề cho mô hình tương lai của Hiến pháp, kết quả này phải tùy thuộc vào trưng cầu dân ý. Ở đây không có thể bàn sâu chi tiết về mô hình cụ thể mà chỉ đề cập về điều kiện khả thi cần có, đó là thiện chí của Đảng và hợp tác của dân chúng.

Thiện chí của Đảng được suy đoán nhiều, nhưng không ai có thể biết chính xác các tác động đang chuyển biến. Vũ khí của Đảng hôm nay không còn là bạo lực mà là lập luận của lý trí dựa trên khái niệm pháp luật để thuyết phục, một hình thức tự khai sáng và vận dụng mà Kant đề cao. Đảng phải tự diễn biến hoà bình trong bối cảnh mới, tạo thu hút hơn bằng cách chấp nhận dân chủ là một trò chơi mới và đồng ý với kết quả luật chơi khi tham dự. Đảng cần lập luận và thuyết phục dân chúng trên cơ sở hợp tác và đối thoại. Người đầy tớ của nhân dân, đại biểu trung thành của giai cấp, thành tích trong chiến tranh và Đổi Mới không là khái niệm pháp luật đem đến sự đồng thuận về hình thức cai trị như Kant đòi hỏi, nên không tạo ra chính danh cho một nhà nước pháp quyền. Quan trọng hơn, khả năng trong quá khứ không bảo chứng cho Đảng có thể lãnh đạo hữu hiệu hơn cho tương lai của đất nước. Đảng và dân chúng, ai là vấn đề và ai là giải pháp, rồi ai sẽ thắng ai trong các lập luận này, không ai biết được, nhưng như Kant đề xuất, lý trí là mệnh lệnh để cả hai cùng tuân thủ. Nếu dân chúng là vấn đề mà Đảng đem lại giải pháp, thì Đảng sẽ làm cho chính danh thêm ngời sáng. Nhưng thiện chí của Đảng đang bị nghi ngờ vì góp ý là một trò chơi nguy hiểm cho người tham dự, lý do dễ hiểu là Đảng không áp dụng tiêu chuẩn khách quan để phân biệt giữa thiện chí đóng góp và ác ý nói xấu chế độ. Tiếp tục sử dụng bạo lực để trấn áp người bất đồng chính kiến thì Đảng sẽ làm tình hình tệ hại hơn mà Liên Xô, Đông Âu và khối Á Rập là bài học.

Hợp tác của dân chúng đòi hỏi có ý thức về giá trị sử dụng thẩm quyền lập hiến. Dân chúng phải kể đến đầu tiên ở đây là cộng đồng do mạng lưới thông tin hiện đại nối kết, tuy là thiểu số trong thế giới ảo nhưng họ là tác nhân quan trọng làm gia tăng kiến thức và tạo nên một hệ thống thông tin trung thực và nhanh chóng hơn cho xã hội đang bị bưng bít sự thật mà đa số thầm lặng và mất niềm tin đang cần đến. Đa số thờ ơ có lý do chính đáng: cơm áo là thực tế quan trọng nhất; quyền lực, thân tộc và tiền là phương tiện tốt nhất để giải quyết tranh chấp; nếu tin tức và luật pháp không cần thiết thì việc sử dụng thẩm quyền lập hiến không thể đặt ra. Cảm nhận giá trị này đến từ một nền hệ thống thông tin tự do và giáo dục trọng pháp; nó sẽ mang lại kiến thức và trở thành ý thức. Ý thức giúp nâng cao khả năng phán đoán về thẩm quyền lập hiến. Giáo dục ngày càng lạc lối và tác động tích cực thông tin cho mọi sự chuyển hoá xã hội khó kiểm chứng; tình huống này không cho phép lạc quan về triển vọng hợp tác của dân chúng.

Ngược lại, một thực tế khác đang xảy ra khắp mọi nơi trên đất nước: các cuộc biểu tình của dân oan đòi công lý, bảo vệ lãnh thổ, đòi làm sáng tỏ những cái chết do bạo lực công quyền trở thành bức thiết hơn bao giờ hết. Như vậy, ý thức về luật pháp đến từ bức xúc trước các bất công trước mắt này. Đó là những tín hiệu khởi đầu cho một sự bất ổn thường trực mà bạo lực chính quyền làm cho động loạn trầm trọng hơn. Phản ứng trước bất công là cần nhưng chưa đủ để chuyển biến thành ý thức của toàn xã hội về vai trò luật hiến pháp và thẩm quyền lập hiến. Ước vọng của đa số thầm lặng về một cuộc Đổi Mới khác toàn diện và triệt để hơn đang dâng cao, nhưng cũng khó xác định chiều hướng và tốc độ. Huy động toàn dân tham gia vào cuộc trưng cầu dân ý càng khó khăn hơn vì cần quá nhiều yếu tố khác. Những chuyển biến gần đây cho thấy ý thức về vai trò luật Hiến pháp thay đổi nhiều so với trước đây, mà kết quả góp ý và thỉnh nguyện là thí dụ. Dĩ nhiên, khi dân chúng ý thức rằng Đảng là vấn đề mà dân chúng là giải pháp thì trưng cầu dân ý là một cơ hội lịch sử để toàn dân tham gia đem lại giải pháp này. Trong chiều hướng này, chúng ta được phép hy vọng là mức độ tham gia sẽ cao hơn bao giờ hết.

Kết luận

Lý thuyết của Kant đề cao ba nguyên tắc tự do, ràng buộc pháp luật và bình đẳng của Hiến pháp cộng hoà. Đây là một kết ước giữa người dân và chính quyền để theo đuổi một lý tưởng là chung sống trong an hoà. Sự đồng thuận về hình thức cai trị phải dựa trên các khái niệm pháp luật, một cơ sở lập luận cần có của người dân và chính quyền và cả hai cùng tuân thủ. Lịch sử Việt Nam cận đại cho thấy dân Việt chưa bao giờ hành sử thẩm quyền lập hiến. Để bước vào thời kỳ mới cho đất nước thì một cuộc trưng cầu dân ý tìm sự đồng thuận theo ý nghĩa khế ước nguyên thủy cần được lập ra.

Đề xuất trưng cầu dân ý không hoàn toàn mới lạ, mà thực ra đã có nhiều kêu gọi tương tự trước đây của các nhà đấu tranh cho dân chủ trong nước và hải ngoại. Họ chứng minh là Đảng tước đoạt quyền dân tộc tự quyết và kêu gọi Đảng thức tỉnh về lý trí và đạo đức. Ở đây đề xuất dựa vào lý thuyết luật Hiến pháp của Kant, đó là sự khác biệt, nhưng dễ bị phê phán là hoang tưởng; một là lý thuyết của Kant hình thành trong một điều kiện lịch sử và xã hội khác biệt, hai là Đảng muốn tiếp tục nắm quyền mà không cần lý thuyết của Kant và không muốn có điều kiện của dân. Nhưng nếu chúng ta chấp nhận học thuyết của Kant có giá trị phổ quát thì đề xuất này thực tế hơn bao giờ hết. Kant để lại cho chúng ta một phương cách hành động với tính thời sự và cẩm nang. Nhận chân các giá trị này và nỗ lực đòi lại thẩm quyền đã mất để thực thi là vấn đề chọn lựa hành động của toàn dân.

Dù nâng cao tầm quan trọng của giải pháp trưng cần dân ý, tiểu luận này còn nhiều thiếu sót, vì không đưa ra các mô hình cụ thể để thực thi, không bàn đến mối quan hệ giữa trưng cầu dân ý và mô hình hiến pháp và không đi vào chi tiết của các góp ý và thỉnh nguyện để so sánh. Đóng góp này chỉ là ý tưởng khiêm tốn ban đầu để thảo luận mà dĩ nhiên lý thuyết của Kant không là tất cả cho thực tế Việt Nam.

Tài liệu tham khảo:

Immanuel Kant

Zum Ewigen Frieden, Ein Philosophischer Entwurf", Königberg, bey Friederich Nicovius, 1795 in: „Die Kritiken", 2008, Zweitausendeins, Frankfurt am Main

Wolfgang Kersting

"Die bürgerliche Verfassung in jedem Staate soll republikanisch sein" in: Immanuel Kant, Zum Ewigen Frieden, herausgegeben von Otfried Höffe, Akademie Verlag, Berlin, 1995

Wolfgang Kersting

Wohlgeordneter Freiheit, Immanuel Kant, Rechts- und Staatsphilosophie, 3. Auflage, mentis, 2007

Oliver Eberl; Peter Niesen

Immanuel Kant, Zum Ewigen Frieden, Kommentar, Suhrkamp Studienbibliothek Taschenbuch, 2011

Đỗ Kim Thêm

Con Đường Dẫn Đến Hoà Bình Thế Giới Qua Sự Kết Hợp Hai Quan Điểm Của Immanuel Kant Và Phật Giáo - Tham Luận VESAK 2014

https://thuvienhoasen.org/a19527/tham-luan-vesak-2014-cua-do-kim-them

Đỗ Kim Thêm

Với Hiến pháp mới, Việt Nam ít hy vọng thay đổi

https://www.danluan.org/tin-tuc/20131205/do-kim-them-voi-hien-phap-moi-viet-nam-it-hy-vong-thay-doi

Đỗ Kim Thêm

Thất vọng về bản Hiến pháp mới của Việt Nam

https://www.danluan.org/tin-tuc/20131111/do-
kim-them-that-vong-ve-ban-hien-phap-moi-cua-
viet-nam

III

Khái Niệm Về Luật Pháp

Vấn đề

Công dụng thực tiễn của luật pháp là trừng phạt các vi phạm của người dân và chính quyền, nhưng giá trị cao cả nhất là đem lại công bình, đạo đức và trật tự cho xã hội. Do đó, mức độ cưỡng chế phạm nhân và nội dung đạo đức xã hội là một khái niệm chuẩn mực cho luật pháp cần được đặt ra. Nội dung của luật pháp là những quy định nhằm giải quyết các tranh chấp, đề ra các hoạt động hợp pháp, hợp pháp hoá về hình thức và nội dung các quyết định của nhà nước, tạo những kế hoạch và quan trọng nhất là trừng phạt những vi phạm. Đó là một khái niệm chung và cũng là một lý tưởng mà mọi người mơ ước. Nhưng mối quan hệ giữa luật pháp và đạo đức từ lâu đã là một đề tài tranh luận sôi nổi của học giới tại các nước phương Tây, đặc biệt xoay quanh tác phẩm *The Concept of Law* của Herbert Lionel Aldolphus Hart mà tiểu luận sau đây sẽ giới thiệu.

Tác giả

Herbert Lionel Adolphus Hart (1907-1992) học Luật tại trường New College Oxford (Anh) và hành nghề luật sư cho đến năm 1940. Trong thế chiến thứ hai, ông làm việc cho cơ quan tình báo Anh. Khi hoà bình trở lại ông tiếp tục làm luật sư cho đến 1952. Ông dạy môn Triết học luật pháp tại Đại học Oxford từ năm 1952-1968. Với nhiều tác phẩm quan trọng ông trở thành một trong những nhà lý luận luật pháp nổi danh nhất của thế kỷ XX, mà được nhắc tới nhiều nhất là *The Concept of Law*.

Tác phẩm

The Concept of Law là một giáo trình nhập môn dành cho sinh viên khoa luật, xuất bản lần đầu tiên vào năm 1961, nhưng đã trở thành một chủ đề tranh luận trong nhiều giới đạo đức, chính trị và xã hội học không những tại Anh mà còn cả châu Âu và Bắc Mỹ hơn nửa thế kỷ qua. Hiện nay sách này là một tác phẩm kinh điển bậc nhất của khoa luật Anh ngữ. Sách gồm có phần dẫn nhập và 10 chương, mà các đề tài chủ yếu là mối quan hệ giữa luật pháp và đạo đức, phương pháp triết lý về luật pháp, lý thuyết tổng quát về hình luật và chính sách hình sự. Trước những phản biện của học giới, ông đã soạn một chương riêng biệt làm hậu từ (Postscript) để trả lời và được in ra sau ngày ông từ trần.

Nội dung

Để lý giải luật pháp và phân biệt với đạo đức ông so chiếu ba khiá cạnh quyền lực, đạo đức và luật pháp và từ đó đề xuất một giá trị tự tại của luật pháp trong lý thuyết mà không nhất thiết phải có hiệu lực cưỡng chế về mặt thực tế.

Dù với các đề tài khác nhau trong suốt 10 chương sách ông tập trung giới thiệu hai luận đề chính là: Hệ thống luật pháp khác với chế độ bạo lực và cưỡng chế như thế nào? Trong chừng mực nào thì khái niệm luật pháp ảnh hưởng đến hệ thống luật pháp? Để trả lời vấn đề này ông phê bình các luận thuyết cổ điển về truyền thống luật pháp thực dụng của Anh, Hoa Kỳ và Bắc Âu từ chương II đến IV. Từ chương V đến X ông khởi thảo một khái niệm mới về luật pháp để thảo luận.

Luật pháp không phải chỉ có giá trị cưỡng chế

Luật pháp quy định các mối quan hệ của con người và nhà nước và giải quyết các tranh chấp để đem lại trật tự xã hội. Dù là một hiện tượng đa dạng trong xã hội, nhưng luật pháp có giá trị chung như là một loại vũ khí để cưỡng chế, nếu không, thì sẽ không có giá trị, điển hình là các quy định về mẫu mực các phương cách ứng xử trong hình luật mà nhà nước áp dụng khi có vi phạm luật pháp. Đó là đặc điểm nổi bật của luật pháp mà mọi người đều chấp nhận.

Hart phản biện rằng tính cưỡng chế chưa đủ để tạo thành giá trị luật pháp và đưa ra ba thí dụ như sau. Một là khía cạnh nội dung. Có nhiều điều khoản luật pháp, dù không có tính cưỡng chế nhưng vẫn có giá trị, thí dụ các quy định về thẩm quyền xét xử của toà án trong luật tố tụng dân sự hay hợp đồng. Khi thỉnh cầu xét xử nơi một toà án không đúng thẩm quyền, hậu quả là vấn đề không được giải quyết. Ký kết một hợp đồng không theo hình thức luật định, thì sẽ không hiệu lực. Thiệt hại này không mang tính cưỡng chế nào phiá toà án hay chính quyền.

Hai là có nhiều phạm vi áp dụng không có tính trừng phạt. Cưỡng chế chỉ nhắm trừng phạt cá nhân khi vi phạm, trong khi hệ thống pháp luật chỉ đề ra những nguyên tắc chung có tính cẩm nang, mà luật Hiến pháp là một thí dụ. Hiến pháp quy định những nền tảng cho sinh hoạt nhà nước và xã hội như là những lời hứa hẹn chung, thí dụ như tôn trọng dân chủ, bảo vệ dân quyền và nhân quyền, thực hiện phát triển kinh tế và công bằng xã hội. Nhà lập pháp coi ý chí của nhà lập hiến như là mục tiêu cao cả cần theo đuổi và tùy theo tình hình thực tế sẽ có những chính sách lập pháp khác nhau. Nhà lập hiến không đề ra những biện pháp cưỡng hành để ràng buộc nhà lập pháp phải tuân theo.

Ba là nguồn gốc của nghĩa vụ pháp luật. Lấy truyền thống của Anh làm bối cảnh thí dụ, ông cho rằng sự thành hình luật pháp do văn hoá phong tục tạo ra, không nhất thiết đến từ ý chí cưỡng hành của nhà lập pháp. Nghĩa vụ pháp lý đòi hỏi cả một quá trình lâu dài mà công nhận và áp dụng liên tục là chính. Ông đem quyền tối thượng trong chương IV làm thí dụ. Vai trò tối thượng của nhà lập pháp không còn quan trọng khi chế độ chính trị hay Hiến pháp thay đổi, nhưng giá trị tự tại của hệ thống pháp luật làm cho toà án vẫn tiếp tục áp dụng các luật lệ, vấn đề giá trị không lệ thuộc vào quyền tối thượng hay tính cưỡng chế.

Khái niệm luật pháp

Theo Hart, luật pháp quy định mối quan hệ thực tế trong xã hội để giải quyết các loại tranh chấp và không dựa vào quy luật tự nhiên để lý giải. Ảnh hưởng của luật pháp chỉ có khi hệ lụy xẩy ra trong thực tế mà người ta bị ràng buộc. Nhưng lý thuyết cho rằng luật pháp là một vần đề chuyên môn nhằm tiên đoán thái độ con người trong xã hội mà toà án có thể rà soát được để xem là hành vi có hợp pháp hay không. Nếu chỉ giới hạn hiệu lực tính cưỡng chế của pháp luật về những vi phạm trong quá khứ có nghiã là không đặt giá trị để ràng buộc con người trong tương lai. Theo ông, thực ra, giá trị cao cả pháp luật là hướng về tương lai sống chung trong một xã hội hài hoà.

Trước khi bàn về quy phạm luật pháp ông phân biệt quy luật xã hội với phong tục tập quán. Nếu mọi người đều đồng thuận theo quy luật chung của xã hội thì sẽ không có vấn đề gì xãy ra. Nhưng thực tế cho thấy trong bất cứ xã hội nào cũng có thái độ xé rào hoặc là chống đối hoặc phê phán. Khi đó sẽ có thái độ đi ngược lại với quy luật xã hội.

Ông nêu lên khía cạnh nội tại trong mối quan hệ với luật pháp. Dân chúng bị ràng buộc bởi luật pháp là chuyện đương nhiên. Thông thường thì không ai cần xác định mình phải tuân thủ pháp luật như thế nào, khi có vấn đề thì họ có thể lập luận là luật pháp không giá trị để chống chế. Trong bất cứ hệ thống pháp luật nào, kể cả thiểu số chống đối cũng công nhận tinh thần thượng tôn luật pháp là nghiã vụ pháp lý. Luật pháp không chỉ mô tả hành vi phạm pháp trong xã hội như là tình trạng thông thường mà chính là những hệ lụy do nghiã vụ pháp lý mang lại. Mô tả quy phạm luật pháp là đặc điểm phổ biến trong hệ thống luật cuả Hoa Kỳ và Bắc Âu.

Cụ thể hơn, ông thí dụ khiá cạnh nội tại nơi các viên chức chấp pháp và chánh án, vì họ là những người áp dụng luật pháp và phải công nhận tinh thần thượng tôn luật pháp là nghiã vụ pháp lý. Chánh án không chỉ có hiểu luật mà phải dùng

89

kiến thức để biện luận khi xét xử; đó là nghiã vụ ràng buộc và đây là vấn đề nội tại chủ yếu.

Từ quy luật xã hội ông luận giải về khái niệm luật pháp trong chương V. Ông phân biệt xã hội và luật pháp là hai phạm vi khác nhau và xã hội là hình thức tiên khởi để tạo nên pháp luật. Xã hội quy định các phạm vi hành động cho mọi người mà Hart gọi là quy luật nguyên thủy (primary rule). Nhưng quy luật nguyên thủy không thể xác định được nội dung của vấn đề xã hội đang càng ngày bị chuyên môn hoá cao độ và biến đổi qua thời gian và nhất là áp lực của xã hội lại mơ hồ và không cưỡng chế trong thực tế. Để giải quyết vấn đề, luật pháp là phương tiện tạo nên giá trị áp dụng. Luật pháp là quy luật thứ yếu (secondary rule) để thực hiện bằng cách công nhận, thay đổi và thực hành quy luật nguyên thủy. Khái niệm luật pháp là kết quả tổng hợp hai quy luật nguyên thuỷ và thứ yếu, từ đó hệ thống luật pháp thành hình.

Quy luật thứ yếu này bao gồm luật công nhận (rule of recognition), một phạm vi thuộc kiến thức, ý thức về giá trị luật pháp và không nhất thiết phải là luật thành văn, nhưng được thể hiện trong thực tế. Hart không cho thí dụ để lý giải sự tự thể hiện này làm sáng tỏ hơn vấn đề.

Hart nêu ra hai điều kiện để hệ thống luật pháp được thành hình. Một là quy luật nguyên thủy sau khi được công nhận sẽ được mọi người tuân thủ. Hai là các viên chức chấp pháp và các chánh án có nghiã vụ pháp lý thi hành luật. Nghiã vụ này bắt nguồn từ khiá cạnh nội tại khi mọi người nhận chân ra nhu cầu chấp pháp. Luật pháp không chỉ do ý chí của nhà lập pháp hay đồng thuận của dân chúng, mà là sự kết hợp cả hai. Quy luật công nhận là một phương tiện áp dụng cho quy luật xã hội thành quy phạm luật pháp tuỳ theo từng điều kiện cụ thể. Chính vì thế mà nó được xem là một thành tố trong hệ thống luật pháp.

Phương pháp luận

Hart phê bình các lý thuyết pháp luật của Hoa Kỳ vào cuối thế kỷ XIX mà đặc điểm chính là không dựa trên thuần lý, do kinh nghiệm chi phối và bị lệ thuộc vào các án lệ, mà ý kiến của Oliver Holmes là thí dụ: „The life of law has not been logic but experience" (sinh hoạt luật pháp không thuần lý mà dựa vào kinh nghiệm). Quen thuộc nhất là ý kiến cuả Hughes, Thẩm phán Tối cao Pháp viện: „We are under a constitution, but the constitution is what the Supreme Court says it is", (Chúng ta đặt mình trong khuôn khổ của Hiến pháp, nhưng Hiến pháp là những gì mà Tối cao Pháp viện ban phát). Theo lập luận này luật pháp không có tính quy phạm tự tại, luật thành văn không thể gây ảnh hưởng đến thái độ của chánh án, các viên chức chấp pháp và cá nhân. Tình trạng này gây bi quan cho các nhà lý luận.

Hart đồng ý là vì luật pháp quy định không rỏ ràng nên lỏng lẻo khi áp dụng, không giúp cho toà án có một cơ sở phù hợp để xét xử. Do đó, toà án phải chủ động tìm ra các lý giải và suy đoán liên quan để quyết định. Nếu không có quy luật công nhận thì toà án sẽ không có thể đãm nhận được nghĩa vụ này. Không phải quyền lực của chánh án là chính, mà là giá trị nội tại của luật pháp đến từ quy luật công nhận, nó sẽ giúp chánh án tìm ra các cơ sở lý luận liên quan để quyết định. Theo ông, luật giới bi quan về luật pháp là vì tự họ đặt hy vọng quá nhiều về hiệu năng luật pháp và ai cũng tìm mọi cách biện luận về hành vi của mình là hợp pháp, nhưng không quan tâm đến giá trị của quy luật công nhận.

Luật pháp và đạo đức

Luật pháp có mang nội dung đạo đức không? Hart thảo luận mối quan hệ này trong chương VIII- IX. Ông đưa ra chuẩn mực đạo đức để so sánh với những đặc điểm của hệ thống luật pháp và kết luận rằng không có một quan hệ này. Luật pháp không nhất thiết bắt buộc phải có nội dung đạo đức, dù rằng điều này có thể xãy ra trong thực tế. Bản thân Hart là một mẫu người quan tâm đến chính trị vả đạo đức và không ngờ vực về giá trị đạo đức, nhưng ông cho là không hề có sự thật tuyệt đối giữa mối quan hệ giữa đạo đức và luật pháp.

Ông đề ra hai lý giải cho mối quan hệ này. Một là về nhận thức, mô tả không chính xác hai phạm vi đạo đức và luật pháp nên tạo ra hậu quả là không thể nhận chân đầy đủ để phân biệt. Nhận thức thiếu xót này gây ảnh hưởng không những trong lối sinh hoạt hàng ngày mà còn liên quan đến các yêu sách thuộc luật pháp. Hai là về mặt nhận thức, mối quan hệ này vẫn còn tranh luận, nhưng phải hiểu luật pháp như thế nào khi tìm mối quan hệ chung để lý giải. Nhưng dùng lập luận đạo đức để phê bình luật pháp sẽ dễ tạo thành một khuôn mẫu ý thức hệ,

92

đây là một lối suy luận nguy hiểm và không thuyết phục.

Luật quốc tế

Trong chương X Hart đưa lý thuyết của ông đề áp dụng trong lĩnh vực luật quốc tế. So sánh chức năng và nội dung thì luật quốc gia và luật quốc tế không khác nhau, nhưng có sự khác biệt là khi so với những nguyên tắc tổng quát về đạo đức. Hart không xem các đặc điểm về luật quốc tế là phù hợp theo lý giải của ông. Ông dẫn chứng để phản biện các học thuyết về nguồn gốc của luật quốc tế trong chương IV. Nghĩa vụ theo luật quốc tế chỉ có thể thành hình khi các quốc gia kết ước đồng chuẩn nhận cam kết. Sự chuẩn nhận này cần một loại luật độc lập, vì mỗi quốc gia có hình thức phê chuẩn các hiệp ước theo loại luật quốc nội khác nhau, chính vì sự không đồng nhất này làm cho quy luật công nhận Hart đề ra không thể là một chuẩn mực chung chấp nhận được.

Các phản biện chủ yếu

Dù chỉ là một giáo trình soạn riêng cho sinh viên, nhưng gây ảnh hưởng sâu rộng trong học giới, đem lại bao tranh luận trong nửa thế kỷ qua mà các phản biện quan trọng nhất được tóm lược sau đây:

Phương cách lý giải

Scott Shapiro trong tác phẩm „*Legality*" và Gerald Postema trong tiểu luận „*Coordination and Convention at the Foundation of Law*" phê bình là Hart không giải thích đầy đủ về sự thành hình và đề ra nội dung chính xác của luật pháp. Hart cho là quy luật xã hội chuyển biến thành quy luật luật pháp và với sự công nhận sẽ đạt được tính quy phạm. Thực ra, luật pháp được thành hình không do sự chuyển tiếp từ phạm vi xã hội sang luật pháp, mà là một phản ứng của xã hội trước một số vấn đề cần phải phối hợp, hay đúng hơn là một hình thái về một kế hoạch chung trong một xã hội đa dạng. Tính chuyển tiếp không diễn đạt trọn vẹn ý nghiã cuả khái niệm luật pháp. Luật pháp đảm nhận nhiều chức năng khác nhau, khái niệm theo Hart lại quá hạn hẹp nên không thể thuyết phục. Theo đa số hiện nay luật pháp chỉ là vấn đề thể chế trong hệ thống, sự thu hẹp này cũng là một sai lầm.

Khi Hart đề xuất khái niệm luật pháp thì ý định chủ yếu của ông là gì và ai có thể đồng ý với ông và sử dụng nó trong lĩnh vực nào? Nhà nghiên cứu chấp pháp, nhà xã hội học luật pháp hay các nhà sử học về luật? Một câu hỏi không thể trả lời. Nếu không căn cứ vào tính cưỡng chế làm cơ sở nghiên cứu thì đâu là phương cách tiếp cận vấn đề, dù phải đồng ý với Hart là trong thực tế có nhiều điều luật không đề ra tính cưỡng chế. Trong khi giải thích về quy luật xã hội ông đề cao tính cưỡng chế để giải quyết tranh chấp, nhưng khi bàn đến tính quy phạm pháp luật, ông lại phản bác tính cưỡng chế, rõ ràng là ông có mâu thuẫn trong cách đặt tầm quan trọng của vấn đề.

Khiá cạnh nội tại Joseph Raz trong tác phẩm „*Practical Reason and Norm*" cho là khía cạnh nội tại trong luận điểm của Hart không thuyết phục. Khi kết hợp quy luật xã hội và quy luật công nhận để làm thành khái niệm pháp luật Raz không cho rằng nhờ thế mà tính mô tả sẽ trở thành tính quy phạm và hệ thống luật pháp sẽ có giá trị hơn.

Raz lập luận là có sự dị biệt giữa quy luật được áp dụng và được công nhận; một quy luật không nhất thiết phải được áp dụng mới trở thành quy luật. Một quy luật đạo đức xã hội, dù không ai tuân thủ, nhưng không vì thế mà kết luận là quy luật này không giá trị, trong hệ thống luật pháp cũng tương tự như vậy. Khi đề ra một khái niệm luật pháp, không nhất thiết phải tìm phương cách thực thi cho hoàn toàn phù hợp. Sinh hoạt trong thực tế xã hội cũng có thể bắt nguồn từ một quy luật tự nhiên thí dụ như một trẻ sơ sinh cần phải được bú sữa. Do quy luật tự nhiên này Hart không cần phải đặt vấn đề là có quy luật này trong xã hội hay do pháp luật. Qua thí dụ này thì Raz kết luận là mọi sự kết hợp hai lĩnh vực xã hội và pháp luật không luôn luôn là cần thiết.

Raz giải thích tính quy phạm luật pháp khác với Hart. Trong chừng mực nào thì khía cạnh nội tại trở thành tính quy phạm luật pháp và tạo nên giá trị, phải chăng đây là một sự đồng thuận về mặt đạo đức? Đề xuất của Hart mơ hồ và Hart cũng không thể làm sáng tỏ hơn. Theo Raz, những biện luận cho hành vi vi phạm luật pháp là chính, thay vì đề cao khía cạnh nội tại như Hart suy luận. Khía cạnh này không đo lường được để kiểm chứng, nên không thể áp dụng trong luật pháp. Hart không phân biệt tinh thần thượng tôn luật pháp của người dân, viên chức

95

chấp pháp và chánh án, mà trong thực tế đều có các mức độ khác nhau nhất định. Do đó, chuẩn mực cần thiết cho khía cạnh nội tại này là vấn đề. Raz cho là khái niệm của Hart chỉ là một sự quan sát và mô tả tổng quát.

Raz thí dụ là có một luật sư tài danh nhận biện hộ cho Mafia, dùng tài năng hiểu luật để bảo vệ một băng đảng là một phạm vi không đạo đức, thì Hart không thể đem khiá cạnh nội tại để lập luận là luật sư này đã hoàn thành nghiã vụ pháp lý, vì trách nhiệm và đạo đức nghề nghiệp không thể chỉ nằm trong phạm vi mô tả hay ý thức nội tại. Ngược lại, lương tâm trách nhiệm và đạo đức nghề nghiệp đem lại nội dung mang tính quy phạm luật pháp. Đây chính là điều mà Hart không giải thích được.

Khi giải thích hành vi xã hội trở thành ràng buộc về mặt luật pháp là một khái niệm mang tính chuyển tiếp, Hart thành công khi phân biệt tính mô tả và tính quy phạm luật pháp. Khi hệ lụy của hành vi này là nghiã vụ, đó chính là quy phạm pháp luật. Hart đào sâu về mô tả luật pháp như một hiện tượng xã hội hơn là lý giải về khía cạnh hiệu năng của luật pháp. Dù phải đồng ý với Hart là luật pháp có giá trị chung sống trong một xã hội hài hoà nhưng luật pháp sẽ giá trị hơn khi có hiệu lực cưỡng chế. Quan trọng nhất là ông không đề xuất một lý thuyết để giải thích tính quy phạm pháp luật.

Luật pháp và đạo đức

Đây là một đề tài tranh luận hào hứng nhất được nhiều nhà đạo đức học cùng tham gia để phê phán về suy luận của Hart, nổi bật nhất là sự đóng góp của hai triết gia nổi danh là Lon L. Fuller và Ronald Dworkin. Lon L. Fuller trong tác phẩm *"The Morality of Law"* cho là luật pháp phải mang nội dung đạo đức. Để phê bình Hart ông đề ra hai lập luận chủ yếu. Một là về mặt hình thức của nhà nước pháp quyền, các luật lệ phải được công bố để áp dụng, không tạo mâu thuẫn, có tính quy phạm và được áp dụng tổng quát. Khi những điều này đạt được, dù là hình thức và không trực tiếp quy định về nội dung đạo đức, nhưng đã hàm chứa được tính quy phạm đạo đức của nhà nước. Hình thức đạo đức này Hart lại không nhận ra trong suy luận. Fuller xem hình thức đạo đức này là điểm mà nhà nước phải thực hiện. Dù là đạo đức hình thức nhưng khi áp dụng đúng đắn sẽ nâng cao hiệu năng về tính quy phạm pháp luật.

Hai là phương pháp luận trong luật học. Tất cả mọi loại luật pháp đều theo đuổi một mục tiêu nhất định, mà không thể tách rời mục tiêu này ra khỏi nội dung đạo đức. Chính Hart cũng thấy được điều này nhưng lập luận ngược lại là tại sao luật pháp lại phải chứa đựng nội dung đạo đức. Luật pháp có mục tiêu luật định, có thể có nhưng không nhất thiết phải có nội dung đạo đức, vì Hart phủ nhận mối quan hệ này. Khuynh hướng này thể hiện rỏ trong hệ thống luật pháp Hoa kỳ. Hart cho là không nên phủ nhận luật pháp Hoa kỳ như một ác mộng hay đề cao như một lý tưởng tuyệt vời. Luận điểm của Hart nêu lên tính thực tiển của luật pháp nên thuyết phục được học giới nhiều hơn.

97

Vang động nhất và phức tạp nhất là tranh luận của Ronald Dworkin trong tác phẩm *"Justice for Hedgehogs"* với Hart. Lập luận chủ yếu của Dworkin xoay quanh các quyết định của toà án, đây là yếu điểm của Hart. Dworkin cho là án lệ toà án thường không áp dụng những điều luật cụ thể mà phần lớn dựa vào những nguyên tắc chung trong hệ thống luật pháp để xét xử. Nguyên tắc này không phải là những quy luật xã hội được công nhận như Hart mô tả, mà chính là những sự kiện đạo đức xã hội. Nhờ vào các sự kiện khách quan này mà toà án tìm giải pháp cho vấn đề. Không thể giải thích là luật pháp bắt nguồn từ sự kiện xã hội khi được công nhận mà sẽ thành luật. Dworkin đề cao đạo đức thực tiễn trong xã hội, đặc biệt là hệ lụy đạo đức trong mọi hành vi mà người ta phải chấp nhận và nó trở thành một giải pháp đúng đắn về mặt luật pháp. Theo Dworkin, trong bản chất vấn đề tranh tụng luật pháp người ta luôn cố tìm ra nguyên tắc đạo đức của luật pháp nhiều hơn, trong khi Hart lại nhìn vấn đề này trong phạm vi quy luật công nhận mà không là phạm vi đạo đức. Lập luận của Dworkin có tính thuyết phục cao nên tranh luận này được học giới bình luận và tán đồng Dworkin nhiều nhất.

Hậu từ của Hart

Trước những phản biện khác nhau của nhiều giới Hart đã phản ứng lại bằng một hậu từ. Ổng không phản biện từng học giả với tất cả chi tiết mà chỉ tập trung vào lập luận của Dworkin và trình bày lại khái niệm của ông trong chừng mục tương đối hơn trước, một hình thức để phản luận chung. Hậu từ này lại trở thành một đề tài khác được tiếp tục tranh luận dù ông đã qua đời.

Trước hết Hart thú nhận nhiều điểm không trung thực đúng như Dworkin đề cập. Ông đính chính những sai lầm này bằng cách đề xuất một loại lý thuyết mềm dẻo hơn: Trong quy luật công nhận người ta cũng có thể đề ra một tiêu chuẩn đạo đức để chấp nhận và tiêu chuẩn này phải phù hợp và có thể được áp dụng trong thực tế. Nhưng trong chừng mực nào người ta có thể chấp nhận nội dung đạo đức trong luật công nhận lại là vấn đề khác và đang được tiếp tục tranh luận. Theo ông, chủ yếu là luật pháp phải có một nguồn gốc và mục tiêu nhất định, từ đó người ta mới hiểu được luật pháp là gì. Luật pháp có thể mang một nội dung đạo đức nào đó trong chừng mực nhất định, nhưng không thể là một nền tảng chung cho một hệ thống pháp luật. Để phản biện Dworkin, Hart đề ra vấn đề tương phản trong tính mô tả và tinh quy phạm trong luật pháp để thảo luận và kết luận rằng hiện tượng xã hội phải được mô tả trước sau đó sẽ đem lại tính quy phạm, trình tự chuyển tiếp này không thể thay đổi.

Kết luận

Các tranh luận xoay quanh tác phẩm *The Concept of Law* không mang đến kết luận được thắng bại, nhưng đã soi sáng nhiều vấn đề. Luận điểm của Hart thuyết phục được khi tách biệt hai phạm vi luật pháp và đạo đức. Luận điểm hình thức đạo đức của Dworkin lại tạo được ủng hộ tại các nước dân chủ phương Tây, nơi mà thể chế luật pháp thành hình và nguyên tắc nhà nước pháp quyền được tôn trọng, nên vấn đề đạo đức có điều kiện áp dụng. Khuynh hướng chung của các Toà Bảo Hiến hiện nay bắt đầu chú trọng về khía cạnh đạo đức trong việc xét xử nhiều hơn so với trước đây.

Trào lưu toàn cầu hoá làm cho luật pháp được thành hình từ nhiều nguồn gốc khác nhau, từ quốc nội lẫn quốc tế, đa dạng và phức tạp hơn, vì do nhiều tác nhân mang lại. Lập luận của Hart không còn thuyết phục, vì Hart chỉ đặt vấn đề trong bối cảnh luật quốc gia để lý giải trong khi trào lưu đương đại lại vượt khỏi tầm quan sát của Hart. Thí dụ điển hình là luật châu Âu đang thắng thế tại các nước thành viên, luật châu Âu thành hình do Liên Âu gây áp lực và không đến từ nhu cầu của từng nước thành viên, trên 30 % luật của các nước thành viên là do Liên Âu đề xuất. Luật về nhân quyền, bảo vệ môi sinh hay luật kinh tế quốc tế đến từ áp lực của các tổ chức, các mạng lưới quốc tế hay các hoạt động của các xã hội dân sự, nên khía cạnh chuyển tiếp như Hart mô tả không còn thích hợp.

Hart phản bác tính cưỡng chế và đề cao giá trị tự tại của luật quốc gia, nhưng trong lĩnh vực luật quốc tế thì thoả hiệp của các tổ chức quốc tế và các quốc gia thành viên để tìm ta một giải pháp chính trị cho các tranh chấp thông qua thương thuyết và hoà giải ngày càng được phổ biến nhiều hơn. Trong chiều hướng này luận điểm của Hart cần được thảo luận trong một khuôn khổ quy mô để có thể trở thành một khái niệm thích hợp hơn, thí dụ như công nhận và tôn trọng nhân quyền và nhân quyền vì vừa có tính đạo đức phổ quát vừa có giá trị cưỡng chế.

Ngược lại, mối quan hệ đạo đức và luật pháp tại Việt Nam không thể đặt trong cơ sở thuần lý như tại phương Tây vì văn hoá, tôn giáo, truyền thống phương Đông và luân thường Khổng Mạnh là một loại đạo lý ở đời và văn hoá bổn phận tổng hợp. Trong việc phát triển nghiã vụ đối với pháp luật thì người Việt coi trách nhiệm và hy sinh của cá nhân trước gia đình và lợi ích tập thể trở thành truyền thống. Khi đặt vấn đề tinh thần thượng tôn luật pháp trong phạm vi đạo đức cá nhân và lương tâm xã hội thì được người Việt dễ dàng chấp nhận hơn người phương Tây cho dù hiện nay đạo đức suy đồi, luật pháp vô hiệu và vô cảm lan rộng. Do đó, tác phẩm *The Concept of Law* của Hart chỉ có giá trị tham khảo học thuật và để theo dỏi trào lưu hơn là đem lại một giá trị áp dụng cho Việt Nam.

Tài liệu tham khảo:

H. L. A. Hart

The Concept of Law, Oxford University Press, 2012

H. L. A. Hart und Christoph Möllers

Der Begriff des Rechts, Suhrkamp Verlag; 2011

Scott J. Shapiro

Legality, Universal Law Publishing Co Ltd

Gerald Postema

„Coordination and Convention at the Foundation of Law

http://www.journals.uchicago.edu/doi/abs/10.1086/467697?journalCode=jls

Joseph Raz

Practical Reason and Norms, Oxford University Press, 1999

Lon L. Fuller

The Morality of Law: Revised Edition (Storrs Lectures on Jurisprudence)

The Storrs Lectures: Rev ed.1965

Ronald Dworkin

Justice for Hedgehogs, Harvard University Press, 2013

Dworkin, Ronald

Hart Postscrip and the Character of Political Philosophy, Oxford Journal of Legal Studies, 24: 1 (2004) 1-32.

Đỗ Kim Thêm

Các khái niệm dân chủ, pháp quyền, cộng hoà và xã hội: Lý thuyết và thực tế

https://www.danluan.org/tin-tuc/20130426/do-kim-them-cac-khai-niem-dan-chu-phap-quyen-cong-hoa-va-xa-hoi-ly-thuyet-va-thuc

IV

Nền Dân chủ Của Nước Mỹ

Vấn đề

Từ năm 1975, nếu phe thắng cuộc thức thời biết tận dụng các tiềm lực của miền Nam đúng mức và chuyển hướng đúng lúc, thì nước Việt Nam thống nhất đã có một vận hội mới để xây dựng một quốc gia dân chủ, phú cường và văn minh. Nhưng đến năm 2017, thì các hy vọng chỉ còn là ảo vọng, khi chủ quyền dân tộc tự quyết, tự do và bình đẳng cho người dân chỉ là lý thuyết; ngược lại, đại hoạ ngoại thuộc, khó khăn kinh tế, nợ công tràn ngập, cạn kiệt môi sinh, suy đồi đạo đức, khủng hoảng giáo dục, vi phạm nhân quyền và bất ổn xã hội là thực tế.

Trước thực trạng này, chính quyền chỉ còn biết dùng bạo lực trấn áp để bảo vệ chế độ, nên không đủ nỗ lực để giải quyết các đề sinh tử cho đất nước. Nghĩ gì và làm gì để chấm dứt mọi tụt hậu hiện tại và xây dựng dân chủ tương lai, đó là vấn đề khởi đầu của chúng ta.

Thực ra, nhìn lại lịch sử Pháp sau ngày Cách mạng thành công, các khủng hoảng xã hội cũng đã xảy ra tương tự. 46 năm sau, Alexis de Tocqueville, một trí thức quý tộc người Pháp, đã dựa trên kinh nghiệm phát triển của Mỹ để đề nghị Pháp cải cách về định chế và đào tạo con người dân chủ trong tác phẩm *De la démocratie en Amérique* (1835) mà bài viết này sẽ giới thiệu

Tác giả

Alexis-Charles-Henri de Tocqueville sinh năm 1805 tại Verneuil-sur Seine và thuộc dòng dõi quý tộc tại Normandie, Pháp. Sau khi tốt nghiệp

105

Đại học Luật vào năm 1824, ông làm Chánh án tại Versailles và lần lượt đảm nhiệm nhiều trọng trách trong chính quyền.

Ông là Ủy viên Công cán của Bộ Tư pháp chuyên trách nghiên cứu về hệ thống cải huấn tù nhân của Mỹ (1830), Báo cáo viên về dự luật hủy bỏ chế độ nô lệ (1839), dự luật cải cách về chính sách cải huấn (1840), biện pháp trợ cấp tín dụng cho Algérie (1847). Ông làm Dân biểu Quốc hội Lập hiến (1948) và Bộ trưởng Ngoại giao trong nội các của Falloux Barrot (1849).

Ông được phong danh hiệu Hiệp sĩ, Chevalier de la Légion d'Honneur (1837). Với nhiều danh tác ông đạt nhiều giải thưởng cao qúy và được công nhận là Viện Sĩ của hai Viện Hàn Lâm Académie des Sciences Morales et Politiques (1838) và Académie francaise (1841).

Sau đảo chính Loius Napoleon Bonaparte vào ngày 2. 12. 1851, ông bị bắt giam. Khi được trả tự do, ông từ giã chính trường và để dành hết thì giờ cho du khảo và sáng tác. Ông từ trần vào 1859 tại Cannes.

Tác phẩm

Nhân chuyến du khảo tại Mỹ để tìm hiểu về các biện pháp cải huấn tù nhân mà De la démocratie en Amérique của Tocqueville ra đời. Tác phẩm này là kết quả của một công trình nghiên cứu về những điều kiện xã hội và các định chế của nhà nước nhằm tạo ra một nền dân chủ mà hai nguyên tắc chính là chủ quyền cho toàn dân và tự do và bình đẳng cho cá nhân. Bằng cách

106

phân tích các điểm yếu của nền dân chủ Pháp và
các điểm mạnh của nền dân chủ Mỹ, ông muốn
đề nghị chính quyền về các biện pháp cải thiện
nền dân chủ.

Tocqueville nhìn thấy sau ngày Cách mạng Pháp
thành công, các chính phủ kế nhiệm đã không
đem lại một nền dân chủ ổn định mà còn dùng
các biện pháp khủng bố dân chúng để trị
an. Nhưng Pháp không thể tránh khỏi khuynh
hướng dân chủ hoá; đó là một nhịp tiến lịch sử
mà Mỹ đã đi khá xa và Pháp cần noi theo.

Ông lập luận là Mỹ có một nền văn minh tuần tự
tiến hoá trong thầm lặng,qua thời gian, đem
đến một tình trạng ổn định xã hội. Thái độ tích
cực tham gia các hoạt động của người dân cũng
như sự vận hành hài hoà của các định chế công
quyền làm dung hoà được các phân hoá, thí dụ
như bảo vệ dân thiểu số (dân da đỏ và dân nô
lệ), tiến tới sự bình đẳng xã hội. Cuối cùng, nền
dân chủ Mỹ thành hình.

Đại ý

Cuốn I nghiên cứu về các điều kiện địa lý và lịch
sử, cấu trúc chính quyền trung ương, địa phương
và bộ máy Tư pháp. Ông thảo luận về các ảnh
hưởng của các thế lực xã hội đối với hệ thống
chính trị, so chiếu các thế yếu và mạnh của nền
dân chủ. Ông phê bình là sinh hoạt dân chủ tạo
ra nhiều cơ hội tham nhũng, thành phần theo đa
số có khuynh hướng tự mãn và làm phát sinh
tình trạng chuyên quyền. Cuốn I được ấn hành
vào năm 1835 giúp cho Tocqueville đoạt giải Prix
Montyon vào năm 1836.

Cuốn II bàn về ảnh hưởng của các sinh hoạt tinh thần, phong tục và tập quán đến sự hình thành của nền dân chủ. Người Mỹ chạy theo tư lợi nhưng gây ảnh hưởng tốt để gia tăng phục lợi xã hội. Tinh thần trách nhiệm cá nhân làm cho họ trở nên năng động và độc lập trong việc tham gia đảng phái, báo chí, hiệp hội và tôn giáo, họ gây ảnh hưởng trực tiếp đến các sinh hoạt chính trị. Sự tách biệt giữa nhà nước và tôn giáo làm cho cả hai hoạt động hữu hiệu hơn. Việc xây dựng các định chế công quyền bắt đầu từ hạ tầng cơ sở. Giải quyết vấn đề của người dân được luật pháp tản quyền cho địa phương. Chính quyền liên bang chuyên giải quyết các vấn đề đối ngoại và cơ cấu tổ chức chung cho trung ương. Giai cấp trung lưu ở Mỹ có tiếng nói mạnh hơn giới qúy tộc châu Âu. Ở Mỹ khuynh hướng theo ý kiến của đa số là phổ biến và có tác động tạo ra tầng lớp cơ hội trong muà tranh cử và tranh giành các chức vụ công quyền sau khi đắc cử. Vì chạy theo tâm lý nhất thời nên dân chúng không cùng nhau hướng về một viễn tượng chung để lo xây dựng tương lai đất nước. Cuốn II ra mắt vào năm 1840 và đưa ông trở thành Viện Sĩ của Académie francaise (1841).

Ông kết luận là Pháp không thể phát huy dân chủ vì các trở lực chính: phân quyền không cân xứng, dân chúng thiếu lòng yêu chuộng tự do hoặc lạm dụng, theo chủ nghĩa cá nhân và duy vật, muốn có nhiều quyền bình đẳng trong các điều kiện xã hội (égalité des conditions), trong khi chính quyền Pháp không xây dựng các định chế một cách hữu hiệu hơn để bảo tồn tự do.

Kinh nghiệm của Mỹ cho thấy là Pháp phải tuân thủ nguyên tắc tam quyền phân lập; một cơ quan Tư pháp độc lập và Hành pháp mạnh mẽ; việc tản quyền hành chính cho địa phương phải triệt để hầu nâng cao quyền tự trị của người dân. Muốn đạt được thành quả này, Pháp cần phải cải cách vai trò của tôn giáo và giáo dục, tôn trọng nữ quyền và quyền tự do lập hội và báo chí.

Áng văn kinh điển này đã gây chấn động sâu xa tại Pháp và Mỹ và trở thành lý thuyết cơ bản về dân chủ trong khoa học chính trị đối chiếu và được giảng dạy tại hầu hết các đại học trên thế giới. Mỗi khi có các khủng hoảng về dân chủ, tác phẩm này luôn được đem ra thảo luận.

Nội dung

Khủng hoảng dân chủ tại Pháp

Cách mạng thành công mở ra cho Pháp một vận hội mới để lập một quốc gia theo nền cộng hoà và dân chủ. Nhưng 40 năm sau, Pháp rơi vào một cuộc khủng hoảng mà Tocqueville mô tả các chi tiết trong hai danh phẩm:L´État social et politique de la France avant et de puis 1789 (1836) và L´Ancien Régime et la Revolution (1853).

Cách mạng làm cho mọi giá trị truyền thống tâm linh, chính trị, văn hoá và xã hội sụp đổ, nhưng cũng không đem lại một giá trị phổ quát cho bối cảnh mới. Các khái niệm chính yếu trong quá khứ cần phát huy, thí dụ như danh dự, trách nhiệm, luật pháp, ái quốc, tự do và công bình, không còn giá trị. Trong khi các giai cấp hoàng gia, quý tộc và giáo hội Công giáo không còn, thì một xã hội thế tục thành hình với một số tầng lớp mới ra đời: các giới chức cao cấp trong quân đội và hành chánh, các doanh gia và nhà khoa học bắt đầu lên tiếng trong sinh hoạt công quyền. Chính quyền kém hiệu năng và mất phương hướng nên hiến pháp phải thay đổi liên tục. Càng thay đổi chính quyền, đất nước càng hỗn loạn với hàng loạt các cuộc mưu sát hoàng gia, khủng bố chính quyền và nội chiến chống khủng bố; nỗ lực của chính quyền chỉ còn là duy trì trật tự công cộng và không thể giải quyết được toàn bộ các vấn đề xã hội, tạo cho dân chúng có ý thức về dân chủ và đất nước ổn định. Xã hội Pháp tiếp tục chuyển mình trong hướng đi vô định.

Chủ đích của Tocqueville không phải chỉ mô tả thực trạng xã hội mà còn mưu tìm cho nước Pháp một mô hình dân chủ. Theo ông cần phải tìm hiểu tình trạng nguyên thuỷ của dân chủ. Một trật tự xã hội thành hình là do những suy nghĩ và hành động chung của mọi người; tất cả ràng buộc nhau thành một thói quen, phong tục chung và trở nên gắn bó nhau trong sinh hoạt xã hội.

Thông thường, quyền lợi vật chất dễ làm cho con người tìm cách đoàn kết nhau. Nhưng qua thời gian, có thể quyền lợi kinh tế sẽ không còn là một mục tiêu chung và ý thức về tự do là một lý tưởng để duy trì. Ông dè dặt hơn khi đề cao vai trò của các định chế, dù là có tầm quan trọng trong lý thuyết, nhưng tìm cách áp dụng định chế trong thực trạng xã hội là khó, và đạt được hiệu năng vận hành lại càng khó hơn. Do đó, theo ông, nhận thức về ý nghĩa cao đẹp của tự do là khởi điểm cho người dân phát huy dân chủ. Khi có các quan tâm, thì việc xây dựng một trật tự nền tảng cho dân chủ khởi đầu.

Ý nghĩa của tự do

Tự do có nghĩa là chúng ta sẽ hoàn toàn có thể giải quyết các vấn đề như chuyện riêng tư và không bị lệ thuộc vào bất cứ ai, chính quyền hay luật pháp. Hình thức của tự do là ngôn luận, đi lại, lập hội và báo chí. Thực ra, đó chỉ là một số điều kiện cơ bản nhất của tình trạng tự do toàn diện.

Tocqueville đặt ý nghiã của tự do trong một nội dung toàn diện và khuôn khổ hiến định. Quyền tự do hiến định là cao cả nhất vì bảo đảm điều kiện cho mọi sinh hoạt của người dân, nhất là sự toàn vẹn nhân phẩm. Ông phân biệt tự do của cá nhân và tự do trong xã hội, vì đó là hai vấn đề không giống nhau.

Cá nhân sống trong tự do là một hình thức và các cá nhân sống chung nhau trong xã hội là một hình thức khác. Cá nhân phải có tự do riêng trong suy nghĩ và hành động, nhưng xã hội cần phải có một khuôn khổ để tạo điều kiện cho việc người dân suy nghĩ và hành động chung. Cả hai loại tự do này phải được đảm bảo bởi hiến pháp và hệ thống luật pháp. Việc thực hiện quyền bình đẳng trong mọi sinh hoạt tự do làm cho nền tảng của dân chủ thành hình.

Nhưng thực tế khác hẳn. Bất ổn xã hội triền miên làm cho người dân càng ngày càng muốn xa rời các sinh hoạt chính trị. Khi phải chứng kiến bạo lực của chính quyền, thì họ cũng không còn biết cách sử dụng quyền tự do do cách mạng mang lại, mà quyền này không còn nguyên vẹn từ lâu khi bị chế độ chuyên quyền tước đoạt; không phải là các giá trị trừu tượng của tự do bị tổn thương mà là vì người dân thực sự không còn tự do. Do đó, họ cũng không còn xem tự do là như một vấn đề nhận thức thuần lý về một khái niệm trừu tượng, mà chỉ mơ màng đến một lối sống tự do.

Yêu lối sống tự do

Người dân ở một trạng thái tâm lý mà Tocqueville gọi là lòng yêu chuộng tự do hay là một sở thích (Goût de liberté), mơ ước có một cơ hội để biểu hiện tự do trong mọi sinh hoạt.

Có hai nguồn gốc chính về lòng yêu chuộng tự do, một là lòng ích kỷ để theo đuổi các mục tiêu riêng, hai là nhu cầu cần có tự do trong hành động. Hai đòi hỏi này có sức thu hút đặc biệt và tạo cho người dân có thói quen để thực hành quyền tự do.

Thực ra, thông thường thì đa số người dân không luôn đề cao tự do chính trị. Hiểu biết hạn hẹp là vấn đề. Thậm chí có trường hợp làm người dân còn có lập luận ngược lại, họ đặt quyền lợi riêng tư lên trên mà không nhất thiết phải ca ngợi tự do chính trị. Họ cho rằng tự do còn làm trở ngại để họ theo đuổi các mục tiêu của mình. Chỉ có một thiểu số hiểu biết về ý nghĩa cao cả của tự do và xem là một loại giá trị phổ quát.

Vai trò của Hiến pháp

Nhưng toàn bộ vấn đề tự do cần được hiến pháp và luật pháp quy định. Nhờ thế mà mọi người có cơ sở để suy nghĩ và hành động nhằm thể hiện một lối sống tự do. Lý do là vì tự do toàn diện và hiến định bao giờ cũng tốt đẹp hơn một vài tự do riêng lẻ được luật pháp thông thường kết hợp lại.

Đề cao tự do khi người dân có nhận thức, yêu chuộng tự do khi họ có cảm xúc, nhưng duy trì tự do là vai trò của Hiến pháp. Hiến pháp phải quy định các định chế, các phong tục tập quán để có cách hướng dẫn người dân nhận ra tầm quan trọng của tự do. Nhờ thế, lòng yêu chuộng tự do, vốn tiềm tàng trong lòng mọi người, có cơ hội được phát huy.

Hoàn cảnh cá nhân và thực tế địa phương

Tocqueville không đề cao giá trị lý thuyết của tự do mà là khía cạnh áp dụng trong hoàn cảnh cá nhân và thực tế địa phương. Để quyết định cho định mệnh của mình, cá nhân phải nhận ra tự do là điều kiện đầu tiên mà để từ đó họ tạo một khởi đầu mới.

Dù tự do có vai trò định đoạt, nhưng cá nhân vẫn không thể thoát ra khỏi hoàn cảnh xã hội, đó là một sự nối kết bất khả phân. Ông đặt tự do cá nhân trong mối tương quan với hoàn cảnh xã hội và ngược lại. Tự do không chỉ giải phóng con người ra khỏi mọi ràng buộc xã hội vì không còn cần đến luật lệ và phong tục tập quán. Con người không phải là thần thánh hay thú vật, mà là có ý thức về giá trị của tự do và thực hiện tự do trong khung cảnh xã hội.

Đa số nghệ sĩ và trí thức thường có thói quen phê bình các vấn đề bất công xã hội, nhưng lại muốn xa lìa thực tế và hướng về tự do tuyệt đối; lý tưởng này là mơ mộng và sai lầm. Cần tìm hiểu mối tương quan này là một khởi đầu cho các nỗ lực nối tiếp. Mục tiêu này chỉ đạt được khi mỗi người có cơ hội đồng đều để có thể tham gia, đó là một điều kiện quan trọng nhất.

Thực tế ngược lại. Ý thức chính trị chỉ là ưu tư của thiểu số, tìm cách huy động cho đa số tham gia chính sự là cà một vấn đề khó khăn; chuyện nước non thường được chính quyền tập trung để dễ quyết định, nên cơ hội tham gia của người dân là chuyện xa vời. Theo Tocqueville, tản quyền cho người dân để thực thi quyền tự do trên căn bản địa phương và cá nhân, đó là mục tiêu của hiến pháp trong gia đoạn mới.

Trung ương tập quyền

Suốt một thời kỳ dài, trung ương tập quyền là một chiều hướng chung của Luật Hiến pháp không phải cho Pháp mà cả châu Âu. Hình ảnh một nước Pháp không gì khác hơn là một quốc gia đơn nhất và tập trung cai trị bằng các biện pháp của Luật Hành chánh. Khẩu hiệu "một nhà nước thống nhất và bất khả phân" (La nation une et indivisble) gây tác hại gây không những đến các sinh hoạt đảng phái, hiệp hội và giai cấp, mà còn đến các cơ cấu hành chánh địa phương. Dù có các lý thuyết về chủ quyền quốc gia tối thượng của Bodin và Hobbes mở lối, nhưng các vấn đề quyền cai trị địa phương và tinh thần tự trị của dân chúng đều không được phát huy.

Cách mạng đã thay thế chủ quyền tối thượng của hoàng gia bằng chủ quyền toàn dân và mục tiêu của các cuộc phổ thông đầu phiếu là để tìm ra giới lãnh đạo tài năng cho đất nước. Do đó, cách cai trị đất nước, một vấn đề hiến định, trở thành một mô hình mà Pháp làm cho các nước khác noi theo. Cách mạng không phải chỉ làm cho quyền lực của hoàng gia và quý tộc không còn, mà ảnh hưởng của các nghiệp đoàn và hiệp hội tư nhân cũng biến mất. Dân chúng manh nha ý tưởng về một quyền dân chủ tự quản và đòi hỏi có tự do nhiều hơn.

Theo quan điểm của chính quyền, đổi mới đất nước có nghĩa là tăng cường quyền lực cho chính quyền trung ương, làm mất ảnh hưởng của các cơ quan quyền lực trung gian (les pouvoirs intermediaires), và các cơ quan hành chánh địa phương (administration des comtés). Để đạt được mục tiêu này dân chúng cần có một bộ máy hành chánh để kiểm soát việc thi hành quyền tự do. Do đó, giải quyết các vấn đề công quyền lệ thuộc vào bộ máy hành chánh hiệu năng.

Những biến cố dồn dập đủ loại khiến cho người dân có ý thức là các vấn đề nội chính trở nên quan trọng và cần ưu tiên giải quyết bằng cách cải tổ Luật Hành chánh. Nhưng đi vào cụ thể trong các hình thức và nội dung về quyền tự

115

quản của người dân, một vấn đề cấu trúc chuyên môn mà hầu như người dân không biết đến các chi tiết nên họ không thể tự giải quyết. Tập trung hay phân tán quyền lực trong hệ thống hành chánh công quyền là một vấn đề hiến định, nhưng có quan hệ trực tiếp đến việc áp dụng Luật Hành chánh địa phương trong thực tế.

Theo ông, càng tập trung quyền lực thì càng dễ tìm các biện pháp táo bạo để giải quyết các vấn đề sôi bỏng của thời cuộc, nhưng khi tản quyền thì càng khó kiểm soát hơn và khả năng chống đối luôn có thể xảy ra ở khắp mọi nơi. Chính quyền địa phương suy yếu và cấu trúc hành chánh mới chưa thành hình để thoả mãn nhu cầu dân chúng cho phù hợp, nên động loạn xã hội càng nhiều. Đa số quan tâm đến tự do kinh tế hơn là chính trị. Họ thường cân nhắc các loại tự do theo cách dung hoà quyền lợi. Chính quyền chú ý đến nguyện vọng của đa số, vì đúng theo luật thủ tục và muốn trấn áp thiểu số, mà ông gọi là sự chuyên quyền của đa số. Đối với dân chúng thì chính quyền vừa vô trách nhiệm vừa không khả năng, từ đó họ bắt đầu có ý tưởng thù nghịch. Đó là căn bệnh của Pháp, một tình trạng xấu xa tất yếu, rất tự nhiên và cũng vô phương chữa trị.

Dù theo chủ trương tản quyền, nhưng kiền thức theo sách vở giáo khoa chỉ là phương tiện và ý thức và hành sử quyền tự do trong thực tế là trọng tâm cần theo đuổi. Khi cá nhân có kinh nghiệm trong các vấn đề đời sống hằng ngày và ý thức được trách nhiệm trước các vấn đề địa phương, đó là khởi điểm. Hai ý thức này đến từ lòng yêu chuộng tự do và công bình trong môi trường sống thực tế, đó là các đức tính cần phát huy.

Theo Tocqueville, có hai giải pháp để giải quyết khủng hoảng dân chủ. Một là phải giới hạn quyền tự do trong phạm vi thuần túy cá nhân; giải quyết chính sự là vấn đề của chính quyền trung ương mạnh và tầng lớp trí thức nhiệt tình. Ông phản đối giải pháp này vì không hữu hiệu, mà kinh nghiệm của Pháp đã chứng minh. Khi một khi chính quyền đã tướt đoạt tự do của dân chúng, thì họ không còn quan tâm đến việc dung hoà quyền lợi của người dân trong các định chế chính trị.

Hai là tạo ý thức về tự do và dân chủ cho người dân trong việc quyết định vận mệnh của cá nhân và đất nước, họ biết sử dụng lý trí và kiềm chế mọi đam mê. Muốn có ý thức trách nhiệm, khôn ngoan trong nhận định và dung hoà mọi quyền lợi là một thói quen mà người dân cần có, thì giáo dục công dân có vai trò chủ yếu.

Làm sao có thói quen và áp dụng thói quen? Tự do là một quyền tự nhiên. Biến quyền này để sử dụng người dân cần có một đức tính và một thói quen áp dụng; Thói quen này sẽ có kết qủa của giáo dục qua thời gian dài; từ đó, nó biến thành một định chế xã hội.

Thực tế cho thấy là dân chúng chỉ trông chờ chính quyền ban phát ân huệ, nên họ không có cơ hội và thói quen hành sử tự do. Để thay đổi, không cần phải có một bộ máy hành chánh khổng lồ mà là một chính quyền địa phương hữu hiệu và dân chúng năng động có ý thức và trách

117

nhiệm. Những đặc điểm này ông tìm thấy nơi các định chế và con người của nước Mỹ.

Các đặc điểm về định chế dân chủ của nước Mỹ

Tocqueville không ca ngợi đất nước và con người trong một cảm nghĩ thoáng qua như là một du khách; vì công việc chính của ông tại Mỹ là nghiên cứu về chính sách cải huấn phạm nhân. Từ tháng Năm 1831 đến tháng Hai năm 1832, ông và người bạn đồng sự là Gustave de Baumont du hành qua các vùng New England, New York, New Orleans và Michigan. Nhân dịp này, ông nhận ra nhiều giá trị ưu việt trong hệ thống công quyền mà Pháp cần bổ sung.

Dân chủ địa phương

Ông thấy có sự dị biệt trong sinh hoạt địa phương ở Mỹ với Pháp. Lợi điểm duy nhất của trung ương tập quyền của Pháp là chính quyền sẽ dễ huy động nguồn lực của dân chúng trong một số thời điểm nhất định, nhưng về lâu dài thì khó mà đổi mới các sức mạnh này. Trong việc giải quyết các vấn đề địa phương, lối suy nghĩ và hành động của dân châu Âu vốn dĩ là suy yếu. Ông không đề cập đến các vấn đề hiệu năng của Luật Hành chánh như chúng ta thường đòi hỏi ngày nay, mà đề cao kinh nghiệm của người dân trong việc tham gia các sinh hoạt cộng đồng.

Ông lập luận, dù khi đất nước có một chính quyền trung ương do dân cử, nhưng không có cơ sở địa phương tự trị thì cũng không thể có tinh thần tự do. Tại Mỹ, cơ sở quyền lực địa phương là dựa trên sự tham gia của dân chúng. Họ có một thói quen trong suy nghĩ và hành động nhằm thể hiện tinh thần tự do.

Ông tự hỏi tại sao các người di dân định cư tại các tiểu bang New England lại có sự gắn bó với địa phương, dù không phải là nơi họ sinh trưởng. Ông giải thích là vì họ cảm thấy có một tinh thần độc lập mạnh mẽ và tự tin về khả năng giải quyết các vấn đề địa phương. Ý thức này không đến từ tinh thần cách mạng truyền thống mà đến từ ý thức tự do của cá nhân, họ biến việc tham gia sinh hoạt cộng đồng là một thói quen, một nhu cầu trong thực tế. Họ có một khả năng chuyển hoá một cái gì thật nhỏ bé và cụ thể ở nơi nào mà họ có sức (où il y a de la force). Họ tạo thay đổi và tận hưởng thành quả của mình và không có tâm trạng chờ đợi được ban phát ân huệ. Người dân Mỹ hiểu nhau và giúp bảo vệ quyền lợi nhau khá chặt chẻ. Dù trong tinh thần thủ lợi cá nhân, nhưng các tính toán kinh tế này của họ đều có giá trị áp dụng trong sinh hoạt chính trị.

Theo ông, sở thích tự do (Goût de liberté) của người Pháp sẽ thành một hạnh phúc chung (public happiness) kiểu Mỹ, khi họ ý thức được việc tham gia các sinh hoạt tại địa phương, một niềm vui và kinh nghiệm mới mà dân Pháp cần có. Các đặc điểm này sẽ dễ thành hình khi có một hệ thống tản quyền địa phương hỗ trợ.

Địa phương tản quyền

Ông phê bình là ai cũng mang ảo tưởng về một chính quyền trung ương là sẽ có khả năng giải quyết các vấn đề địa phương. Ông phân biệt có hai loại công vụ trong sinh hoạt công quyền. Một liên hệ đến toàn quốc và quốc tế, hai ảnh hưởng trực tiếp đến quyền lợi địa phương.

Để giải quyết các loại thứ nhất, chính quyền trung ương mạnh sẽ giải quyết được vấn đề. Ngược lại, trong loại thứ nhì, chính quyền trung ương mạnh sẽ làm cho ý thức chính trị của người dân giảm đi. Tản quyền hành chánh không thuần túy là phải giao toàn bộ công việc cho các công chức địa phương để họ giải quyết, mà là gây ý thức về tinh thần tự quản của người dân, một đặc sắc trong định chế công quyền của Mỹ. Chính quyền liên bang không giải quyết các vấn đề của tiểu bang và địa phương, mà người dân sẽ phải giải quyết khi họ tác động đến các sự vận hành dân chủ trong các cơ sở địa phương (communes, township democracy)

Địa phương tự trị là một môi trường giáo dục để người dân yêu thích và thể hiện tinh thần tự do. Họ không cần đến các biện pháp tài trợ từ trung ương; vì không lệ thuộc vào sự ban phát, nên họ cũng không bị trung ương khống chế bằng các biện pháp ngân sách; họ đóng thuế và kiểm soát các nguồn thu chi này. Ý thức về tự do của người dân Mỹ ở địa phương là then chốt mà người dân châu Âu không thể sánh bằng.

Sách vở giáo khoa thường đề cao về một nền dân chủ tham dự (participatory democracy). Thực ra, đó là sự phát triển học thuyết về sau và khác hẳn với suy luận nguyên thủy của Tocqueville. Một nền dân chủ tham dự luôn coi trọng ý kiến của dân chúng trong các dự án mà quyền lợi của họ có liên quan. Các dự án này thường là do chính quyền đề xuất và cần đến ý kiến của người dân để chung quyết. Ở đây, có sự khác biệt; quan điểm của Tocqueville không lệ thuộc vào bất cứ một dự án cụ thể nào, mà là một loại ý thức hành động để thể hiện tự do toàn diện, một phương cách để tạo đoàn kết địa phương, một quyền bình đẳng trong nền dân chủ.

Ông đề cao các yếu tố địa lý, lịch sử, xã hội và phong tục gây thuận lợi cho sự hình thành này. Người dân Mỹ đã biết tận dụng các lợi thế này mà quan trọng nhất là xã hội Mỹ cởi mở nên đã tạo ra một tiến trình tự giáo dục thường xuyên cho từng người trong xã hội, nhờ thế mà sinh hoạt dân chủ sinh động.

Hiến pháp hài hoà

Trong sự vận hành của nền dân chủ, nguyên tắc thiểu số phục tùng đa số phải tôn trọng; tiếng nói của thiểu số không còn được quan tâm. Người dân luôn tôn trọng mọi hình thức của pháp luật, nhưng tôn trọng ý kiến của thiểu số cũng là vấn đề; không phải lúc nào ý kiến của đa số cũng đúng tuyệt đối và phù hợp với luật pháp. Qua thời gian, nhận thức của người dân luôn thay đổi, nên ý kiến cũng có thể thay đổi theo. Sự thống trị của đa số dễ đưa tới tình trạng chuyên quyền; đó là một tình trạng nguy hiểm thường trực cho xã hội Mỹ.

Ông chấp nhận nguyên tác đa số, nhưng không thể để nó làm thành một loại làm rào cản cho sinh hoạt dân chủ, mà cũng cần nên có các thể lực đối nghịch khác phát sinh. Các nhà lập hiến đã tìm ra một giải pháp tương ứng khả thi: đó là kiểm soát và cân bằng khi cho phép có những loại đối lực khác để thiểu số vẫn có cách gây được tiếng vang và làm cho quyền của đa số ít nguy hiểm hơn.

Ông thí dụ về quyền phủ quyết của Hành pháp. Dù Tổng thống Mỹ luôn lệ thuộc vào triển vọng để được tái đắc cử; nhưng Hiến pháp cho phép Tổng thống có quyền phủ quyết một số vấn đề, kể cả trong chính sách đối ngoại. Vì thế, Tổng thống có thể đi ngược lại nguyện vọng của đa số.

Ông đề cao vai trò án lệ và tính độc lập của ngành Tư pháp. Các chánh án và luật sư có hiểu biết chuyên nghiệp và được hưởng một quy chế bảo vệ. Một hệ thống Tư pháp luôn đề cao án lệ hơn là những nguyên tắc chung về luật pháp; nên qua các án lệ nổi danh, toà án có ảnh hưởng trực tiếp đến suy nghĩ và hành động của người dân. Ngoài ra, một hệ thống bồi thẩm đoàn mở rộng, nên hoạt động Tư Pháp không hoàn toàn cách biệt với sinh hoạt xã hội mà còn ảnh hưởng sâu rộng đến việc phát triển công lý và tự do chính trị.

Ông không tin chế độ lưỡng đảng là hữu hiệu mà còn xem là một hệ thống bốc lột trá hình, vì sau khi thắng cử thì các bậc trưởng thượng trong Đảng sẽ thay phiên nhau chia chác các chức vụ béo bở trong tinh thần tự mãn và gây tham những tệ hại; ông ca ngợi tinh thần tự do lập hội trong các sinh hoạt địa phương, một vai trò trung gian tích cực để người dân chống lại sự chuyên quyền của đa số.

Giáo dục tạo khôn ngoan thiết thực

Khác với John Stuart Mill, Tocqueville không đề cao hệ thống giáo dục cổ truyền là một môi trường tạo ra ý thức về tự do. Ngược lại, hành động, thói quen và kinh nghiệm của người dân mà giáo dục thành hình. Khi người dân Mỹ trực tiếp tham gia lập hội, bồi thẩm đoàn và chính quyền địa phương, đó là trường học bổ ích. Thể chế dân chủ địa phương dạy cho người dân có được ý thức về hành sử quyền tự do. Nền dân chủ của Mỹ đã không biến người dân là nạn nhân của các trò chơi lý thuyết mà các triết gia của nước Pháp gây ra thế kỷ XVIII, vì không có kinh nghiệm mà người dân Pháp phải hứng chịu bao nhiêu điêu đứng trong lịch sử.

Ý thức về công lý thường là do luật giới đem lại cho người dân, nhưng việc áp dụng hiểu biết trong thực tế là vai trò của người dân. Nó trở thành một đức tính cao quý về khôn ngoan trong thực tiễn. Do đó, họ sẽ đem lại trật tự xã hội, một điều kiện khởi đầu cho một nền dân chủ lâu dài.

Mối quan hệ giữa bình đẳng và tự do

Không quan tâm đến chính sự và chỉ lo cho kinh tế cá nhân là một tình trạng nguy hiểm cho sự phát triển nền dân chủ, nhưng tùng phục sự chuyên quyền của đa số một cách vô ý thức lại là một tình trạng nguy hiểm khác. Chính ý thức về tự do và thể hiện công bình là cần thiết để thoát ra khỏi hai tình trạng nguy hiểm này. Để đạt được lý tưởng của một nền dân chủ, mối quan hệ giữa công bình và tự do cần đặt ra.

Ông chứng minh là hai ý thức này liên hệ trong một cấu trúc và bổ sung nhau. Khi mọi người hiểu được tự do thì họ sẽ biết được giá trị của công bình. Đó là một lý tưởng chung mà người dân cần theo đuổi khi tham gia chính sự.

Vì con người quên mối quan hệ sở thích về tự do (Goût de liberté) và yêu chuộng công bình (l´amour de l´égalité) nên làm cho xã hội càng tồi tệ hơn. Dù cả hai tiềm tàng trong con người, nhưng trong thực tế có thể người ta chọn một thứ nào đó là ưu tiên, có thể là cạnh tranh nhau. Làm sao thúc đẩy cho người dân yêu chuộng cả hai giá trị này để cả hai tương tác nhau trong sinh hoạt chung, đó là vấn đề.

Vai trò của lãnh đạo

Quyền tự do chọn lựa giới lãnh đạo là vấn đề chính trong một xã hôi dân chủ. Nhưng Tocqueville nghi ngờ là người dân không luôn luôn sáng suốt trong việc chọn lựa này, đôi khi họ dùng cảm xúc thay cho lý trí, không phải lúc nào họ cũng ưu tư chính sự, mà là cơm áo, đó là một cơ hội tốt cho giới mị dân thu phục cảm tình trong muà bầu cử. Ông đồng ý là giới lãnh đạo có thể có thực tâm theo dõi nguyện vọng của dân chúng, nhưng chắc gì họ có đủ khả năng để giải quyết vấn đề sau khi thắng cử

Ông không lạc quan khi cho là bầu cử theo đúng luật thủ tục sẽ chọn được người lãnh đạo anh

124

minh và liêm chính. Những ưu điểm của nguyên tắc phổ thông đầu phiếu không thể bảo đảm để giải quyết toàn bộ các vần đề tâm lý xã hội. Sai lầm của một cử tri trong chuyện chọn mặt gởi vàng là thường tình, thì sai lầm của đa số cũng có thể xãy ra mà sự chuyên quyên của đa số càng nguy hại hơn.

Độc tài của đa số

Ông cảnh báo là dân chúng Mỹ cũng không nên chấp nhận mù quáng về những nguyên tắc dân chủ tổng quát, nên dè dặt hơn trước quyết định của đa số, vì đó là một trò nguy hiểm; họ cần phải điều chỉnh ý thức cho phù hợp với tình hình thực tế hàng ngày của cá nhân và địa phương.

Tocqueville không những gay gắt về sự chuyên quyền của đa số mà còn về tinh thần sùng bái cá nhân và tâm lý bầy đàn, cả hai đều nguy hiểm như nhau. Cá nhân và đa số đều muốn yên vui, ổn định và sung túc. Nhưng giới lãnh đạo có thể tìm cách thích ứng nguyện vọng này trong khi họ lại vi hiến, nhất là khi họ tạo ra được một loại áp lực thiểu số phải phục tùng đa số, một loại tâm lý bầy đàn hướng về ý kiến của đa số. Ông bi quan hơn khi cho rằng khi đa số tạo áp lực quá mạnh, đó là một hình thức thảm hại, một tinh thần nô lệ mới.

Ông lập luận là tại sao quyết định của đa số không thể sai lầm, tại sao là thuần lý và không là một cảm xúc nhất thời. Ai theo tâm lý của đám đông và mà không sử dụng lý trí để phán xét, đó là trò nguy hiểm cho tự do. Dù các định chế hữu hiệu là liều thuốc giúp xây dựng nền dân chủ, nhưng ông cũng không quên ca ngợi các đặc điểm về con người dân chủ của Mỹ.

Các đặc điểm về con người dân chủ của nước Mỹ

Lòng vị kỷ

Tocqueville thấy tinh thần thủ lợi cá nhân thể hiện rõ trong người Mỹ. Trong mọi sinh hoạt hằng ngày, họ có thói quen cân nhắc lợi hại và sử dụng tự do trong mọi tính toán, nhưng họ không gây hại cho sinh hoạt dân chủ hay ổn định chính trị. Giới đạo đức không lên án các hành vi này là xấu, mà xem là cần phải biện minh về lòng chân thành của con người trong tinh thần tư lợi nhưng thuần lý và đúng luật

Tinh thần thủ lợi theo Tocqueville cũng khác hẳn quan điểm của Adam Smith, một loại bàn tay vô hình hướng về nền kinh tế thị trường; qua sự vận hành này, thị trường thành hình và các thành phần tham gia sẽ cùng hưởng lợi, tạo thành phúc lợi tập thể và thịnh vợng cho đất nước. Ông xem tự do và thủ lợi như là hai động lực thúc đẩy cho cá nhân hành động, một đức tính cần có một số kiến thức và chân lý nhất định. Suy luận của Tocqueville không theo khuôn khổ tư duy của nền kinh tế thị trường và phù hợp với chúng ta trong thời đại hiện nay.

Đức tin tôn giáo

Tocqueville không phải là một tín đồ Thiên Chúa giáo thuần thành nên ông nhìn tôn giáo trong khía cạnh xã hội học hơn là thần học. Ông không quan tâm đến nỗ lực tìm chân lý hay sự bất tử của linh hồn, mà tìm cách lý giải chức năng của tôn giáo là làm nối kết con người trong mối quan hệ xã hội. Ông cũng thấy là sự tách rời giáo quyền ra khỏi thế quyền là cần thiết, vì sự kết hợp hai loại quyền lực này gây bao tác hại như kinh nghiệm của Pháp trước Cách mạng. Nhưng mức độ ảnh hưởng của tôn giáo trong xã hội như thế nào là khả chấp?

Ông cho là một đất nước mà không có sinh hoạt tôn giáo là chuyện không tưởng và sẽ gây nguy hại cho trật tự xã hội. Cứu khổ theo tôn giáo có một giá trị nhất định cho đời sống cá nhân tín đồ, ông đã thấy ảnh hưởng này ở Pháp, nhưng khi đến Mỹ ông thấy vai trò tôn giáo lại càng quan trọng hơn, vì nó ảnh hưởng cho sự phát triển chung cho nền dân chủ. Theo ông tôn giáo có hai chức năng chính.

Một là, tôn giáo có vai trò đạo đức xã hội và luật pháp cần đặt ra một khuôn khổ giới hạn. Tìm chân lý và hy vọng được cứu vớt là nhu cầu tâm linh tối hậu của tín đồ, nhưng toàn thể xã hội cần vượt qua những lo sợ và hy vọng của cá nhân, mà tạo ra sự ổn định và phát triển trong tinh thần duy trì tự do, đó là mục tiêu chung và quan trọng hơn.

Hai là, nội dung của giáo điều cũng cần thiết cho xã hội. Tôn giáo dạy rằng không có gì quan trọng cho con người hơn là cuộc sống, con người có đức tin sẽ yêu cuộc sống và yêu con người hơn, giúp cho người tâm quan tâm đến người và những sinh hoạt thường nhật. Nhờ thế, họ vượt qua tinh thần vị kỷ và tha thiết tham gia sinh hoạt với tha nhân. Sự dấn thân của các tu sĩ ảnh hưởng đến sinh hoạt của giáo dân và sự phát triển địa phương, làm cho tín hữu sẽ quan tâm đến láng giềng, cộng đồng và xã hội; họ cảm thấy gắn bó nhau và có đóng góp thiết thực hơn. Qua tình đồng đạo và lòng vị tha mà lòng ái quốc cũng sẽ phát triển trong chừng mực qua thời gian.

Lòng thương cảm

Dù đức tin là khởi điểm cho hành động của tín đồ, nhưng Tocqueville không đề cao việc từ bỏ hay chấp nhận giáo điều, mà làm sao qua tiến trình suy tưởng người ta đạt đến một kết quả để làm căn bản cho hành động. Thực tế hơn, ông quan tâm đến ý thức về hành động của con người thế tục.

Ông đề cập đến một tâm hồn bất ổn thường trực, sống trong lo âu, nhưng lại là một trạng thái thôi thúc hành động và không bất lực trước mọi bất trắc; nỗ lực làm thay đổi thế giới của con người quan trọng hơn là tìm tới một tâm linh sâu thẳm. Ông muốn biến nội dung của giáo điều trở thành những ý tưởng thật đơn giản trong thực tế. Ý tưởng này không gì khác hơn là đặt tâm hồn thương cảm cá nhân trong mối quan hệ xã hội và có trách nhiệm với tha nhân.

Nhận xét

Ưu điểm

Với De la démocratie en Amérique Tocqueville để lại cho hậu thế một danh tác. John Stuart Mill

128

xem đây là một công trình về văn minh học vì Tocqueville đã tài tình khi vượt qua khỏi phạm vi chinh trị học đối chiếu và triết lý chính trị. Wilhelm Dilthey ca ngợi tài năng uyên bác của Tocqueville trong mọi khía cạnh lịch sử, tôn giáo, xã hội học, địa lý, phong tục tập quán và nhân văn mà một du khách hay một học giả không thể nào nhận thức được về đất nước rộng lớn và phức tạp trong một thời gian ngắn. Kể cả đến hiện nay chưa có một nhà nghiên cứu nào có thể trình bày về đề tài này trong mức độ toàn diện này như Tocqueville.

Dù có quá nhiều lý thuyết về dân chủ và các học giả đào sâu theo từng chuyên đề khác nhau, nên không thể nói là lý thuyết nào là toàn diện và thuyết phục nhất. Các nền dân chủ hưng vong qua thời gian và các học thuyết về dân chủ đều có những giá trị tham khảo nhất định, nhưng phải công nhận là lý giải của Tocqueville có một giá trị cao nhất khi đề cập các đặc điểm về định chế và con người dân chủ, nó không chỉ làm mô hình cải cách cho Pháp và châu Âu trước đây mà còn cho Việt Nam hiện nay.

Khuyết điểm

Tuy nhiên, thành tích này có những giới hạn nhất định. Sử dụng khái niệm về dân chủ và công bình quá rộng, khi so sánh với tác dụng của văn minh, nên tác giả khó kiểm chứng chính xác về tác dụng cho sự hình thành của dân chủ. Các hình thức và hậu quả các khái niệm dân chủ này được các tác giả hiện đại đi vào các khảo hướng chuyên biệt hơn. Tocqueville đồng hoá dân chủ là quyết định của đa số và cảnh báo về tính áp

129

đảo toàn bộ của nó trong mọi sinh hoạt. Suy luận này không còn chính xác khi vai trò đảng phái, truyền thông, xã hội dân sự, đoàn thể áp lực và hợp tác quốc tế; tất cả có tác động làm thay đổi ý kiến của đa số.

Ông đề cao các khía cạnh văn hoá, luật pháp và đạo đức, ít chú trọng đến kinh tế để giải thích cho tiến trình dân chủ hoá. Ngày nay, khía cạnh kinh tế rất quan trọng trong việc tài trợ cho chiến dịch tranh cử, gây ảnh hưởng cho kết quả đầu phiếu và phân bổ các chức vụ sau khi thắng cử.

Ông sai lầm khi đề cao tinh hình ổn định của nước Mỹ, nhất là về mặt nội chính. Hai thập niên sau ngày tác phẩm ra đời, nội chiến Mỹ bùng nổ, đó là một thí dụ phản chứng cho các luận đề của Tocqueville về xã hội Mỹ.

Dù nói về các nguyên tắc dân chủ và phổ thông đầu phiếu, nhưng Tocqueville chỉ nghĩ tới nam giới da trắng, vì người da đen và phụ nữ trong thời điểm này chưa có quyền đầu phiếu. Do đó, khái niệm dân chủ này không thể xem là toàn diện cho xã hội và là một thành tựu của văn minh.

Một bằng chứng khác là sau 20 năm sau ngày De la démocratie en Amérique ra đời, tỷ lệ tham gia bầu cử của người dân Mỹ là 13,3 % so với toàn dân số và mức độ cạnh tranh giữa các đảng phái là 52,1%. Do đó, tiến trình dân chủ hoá của Mỹ là một kết quả khiêm nhường. Trình độ phát triển dân chủ của dân Mỹ trong giai đoạn này có thể so sánh với Bolivie, Brazil và Singapore trong những năm 1980.

Năm 1830 trình độ phát triển kinh tế của Mỹ còn sơ khai, vì chỉ có 10,6 triệu dân da trắng và 2,3 triệu là da đen, phần lớn dân chúng còn sống ở nông thôn, và mức độ đô thị hoá chưa mở rộng, chỉ có 8,5 triệu dân số sống ở thành thị. Vấn đề bất công xã hội không thuần tuý chỉ giới hạn trong ý thức của tự do và thành tựu của giáo dục, mà còn có nhiều cách giải thích khác hơn, không nhất thiết đưa tới tình trạng nguy hiểm cho dân chủ như Tocqueville cảnh báo.

Dân chủ hoá cho Việt Nam theo Tocqueville

Các lý giải của Tocqueville về dân chủ hoá, dù là dành cho nước Pháp sau năm 1835, nhưng lại có thể áp dụng cho Việt Nam vào năm 2017.

Thành tích chung của chính quyền hậu cách mạng Việt Nam cũng như Pháp là tiêu tan mọi giá trị truyền thống dân tộc và chưa định hình được các giá trị phổ quát mới làm căn bản cho đất nước và con người; cả hai đều không có thiện chí cải cách chính trị triệt để; đa số dân chúng của hai nước cũng có điểm tương đồng là vô cảm trước các biến chuyển của chính sự.

Giống như Pháp trước đây, hiện nay Việt Nam cần cải cách các định chế là dân chủ đại nghị với tam quyền phân lập, kinh tế thị trường, thể chế pháp quyền và xã hội dân sự. Dân chúng cần được hưởng một nền giáo dục tự do, nhân bản và khai phóng để có kiến thức mới, ý thức mới và động lực khích lệ xây dựng thể chế mới. Do

131

điều kiện địa lý và truyền thống văn hoá dị biệt, nên thể chế liên bang của Mỹ không phù hợp cho Việt Nam.

Điểm khác nhau của hai nước là chế độ Cộng Sản tại các nước Đông Âu đã sụp đổ từ năm 1989, mà đến nay dân Việt vẫn chưa hay là lịch sử thế giới đã sang trang và không có được cơ hội để học tập các lý thuyết dân chủ của phương Tây, nên cũng không có các suy nghĩ và hành động như Tocqueville đề cập.

Một chẩn đoán khác có thể là đúng hơn cho Việt Nam là thế hệ hậu chiến đang mang một hội chứng khó chữa trị: Stockholm Syndrom. Hiện tượng này xảy ra vào năm 1973, khi một băng cướp ngân hàng Thụy Điển giam cầm các nạn nhân, nhưng qua thời gian sống quá lâu với kẻ cướp, càng ngày họ càng dành thiện cảm nhiều hơn cho các hung thủ và quên mình là nạn nhân đang mất tự do. Cũng mang tâm trạng tương tự, giới trẻ Việt chịu sự giáo dục Đảng trị trong 42 năm qua, tình cảm sâu đậm tự nhiên dành cho bạo quyền nảy sinh là tất yếu, nên họ khó có cảm xúc cần đổi mới chính trị.

Ngược lại, Việt Nam có một tin vui chung đúng theo tinh thần của Tocqueville: Càng ngày càng có nhiều công cuộc đấu tranh đòi quyền lợi cụ thể của người dân địa phương, họ không còn chờ đợi được ban phát ân huệ của chính quyền, đó là một khởi đầu cho các nỗ lực kế tiếp.

Khác với thời Tocqueville sống, khi dân chủ hoá là xu thế không thể tránh mà Pháp cần phải tăng tốc để thực hiện; thì Việt Nam hiện gặp khó khăn hơn Pháp, khi cục diện thế giới cực kỳ biến động và giá trị phổ quát của nền dân chủ tại các nước phương Tây đang suy giảm: Mỹ không còn phép lạ và lòng hào hiệp để giúp Việt Nam và các nước châu Âu đang trỗi dậy một phong trào mị dân với tinh thần dân tộc cực đoan. Cả hai khuynh hướng này gây bất lợi cho giới đấu tranh trong việc vận động quốc tế về dân chủ.

Dù các nguyên tắc vận hành của nền dân chủ tại Mỹ và châu Âu đang băng hoại, nhưng các giá trị lý thuyết về dân chủ truyền thống của các nước này vẫn còn tương đối cao đẹp hơn nền dân chủ nhân dân, người dân Việt cần có ý thức phản tỉnh để so sánh về các giá trị này và hành động trong gạn lọc. Dĩ nhiên, thay đổi hiến pháp dân chủ, nâng cao đạo đức và giáo dục, tăng trưởng kinh tế, tôn trọng trí thức và pháp luật, thực thi nhân quyền và dân quyền và bảo vệ non sông gấm vóc và mội trường thiên nhiên là các đường lối thực tiễn.

Còn lại gì trong chúng ta hôm nay? Có còn chăng là sự tỉnh thức trong tình tự dân tộc để thảo luận hoà ái về các vấn đề Goût de liberté kiểu Pháp,public hapiness kiểu Mỹ và hồi sinh tinh thần Diên Hồng của Việt Nam; hy vọng các giá trị này sẽ là những khởi điểm để tìm hiểu và mến yêu trong muộn màng.

Khi chuyện nước non trong hiện tại còn quá mờ mịt và đa số dân chúng phải chịu lắm cảnh lầm than, thì con đường dân chủ hoá ngày một thêm xa và không thể chờ đợi là sẽ có phép lạ làm thu ngắn.

133

Nhưng nếu mạt vận của đất nước còn kéo dài và dũng khí của con người còn khan hiếm, thì chừng nào Việt Nam sẽ trở lại các điểu kiện sinh hoạt bình thường về mọi mặt để có thể phát triển thành một quốc gia dân chủ, phú cường và văn minh là chuyện không ai biết và vượt khòi phạm vi của bài giới thiệu sách này.

Tài liệu tham khảo:

Michael Hereth

Tocqueville zur Einführung, Junius 2001

Hans Joachim Lieber

Politische Theorien von der Antike bis zur Gegenwart, Bundeszentrlale für politische Bildung 1991

Manfred G. Schmidt

Demokratietheorien: Eine Einführung, VS Verlag für Sozialwissenschaften 2010

V

Luận Về Tinh Thần Nô Lệ Tự Nguyện

Vấn đề

Quyền dân tộc tự quyết về các vấn đề trọng đại của đất nước là thiêng liêng, tối thượng và bất khả xâm phạm. Nhưng toàn dân Việt Nam chưa bao giờ có cơ hội hành sử quyền này.Tất cả mọi việc đã có ĐCSVN tự quyết định và không hề có trưng cầu dân ý theo đúng nghĩa cao đẹp của nó.

Đây là một đặc thù của lịch sử dân tộc, nhưng cũng là một nghịch lý cho đất nước. Lý giải duy nhất cho thực trạng này là vì ĐCSVN tìm ra được hai chữ "Nhân Dân". Nhờ sự khám phá vĩ đại này mà Đảng không những định đoạt thay cho toàn dân mà còn nằm trên và ngoài Hiến Pháp và hệ thống pháp luật.

Tại sao dân Việt lại chấp nhận sự lãnh đạo này trong suốt một thời kỳ dài của lịch sử như vậy? Phải chăng là vì các biện pháp đàn áp của Đảng thành công đến độ làm cho dân chúng phải khuất phục? Phải chăng người dân chỉ còn có di cư hay vượt biên là giải pháp? Phải chăng người dân không còn sức lực và cơ hội nên các phong trào đấu tranh đều thất bại?

Không. Thực ra, có một lý giải khác lạ hơn. Không phải lúc nào chế độ độc tài cũng mạnh, mà chính vì tinh thần nô lệ tự nguyện của người dân, họ quên đi ý nghĩa tự do và bình đẳng và sẵn sàng hy sinh để bảo vệ cho chế độ, nhờ thế mà chế độ sống lâu hơn. Nghịch lý bi đát này là một thực tế xã hội đã có tự ngàn xưa mà Étienne de la Boétie luận giải xuất sắc qua *Discours de la servitude volontaire* (Luận về tinh thần nô lệ tự nguyện) vào năm 1549. Bài viết sau đây sẽ giới thiệu danh tác cổ điển này.

Tác giả

Étienne de la Boétie (1530 – 1562) xuất thân từ một gia đình qúy tộc làm công chức tại Sarlat, thuộc Perigord, Tây Nam Pháp. Ông học tại Collège de Guyenne, một trường nổi tiếng tại Bordeaux và Đại học Luật khoa Orléans. Ông đam mê văn chương cổ điển và khởi đầu dịch thuật một vài thi phẩm La ngữ sang Pháp ngữ.

Năm 1548 vua Henri II ban hành luật thu thuế muối áp dụng cho vùngTây Nam Pháp. Ông chứng kiến cảnh dân chúng nổi lên phản đối và phải khuất phục vì bị quân đội hoàng gia đàn áp đẫm máu.

Tại Đại học Luật khoa Orléans ông quen được với Anne du Bourg, một người thầy khả kính về sau làm cố vấn cho Toà án Tối cao tại Paris. Du Bourg nổi danh là người khởi xướng chống đối các đàn áp tôn giáo Tin Lành và năm 1559 bị Toà kết án tử hình. Tốt nghiệp Luật năm 1553 lúc 23 tuổi, La Boétie bắt đầu làm việc tại Quốc hội Bordeaux. Ông khởi dịch các danh phẩm của Xenophon và Plutarch, tham gia thi đoàn Pleiade và giao tiếp với các thi sĩ nổi danh như Pierre Ronsard, Jean Dorat và Jean Antoine de Baif. Tại quốc hội, ông làm quen với một đồng nghiệp là Michel de Montaigne. Nhờ khâm phục văn tài của La Boétie mà tình bạn nảy nở và tạo nhiều ý nghĩa trong cuộc đời của Montaigne.

Các xung đột tôn giáo làm xã hội Pháp căng thẳng, vì chính quyền xem Thiên Chúa giáo là quốc giáo và quy kết tín đồ Tin Lành giáo là kẻ phản loạn, buộc họ phải trở lại đạo gốc hoặc rời khỏi nước Pháp. Nhờ kết thân với Michel de l´Hospital, một giới chức cao cấp của Bộ Tư pháp, mà La Boétie được yêu cầu tham gia đàm phán để giải quyết tranh chấp trong năm 1560. Ông được mọi người tôn trọng, vì lòng trung thành với hoàng triều và nhạy cảm trước các phong trào đấu tranh chống phân biệt tôn giáo. Trong tác phẩm cuối cùng là Mémoire sur l'édit de janvier (1562), La Boétie tỏ ra một thái độ khoan hoà rõ rệt, vừa ủng hộ hoàng gia và vừa tương nhượng cho tín đồ Tin Lành trong nhiều quyền lợi luật định.

Do bịnh dịch lan tràn La Boétie bị đột tử và hưởng dương 32 tuổi. Ông có di chúc để lại toàn bộ sáng tác và sách vở cho Montaigne. Tài sản này trở thành thư viện chính của Montaigne.

Tác phẩm

Bất mãn cảnh bạo quyền đàn áp dân chúng, La Boétie sáng tác Discours de la servitude volontaire năm 1549, lúc ông 18 tuổi. Đây chỉ là một bản thảo viết tay phổ biến hạn chế cho thân hữu để tham khảo và không có dự định ấn hành. Là một trong những độc giả, Montaigne tỏ ra càng khâm phục La Boétie hơn.

Năm 1570 Montaigne đem tất cả các trước tác của La Boétie lên Paris để tìm cách ấn hành, thoạt đầu là các dịch phẩm triết học tiếng Hy lạp và các thi phẩm La ngữ. Montaigne không muốn phổ biến Discours de la servitude volontaire, vì cả hai, La Boétie và Montaigne, đều có khuynh hướng trung thành với hoàng gia.

Nhưng tác phẩm lại lọt vào tay giới đấu tranh của Tin Lành giáo và được ấn hành lần đầu không toàn bộ và nặc danh qua tựa đề Reveille Matin des Francois, do Nicholas Barnaud và Theodore Beza đồng biên tập vào năm 1574. Simon Goulard, một giáo sĩ Tin Lành tại Genève, phát hiện được và in lại lần thứ nhì toàn bộ với tên tác giả vào năm 1577. Cả hai lần in đều không có sự đồng thuận của Montaigne, vì ông không muốn châm thêm dầu vào ngọn lửa đấu tranh của Tin Lành giáo đang sôi sục.

Đến giữa thế kỷ XVII, tác phẩm bị hoàn toàn chìm vào quên lãng. Vào thời kỳ Khái Sáng, tác phẩm được hồi sinh và in thành một phụ đính trong tác phẩm Essais của Montaigne, nhưng cũng không gây được tiếng vang.

Trong thời kỳ Cách mạng Pháp tác phẩm trở nên cực kỳ sáng giá, được giới đấu tranh in lại nhiều lần và phổ biến trong dân chúng để gây tác động khích lệ. Nổi tiếng nhất là ấn bản có lời giới thiệu đấy sinh động của Abbé de Lanemais, một nhà truyền giáo cực đoan. Về sau, tác phẩm trở thành một tài liệu tham khảo cho nhiều tác giả và các phong trào đấu tranh khác.

Hiện nay, tác phẩm được dịch ra nhiều thứ tiếng trên thế giới và trở thành một danh tác cổ điển về lý thuyết chính trị học và chiến lược hiện đại trong các phong trào đấu tranh bất bạo động.

Nội dung

Nhờ đàn áp mà chế độ độc tài sống còn, nhưng vì cũng có phần của nạn nhân tiếp tay, nên tình cảnh áp bức lại càng trầm trọng hơn. Thay vì đoàn kết đấu tranh, đa số dân chúng lại cùng nhau dốc lòng tự nguyện làm nô lệ lo xây dựng cho chế độ. Nếu có ý thức phản tỉnh về tự do, bình đẳng, trách nhiệm với chính thân phận mình và kiên quyết không còn tuân phục bạo quyền nữa, thì người dân sẽ thoát đời nô lệ và tìm lại được tự do.

Bố cục

Con người khi sinh ra đều được bình đẳng và tự do. Chế độ độc tài dù không vĩnh cửu, nhưng sau khi thành hình, đã là một bất hạnh cho người dân, vì dù muốn hay không, họ phải đánh mất quyền tự do nguyên thủy. Nhưng có một nghịch lý và cũng là một sự thật trong lịch sử xã hội: con người muốn từ bỏ các quyền tự do này để tình nguyện phục vụ cho bạo chúa.

Từ đâu mà bất hạnh lại xảy đến, tại sao con người lại biến thái và xã hội bị phân hoá, đó là những vấn đề mà La Boétie không quan tâm. Theo ông, có hai vấn đề cần giải thích là tại sao con người lại chịu từ bỏ tự do, tự nguyện làm nô lệ cho chế độ và làm sao tìm lại tự do.

Tình cảnh áp bức

Khởi đầu, La Boétie biểu lộ lòng thương cảm người dân sống trong chế độ độc tài mà họ gánh chịu; ai cũng thấy được đó là do lỗi của bạo

140

chúa. Mục đích chính của bạo chúa là nắm quyền và thủ lợi. Họ muốn quyền càng cao, lợi càng nhiều càng tốt và không nghĩ tới dân. Ông phẫn nộ gọi bạo chúa là kẻ thù của nhân dân vì chỉ lo cướp tài sản của dân nhiều lần với nhiều hình thức khác nhau. Cụ thể là họ cướp ruộng đất, cắp tài sản và cướp nhà cửa và đồ đạt của dân. Các loại thuế là gánh nặng cho người dân và thu thuế là một loại cướp thô tục nhất.

La Boétie khinh bỉ bạo chúa khi gọi họ là "anh sống mà không có gì là của anh", "một nửa tài sản là của anh, một nửa gia đình là của anh, một nửa cuộc sống là của anh, nhưng đó là tất cả các thiệt hại, những bất hạnh và đổ nát." Ông lên án bạo chúa là chìm đắm trong trụy lạc, không kể đến đạo đức và dân quyền, lo mê say hưởng thụ giàu sang và quyền lực.

Quan trọng hơn theo tác giả là vì bạo chúa có lực lượng cảnh sát và quân đội để bảo vệ chế độ. Nhờ thế mà bạo chuá có mắt thấy, tay nghe để theo dõi và bàn tay để tấn công dân chúng. Bạo chúa đe dọa người dân theo hai cách. Một là, sử dụng bạo lực trong đời sống hàng ngày để duy trì chế độ. Hai là, trong chiến tranh dân còn khổ hơn vì phải lo phục vụ cho bạo chúa để làm thoả mãn tham vọng chinh phục hoặc trả thù. Với hình ảnh tàn khốccủa chiến tranh, bạo chúa đã trở thành tên đồ tể. Trong mọi hoàn cảnh, dân chúng chỉ là nạn nhân. Tình cảnh đáng thương của người dân trong vòng tay bạo chúa là không có lối thoát. Cách cuối cùng của người dân là hãy sử dụng cái chết là hết.

Nhưng bất hạnh nhất là dân chúng không còn trí nhớ, đem tinh thần phục vụ cho chế độ thay cho yêu chuộng tự do cho chính mình. La Boétie xem tình trạng chuyển tiếp này là không tất yếu. Sự phân chia hai thành phần thống trị và bị trị trong xã hội là một tai nạn tình cờ.

Quy kết vô cảm

Sự sụp đổ của xã hội làm biến đổi con người sang một tình trạng nô lệ tư nguyện, một điểm tương phản với tình trạng tự nhiên: một con ngườì mới nãy sinh, không phải là con ngườì đúng nghĩa trong xã hội nữa, họ chỉ thói quen tùng phục. Hai lý do chính của tinh thần nô lệ là họ quên đi ý nghĩa của tự do cá nhân và có thói quen sống là chỉ biết tuân lệnh trong một xã hội chuyên chế. Con người sinh ra trong kiếp đời nô lệ và được hưởng một nền giáo dục là luôn luôn mang tính tùng phục và xem đó như một giá trị cao cả.

Dù thương cảm tình cảnh ngườì dân bất hạnh, nhưng La Boétie cực kỳ gay gắt để kết án họ là vô trách nhiệm với chính thân phận mình. Ổng tức giận khi cho họ là điên vì họ không thể hiểu được hoàn cảnh của chính mình và chịu cam phận làm nô lệ. Tại sao họ không phản ứng, chịu đựng trướcnhững tai họa và lại để cho tình trạng tiếp tục trầm trọng hơn? Ông mỉa mai về tình trạng đối nghịch giữa "tuyệt vời hạnh phúc" và điều kiện tiêu cực là "người ta để cho anh có một nửa và còn lại nữa là anh phải dũng cảm để chết, đó là một chuyện mà anh không thể từ chối."

142

Theo ông, chính tinh thần nô lệ tự nguyện của người dân giúp cho bạo chúa nắm quyền và là điều kiện khởi đầu cho việc sử dụng bạo lực để duy trì quyền lực. Việc thuần phục của người dân là nghịch lý, họ tự làm suy yếu mình, nhờ thế họ làm cho bạo quyền mạnh hơn. Không phải bạo chúa tước đoạt quyền tự do mà chính họ không sử dụng quyền tự do của mình. Họ đồng thuận mà thậm chí còn hy sinh cả mạng sống cá nhân để cứu bạo chúa.

Ai cũng nghĩ là bạo quyền đàn áp dân chúng, khiến họ phải chịu đựng và thành bất lực. La Boétie nghĩ ngược lạ. Ông cho là người dân không có trách nhiệm với chính mình, tự tạo ra kẻ thủ cho chính mình, kẻ nội thù vì không lo chống lại với kẻ ngoại thù là chế độ. Bạo chúa duy trì chế độ khi có người dân cho phép. Họ đặt mình trong tình trạng lệ thuộc với các quan chức, có nghĩa là, họ đồng ý làm tôi tớ trung thành và là phương tiện cho chế độ. Ông nghiêm khắc cho là dân chúng là tay, mắt, bàn chân để xây dựng cho bạo quyền. Ông kết tội họ là tên chứa chấp người gian, đồng lõa với kẻ giết người và kẻ phản bội chính mình.

Mối tương tác giữa các bạo chúa và người dân là một nghịch lý khác mà Boétie chứng minh bằng các phàn đề. Ông cáo buộc dân chúng với một hình thức truy vấn: "Nếu không phải là anh " và "chuyện của chính anh", thì là của ai khi so với hành vi của bạo chúa

Nhưng bạo chúa rất khôn ngoan, không những khai thác tinh thần tùng phục, mà còn biết cách làm suy yếu tiềm năng đấu tranh của dân chúng. Có nhiều cách mà La Boétie gọi là liều thuốc ru ngủ dân chúng. Cụ thể là để đền bù cho việc mất quyền tự do, bạo chúa tạo nhiều trò vui chơi tiêu khiển như kịch nghệ và thể thao. Họ ban cấp huy chương là hình thức đem bả vinh hoa lừa nạn nhân. Họ ban phát bổng lộc, mà người thụ hưởngkhông biết là trích từ công qũy, nghĩa là tiền thuế của dân. Họ còn dùng những diễn từ hoa mỹ nói lên tinh thần phục vụ công ích, mà thực ra là phục vụ cho họ. Họ sử dụng mê tín dị đoan thay cho niềm tin tôn giáo, nhằm gây cảm tưởng lo sợ tội phạm thánh cho các tín đồ. Qua các chiến tranh tôn giáo, La Boétie phân biệt thần quyền và thế quyền. Theo tác giả, quyền lực của chế độ không đến từ thần quyền mà là do tinh thần nô lệ tự nguyện của con người.

Ông cũng nhận ra rằng với những hung đồ ngụy tạo, bày trò vui thú thoáng qua và mê tín, bạo quyền ru ngủ được giới bình dân. Ngược lại, giới trí thức, dù có ý thức vấn đề, nhưng họ lại không có đủ khả năng và bản lĩnh để thay đổi tình thế.

Tỉnh thức để thoát đời nô lệ

Làm sao cho người dân thoát khỏi chế độ nô lệ và tìm lại tự do là luận điểm cuối cùng và quan trọng nhất của Boétie. Ông muốn là làm sao cho mọi người nhìn ra vấn đề. Yêu cầu đầu tiên của tác giả là người dân nên mở mắt và mở lòng nhận ra thực tế, đặc biệt là với người có trình độ giáo dục, họ hy vọng là họ sẽ không còn điên và nên suy nghĩ nhiều hơn về thân phận mình.

Việc đầu tiên và thích hợp nhất để mọi người có được ý thức phản tỉnh là phải phá vỡ các huyền thoại về chế độ, bạo chúa không còn vĩ đại, họ cũng là con người giống mọi người, cũng cô đơn và sợ hãi, nhất là khi đối diện với đa số dân chúng. Bạo chúa có sức mạnh để duy trì chế độ là do dân chúng tiếp tay; nếu không thì sụp đổ là tất yếu.

La Boétie lạc quan khi kết luận là sự sụp đổ của bạo quyền là khả thi, nhất là khi dân chúng bắt đầu tỉnh thức không còn tùng phục nữa. Đó là khả năng tự soi sáng và tự quyết định vận mệnh chính trị của toàn dân. Một câu nói của La Boétie trở thành thông điệp bất hủ là: *"Soyez résolus de ne servir plus, et vous voilà libre"*: "Hãy kiên quyết không còn tùng phục nửa, anh sẽ có tự do".

Kết luận

Với một văn phong trong sáng, một bố cục mạch lạc và một kiến thức uyên bác, La Boétie đã để lại cho hậu thế một tuyệt tác về lý thuyết chính trị học, khi ông khởi xướng tinh thần bất phục tùng dân sự mà về sau Henry David Thoreau và Mahatha Gandhi kế tục.

Độc giả người Việt sẽ ngạc nhiên về La Boétie, với tuổi đời 18, là một trí thức của Pháp trong thời Lê Trang Tông của Việt Nam đã mang đến một cơ sở tư duy để so chiếu với thực trạng của Việt Nam trong thế kỷ XXI.

Dù lịch sử sang trang, nhưng thế hệ tham chiến luôn tự hào và lập luận là từ ngày có Đảng đã

145

một lòng một dạ đi theo Đảng. Đến nay, với thời gian lắng đọng, thế hệ hậu chiến sinh ra và trưởng thành trong vòng tay yêu thương của Đảng càng sống lạc quan hơn, tận hưởng hạnh phúc của dân tộc, nhất là đồng tình cho con cháu của lãnh đạo Đảng tiếp tục lãnh đạo đất nước.

Bao thế hệ không muốn nhận ra sự thật lịch sử mà họ thiết tha góp phần. Nhân danh dành độc lập cho dân tộc, Đảng chống Pháp, nhưng để cướp chính quyền; Đảng đánh Mỹ là đem dân chết thay cho Liên Xô và Trung Quốc; Đảng xâm lăng Kampuchia để gây thêm thù hận; Đảng xây dựng XHCN để làm cho xuống hố cả nước, Đảng tiến hành Đổi Mới là để cứu Đảng; Đảng phải dâng đất, dâng biển cho Tàu để có hỗ trợ chính trị; và hiện nay, Đảng phải tìm cách thân Mỹ để mưu sinh thoát hiểm và mưu tìm chính danh Đảng thay đổi nội dung các bản Hiến Pháp không hề phản ảnh được thẩm quyền lập hiến của toàn dân, mà chỉ là sao chép lại Nghị quyết của Đảng.

La Boétie phân biệt cho người Việt thấy là có hai phạm vi khác nhau, đó là quyền tự do nguyên thuỷ và lòng mong muốn của con người. Nhưng lòng mong muốn cần phải phân biệt rõ hơn trong thực tế, đó là muốn sống đời tự do đích thực hay sống đời nô lệ trong chế độ độc tài. Tĩnh thức thân phận là vấn đề kiến thức; tìm lại tự do đã mất của chính mình nhằm xác định ý muốn để hành động là vấn đề quyết tâm. Bất phục tùng của người dân không phải là sử dụng bạo lực mà là không còn hỗ trợ tích cực cho chính quyền cai trị. Nếu tiếp tục sống vô cảm và chờ đợi hạnh

146

phúc giả tạo do bạo quyền bố thí, thì người dân sẽ không thể thoát đời nô lệ. Vấn đề là sự chọn lựa.

Nhưng đã đến lúc người Việt phải phản tỉnh là: Đảng tạo vấn đề, toàn dân sẽ đem lại giải pháp và quyền dân tộc tự quyết là phương tiện. Người Việt nghĩ gì về lý giải của La Boétie qua *Discours de la servitude volontaire* và làm gì với thông điệp: *"Soyez résolus de ne servir plus, et vous voilà libre"*, đó là hai chủ đề không thuộc khuôn khổ của bài giới thiệu sách này.

Tài liệu tham khảo

Étienne de la Boétie

Discours de la servitude volontaire,, Flammarion 2015

La Boétie

Discours de la servitude volontaire, analyse

http://www.dokamo.nc/la-boetie-de-la-servitude-volontaire-analyse/

VI

Nguồn Gốc Của Chế Độ Độc Tài

Vấn đề

Gần đây, sự sụp đổ của Trung Quốc được học giới phương Tây đề cập và một học thuyết domino trong thời kỳ mới vẫn chưa thành hình. Chừng nào chế độ độc tài của Việt Nam sẽ sụp đổ và với hình thức nào là một câu hỏi quen thuộc của người Việt mà chưa có câu trả lời chính xác. Dù nguy cơ của ĐCSVN thường được đặt ra, nhưng nguyên ủy cho sự tan rã chung này cũng là vấn đề cần tìm hiểu: chế độ toàn trị do đâu mà có.

Sự thành hình của nhà nước toàn trị là một khảo hướng lý thuyết đa dạng, nhưng sau khi chế độ Đức Quốc Xã đầu hàng thì *"The Orgins of Totalitarianism" (1951)* của Hannad Arendt được học giới ca ngợi đây là một tác phẩm trứ danh, được liệt kê vào một trong số 100 danh phẩm của thế kỷ XX và tác giả được vinh danh là một triết gia có ảnh hưởng sâu đậm trong lịch sử tưởng chính trị cận đại. Bài viết sau đây sẽ giới thiệu danh phẩm này.

Tác giả

Hannad Arendt (1906-1975) là người Do Thái, nhưng sinh ở Linden gần Hannover (Đức) và trưởng thành ở Königsberg. Arendt học Triết học, Thần học và Hy lạp (1924-28) tại các Đại học Marburg, Heidelberg và Freiburg với các triết gia nổi danh Martin Heidegger và Karl Jaspers. Luận án Tiến sĩ của bà là "Khái niệm về tình yêu của Augustin". Vì gốc Do thái nên bà không được phép dạy học.

Khi Hitler cầm quyền bà bị giam và sau đó cùng chồng là Günter Stern đào thoát sang Paris tháng 8 năm 1933. Tại Paris, bà làm việc cho Jungend Aliyad, một tổ chức thanh niên tỵ nạn người Do Thái, nhưng mất quyền công dân Đức và sống trong tình trạng không quốc tịch. Bà ly dị vào năm 1937 và làm việc cho tổ chức Jewish Agency tại Paris. Bà tái giá với Heinrich Blücher. Sau khi bị giam tại trại tập trung Gurs, miền nam nước Pháp, bà và toàn gia đình sang tỵ nạn tại Hoa Kỳ năm 1941. Khởi đầu bà làm việc cho tuần báo Aufbau, sau đó cho nhà xuất bản Schocken và phụ trách điều hành cho tổ chức Jewish Cultural Reconstruction Agency.

Năm 1951 bà nhập tịch Mỹ sau 14 năm sống không có quốc tịch và cho ra mắt tác phẩm The Origin of Totalitarism. Bà nổi danh và được mời thỉnh giảng tại các Đại học Princeton, Harvard, Berkeley, Chicago và New York. Từ năm 1967 bà là giáo sư chính thức tại New School for Social Research, New York. Với nhiều trước tác quan trọng bà nhận được 10 bằng Tiến sĩ danh dự của các đại học danh tiếng và nhiều giải thưởng cao qúy. Bà mất ngày 4 tháng 15 năm 1975 tại New York.

Dù hai lần kết hôn với hai nhà trí thức tên tuổi, nhưng người tình muôn thuở của bà vẫn là Martin Heidegger. Chuyện tình và cuộc đời tranh đấu của bà được soạn thành phim và gây thu hút dư luận. Gần đây, các luận đề của bà được học giới quan tâm thảo luận và vinh danh các đóng góp này.

Tác phẩm

The Orgirins of Totalitarianism do New York Harcourt Brace xuất bản lần đầu vào năm 1951 là một tác phẩm có ba tựa đề và viết bằng hai ngôn ngữ Anh và Đức.

Ấn bản Anh ngữ tại châu Âu do Secker & Warburg, London xuất bản vào năm 1951 có tựa là The Burdens of Our Time. Với tựa đề này bà muốn nhấn mạnh đến khía cạnh đạo đức và triết lý, vì The Origins of Totalitarianism dễ gây ngộ nhận cho độc giả là bà nghiên cứu về mối liên hệ nhân quả, một khảo hướng thông thường của sử gia.

Ấn bản Đức ngữ của Europäische Verlagsanstlt, Frankfurt a. M. năm 1955 là Elemente und Ursprünge totaler Herrschaft do chính bà dịch và tăng bổ nội dung. Tựa đề này phản ánh nội dung mà bà kỳ vọng. Ấn bản lần thứ ba năm 1966 được xem là hoàn chỉnh, vì có số lượng tăng hơn 526 trang so với ấn bản 1951 và có lời giới thiệu trang trọng của Karl Jaspers.

Nội dung

Dù với tựa đề nào thì nội dung của tác phẩm cũng không thuần là một luận đề tư tưởng chính trị của một triết gia mà là một bản cáo trạng đầy tâm huyết của một nạn nhân của chế độ Đức Quốc Xã trước một tội ác có một không hai trong lịch sử của nhân loại. Bà xem đây là trách nhiệm cao cả của mình vì những khái niệm về hình luật như tội giết người, mức độ quy trách và hình phạt xét xử không thể nào diễn đạt được bất công của cả một chế độ phi nhân.

Vì là một luận cương đấu tranh nên bà không đề ra một khái niệm cơ bản về nhà nước toàn trị để làm khởi điểm cho nội dung. Bà cho là các phương pháp của các sử gia thời hậu chiến không thể lý giải đầy đủ về biến cố trong đại này, khi chỉ đề ra mối liên hệ nhân quả trong từng biến cố riêng biệt, mà chế độ toàn trị là nguyên nhân chính cho mọi thảm hoạ. Bà nêu lên những hình thức mới của một nhà nước toàn trị mà độc giả ngày nay phải hiểu đó là một khái niệm chưa rõ nét trong bối cảnh chính trị của những năm đầu của thập niên 1950 thời Chiến tranh Lạnh.

Trong ấn bản năm 1966 bà nhấn mạnh không phải bất cứ chế độ độc đảng nào cũng là chế độ toàn trị mà chế độ phát xít Ý và chính quyền của các quốc gia Đông Âu và Liên xô trước khi Stalin chết là một thí dụ. Đặc điểm của chế độ toàn trị chỉ phát sinh trong thời kỳ Đức Quốc Xã với chủ trương tiêu diệt người Do thái và trong chế độ Stalin, chủ trương triệt để về một xã hội lý tưởng không còn gia cấp và nhà nước.

Khác với các khảo hướng quen thuộc của các sử gia, bà không những tìm hiểu điều kiện hình thành của chế độ Đức Quốc Xã và Stalin, mà kết hợp hai hình thức độc tài này để giải thích về nguồn gốc của một chế độ toàn trị. Để nắm quyền cai trị một đất nước suy tàn, chính quyền sử dụng bạo lực không những chỉ trong sinh hoạt chính trị hàng ngày, mà còn chọn khủng bố toàn thể dân tộc là phương tiện mà việc tiêu diệt người Do Thái là một biến cố lịch sử đáng lý không thể xãy ra.

Bố cục

Tác phẩm có ba phần chính là phong trào chống người Do Thái, chủ nghĩa đế quốc và chế độ toàn trị.

Phần I trình bày ba chủ đề: Tại sao phong trào chống Do Thái lại thành hình đúng vào thời điểm suy tàn mà không vào thời hưng thịnh của chủ nghĩa dân tộc tại các nước châu Âu? Đâu là vai trò của cộng đồng người Do Thái trong đất nước và xã hội? Tại sao chủ nghĩa đế quốc kết hợp đúng vào thời điểm bài Do Thái?

Điều kiện lịch sử vào thế kỷ XVIII và XIX hình thành phong trào chống người Do Thái, khởi đầu là một hiện tượng xã hội phổ biến không chỉ phát sinh tại châu Âu, nơi mà phân biệt sắc tộc mà còn lan trọng, sau đó còn đến Liên Xô, nơi mà phân biệt gia cấp nặng nề.

Chương IV trình bày vụ kiện Dreyfus tại Pháp vào cuối XIX. Dreyfus, một sĩ quan Pháp gốc Do Thái, bị vào tù vì vu cáo làm gián điệp. Mặc dù Dreyfus đã được toà xét là vô tội, nhưng phong trào chống Do Thái trong quân đội, giới tu sĩ Thiên chúa giáo lan tràn ra xã hội. Nhưng tinh thần liêm khiết và dấn thân của giới trí thức Pháp, ý thức trọng pháp và nhân quyền của dân Pháp, và đặc biệt nhất là chính giới tỏ ra chống đối chủ nghĩa Phát Xít của Ý trong nước là lý do chính làm cho mức tác hại của phong trào bài Do

153

Thái tại Pháp không quá trầm trọng như tại Đức,
Áo, Hung và Đông Âu.

Trong khi phong trào bài Do Thái khắp châu Âu
lên cao điểm, thì cộng đồng người Do Thaí cũng
mất đoàn kết trước hiểm hoạ và xem cộng đồng
Do Thái tại Đức là một ngoại lệ trong lich sử. Dù
cộng đồng này là một thành phần sắc tộc nhỏ,
nhưng chính giới và dân chúng tìm mọi cách quy
trách là tác nhân chính cho mọi tình trạng suy vi
trong xã hội.

Thực ra, vai trò tài trợ của các nhà đại tài phiệt
Do Thái trong tất cả mọi sinh hoạt công trong
chế độ phong kiến không còn nhiều và không
phải bóc lột kinh tế của giới Do Thái thể hiện
trong hằng ngày, mà sự giàu có và vai trò quyết
định tối hậu trong mọi sinh hoạt quốc gia, dù
tiềm ẩn, nhưng đó là nguyên nhân làm cho sự
thù ghét trong toàn xã hội bộc phát.

Phần II bàn về chủ nghiã đế quốc như là mối đe
doạ cho toàn cầu vào thế kỷ XIX và đầu thế kỷ
XX. Đó là một giai đoạn chuẩn bị cho thảm họa
sắp tới của chế độ toàn trị và dân tộc Do Thái bị
ảnh hưởng trong trong trào lưu này.

Chính giới phương Tây lập luận là các chính sách
phát triển kinh tế bị hạn chế do các luật lệ vốn
có sẵn trong hệ thống tư bản chủ nghĩa. Rào cản
pháp luật này cần phá vỡ mà tăng trưởng kinh tế
liên tục và mở rộng sức mạnh khỏi biên giới quốc
gia là mục tiêu của chủ nghĩa đế quốc.

Từ 1884-1914, khẩu hiệu của "mở rộng vì lợi
ích" đã được sử dụng để biện minh cho việc

chinh phục nước ngoài, vì đó là lợi ích của dân tộc và cũng là một phương châm kinh doanh cho các công ty khai thác dã man người nước ngoài. Đóng vai trò tiên phong trong chính sách này là một số các nhà tài phiệt Do Thái có óc phiêu lưu mạo hiểm.

Có hai hình thức của chủ nghiã đế quốc, một tại châu Âu và một tại hải ngoại, mà Nam Phi và các nước thuộc điạ khác của Anh và Pháp là thí dụ. Vì theo đuổi chính sách đế quốc ở hải ngoại với chiều hướng kinh tế tư bản chủ nghiã mà chính sách kỳ thị chủng tộc hình thành. Giới thống trị da trắng gốc người Hoà Lan tại Nam Phi không chấp nhận người da đen về mọi mặt. Họ du nhập nguyên tắc cai trị chính quyền và tổ chức xã hội nước thuộc điạ dựa trên màu da. Từ đó, kỳ thị và bóc lột trở thành quy tắc chung trong xã hội. Bà dùng rất nhiều các văn phẩm để chứng minh cho lập luận này.

Chủ nghĩa đế quốc trong châu Âu có những đặc điểm khác, vừa dựa theo khái niệm chủ nghiã dân tộc và sắc tộc thiểu số của một số quốc gia được thành lập muộn màng, mà các nước Đông Âu là thí dụ. Các nước này không thuần chủng và cũng không hề có một ý chí thống nhất về các vấn để chính trị. Do đó, để tạo đoàn kết quốc gia trong giai đoạn mới mà khái niệm về một tập thể dân tộc như một loại ý thức hệ mới nảy sinh. Xã hội có hai thành phần chính, một là giới lãnh đạo cực đoan, thiếu kinh nghiệm, quá giàu, hai là đa số giới dân nghèo, họ sống ngoài lề xã hội và không có ý thức sinh hoạt theo đảng phái hay hội đoàn trong một xã hội dân chủ. Cả hai giới nàycó nhu cầu phá vỡ truyền thống xa xưa và cùng muốn liên kết nhau trong hoàn cảnh mới với hai đặc thù.

Một là phong công trào công nghiệp hoá tạo ra vô số người thất nghiệp và không có cơ hội chuyển hướng thích và họ bị chê trách là sản phẩm thừa thải trong xã hội tư sản.

Hai là hậu quả của thế chiến thứ nhất gây cho nạn nhân chiến cuộc lâm vào cảnh tị nạn hay mất quốc tịch. Vấn đề không phải chỉ là họ mất nhân quyền mà chính là họ không còn có một mối quan hệ với cuộc đời và tìm một điểm tựa để chuyển hướng. Do bối cảnh bất ổn cá nhân và bất trắc kinh tế tăng lên mà một xã hội đang phân hoá theo gia cấp trở thành một xã hội đại chúng lầm than và vong thân, họ sẵn sàng làm nô lệ mới cho chính quyền nuôi mộng bành trướng chính trị.

Căn bản kết hợp là các chiều hướng thuộc về chủ nghiã tập thể dân tộc và bành trướng đế quốc. Phong trào bài Do Thái là một nỗ lực tuyên truyền được kết hợp trong trào lưu này. Tuyên truyền của chính quyền là nền tảng để sách động quần chúng lầm than. Dù là mị dân nhưng tác động này thành công. Do đó, một phong trào quần chúng trong xã hội thành hình và chiếm mọi ưu thế trong sinh hoạt.

Phần III là trọng điểm của tác giả để giải thích về nguồn gốc của một chế độ toàn trị mà Đệ Tam đế chế của Đức và Bolchevik của Liên Xô là thí dụ.

Chế độ toàn trị thành hình trong một nhà nước dân tộc suy tàn, tình trạng vô chính phủ đi trước và một xã hội đại chúng bị phân hoá triệt để theo sau. Ngay khi nắm quyền Hitler đã ý thức về các hậu quả của khủng hoảng xã hội này, nên tìm cách tiếp tục hủy diệt mọi sinh hoạt xã hội của người dân. Stalin, ngược lại, qua chủ trương xoá bỏ giai cấp cũng đi đến một tình trạng toàn trị tương tự.

Xã hội giai cấp suy tàn khởi đầu và biến dạng thành một xã hội đại chúng lầm than và vô tổ chức. Không có đại chúng tham gia, tất nhiên sẽ không có một phong trào độc tài. Đó chính là điều kiện tiên quyết cho việc hình thành một hình thức nhà nước mới. Nhưng phong trào này không có trong khuôn khổ bình thường của một sinh hoạt chính đảng hay hội đoàn theo hệ thống, mà là một tình trạng bạo loạn luôn biến động của buổi giao thời mà mọi người như cát bay trong gió: Đó là một đại chúng gồm có các cá nhân đầy lòng thù hận và nghi ngờ. Tình trạng thất nghiệp và lạm phát làm cho lý do tham gia chống Do Thái của giới bình dân lên cao.

Vai trò của trí thức sách động cũng quan trọng không kém. Đặc điểm chính là chính quyền tuyên truyền ý thức hệ giả tạo và khủng bố toàn diện xã hội. Cả hai kết hợp nhau tạo ra một tình trạng bất ổn thường trực. Cá nhân vừa không còn tự do và suy nghĩ, chỉ còn chấp nhận hợp tác với chế độ là cách cuối cùng.

Bà mô tả khá chi tiết các trại tập trung và cách huỷ diệt người Do Thái. Tất cả nạn nhân đều

157

phải khuất phục trước cách toàn trị vô nhân đạo. Đây chính là một lò sát sinh để thử nghiệm xem chế độ nhà nước độc tài được điều hành như thế nào và mức độ đối kháng của nạn nhân đến đâu. Giết người một cách có hệ thống bất kể là ai và như là một loại côn trùng hay là sinh vật thừa thải trong xã hội. Bà tố cáo là chế độ này đáng lý không thể xãy ra.

Kết luận có hai khía cạnh quan trọng. Một mặt, chế độ toàn trị đạt được quyền hành bằng cách tuyên truyền ý thức hệ giả tạo và khủng bố toàn dân tộc một cách vô nhân đạo, dùng con người để thử nghiệm về quyền lực đàn áp nhưng không nhận trách nhiệm về những bất công trước lịch sử.

Mặt khác, chế độ độc tài không thể tiêu diệt một dân tộc, một điều tất yếu vừa là nguồn hy vọng, nhưng nguy cơ này cần phải đối phó. Ý thức cá nhân trong tinh thần trách nhiệm chính trị là giải pháp. Dù quan điểm của người dân dị biệt trong mọi sinh hoạt, nhưng khi tất cả đồng thuận tạo ra một nền tảng chính trị chung để xây dựng một xã hội trong tinh thần tự do, trách nhiệm, tương kính thì một hy vọng cho tương lai tốt đẹp hơn có thể khởi đầu, mà quan trọng nhất là khi mà con người xem bình đẳng là quyền duy nhất và không còn phân biệt theo chủng tộc, giai cấp, hoặc đảng phái. Nếu đạt được lý tưởng này, chúng ta sẽ thực hiện chủ nghĩa cá nhân tự do với những lý tưởng cao cả, tôn trọng phẩm giá của mỗi con người và chịu trách nhiệm chung cho tất cả.

Nhận xét

Ấn bản Đức ngữ là một tác phẩm khó đọc và bị chỉ trích với nhiều lý do. Về mặt hình thức, tác phẩm thiếu cân đối vì nhiều luận điểm thiếu bằng chứng để thuyết phục. Có quá nhiều chú giải không theo chuẩn mực dẫn luận thông thường, nhiều chỗ dài hơn bản văn.

Vì nội dung sách được tăng bổ nhiều lần, nên bố cục không còn mạch lạc như ấn bản Anh ngữ. Các chương cuối sách là những tiểu luận chuyên biệt hơn là kết luận cho toàn tác phẩm. Giới phê bình nghiêm túc không thể phân loại tác phẩm này vào lĩnh vực nào, triết học, sử học hay chính trị học hay là một khảo cứu liên khoa đúng nghĩa và cũng không là một cáo trạng cá nhân.

Tác phẩm thể hiện một cá tính độc lập và một phong cách tư duy độc đáo của một triết gia dấn thân trong vấn đề tố cáo tội ác của một nhà nước độc tài trước bất công của lịch sử. Đó là tấm gương can đảm mà người Việt quan tâm thời cuộc cần so chiếu.

Tóm lại, tuyên truyền sách động về một ý thức hệ giả tạo và khủng bố toàn dân trong một đất nước đang suy tàn là nguyên nhân thành hình của chế độ. Do bất lực nội tại của chế độ mà tiến trình tự hủy phát sinh tất yếu. Nhưng chế độ độc tài không thể hủy diệt toàn thể dân tộc và ý thức hồi sinh một thể chế dân chủ và cộng hoà của toàn dân là một hy vọng khởi đầu. Các lý giải này của Hannad Arendt về nhà nước độc tài của Đức và Nga trước đây vẫn đúng cho chế độ của ĐCSVN hiện nay.

Tài liệu tham khảo

159

Grit Straßenberger

Hannah Arendt zur Einführung, Junius: 2015

Wolfgang Heuer

Arendt-Handbuch: Leben - Werk – Wirkung, Metzler 2011

Hans Joachim Lieber

Politische Theorien von der Antike bis zur Gegenwart, Bundeszentrlale für politische Bildung 1991

VII

Khái Niệm Công Bình

Đại ý

Công bình một đề tài tranh cãi quen thuộc trong đời sống gia đình hằng ngày, thí dụ như chuyện ba đứa trẻ, Anne, Bob và Clara, cùng đòi làm chủ một cây sáo. Anne nhất quyết dành cây sáo cho riêng mình với lý do khá thuyết phục vì là người duy nhất trong gia đình biết chơi sáo, Bob lại dành phần là vì mình không có trò chơi nào và Clara phản đối vì là người đã bỏ công làm ra cây sáo mà lại không có quyền hưởng. Bố mẹ phải giải quyết làm sao đem lại công bình cho cả ba? Nhưng sâu xa hơn, công bình là một luận đề triết học xa xưa, mà nhận xét chua chát của Thomas Hobbes trong tác phẩm Levithian từ năm 1651 đến nay vẫn còn giá trị: *"Đời người là sống khốn khổ như thú vật và ngắn ngủi"*, thì còn tìm đâu ra công bình cho kiếp người?

Với hai khởi điểm này Sen đã đưa người đọc đi vào thế giới suy tưởng của ông về công bình, một công trình tổng hợp nhiều luận thuyết của Thomas Hobbes, John Lockes, Immanuel Kant, Adam Smith, Condorcet, Mary Wollstone, Karl Marx, Stuart Mill, đặc biệt nhất là phê bình thuyết công bình của John Rawls. Vì là người gốc Ấn Độ, ông cũng không quên đem giáo lý của Phật giáo và Ấn Độ giáo để giới thiệu và so chiếu. Mục đích của ông không xây dựng một học thuyết mới về công bình mà đưa ra một phương cách hành động thực tiễn làm cho thế giới bớt bất công hơn. Theo ông, lập luận và phản biện công khai trong một môi trường xã hội dân chủ là một điều kiện tiên quyết để đạt được công bình. Đó là nội dung chủ yếu của Sen trong tác phẩm mới nhất *The Idea of Justice* và sẽ được giới thiệu trong bài viết này.

Sen hiện là giáo sư đại học Harvard và đã đoạt giải Nobel về Kinh tế năm 1998. Một tác phẩm nổi tiếng của ông trước đây là *Development as Freedom*, nhằm đề cao vai trò kinh tế thị trường trong công cuộc phát triển tại các nước chậm tiến.

Sách được chia làm bốn phần và có 18 chương. Phần một đưa ra những đòi hỏi về công bình, phần hai giới thiệu những hình thức biện luận, phần ba đề cập đến những khả năng thực hiện và phần cuối cùng phân tích mối quan hệ giữa những biện luận công khai và phát triển dân chủ.

Công bình trong một hoàn cảnh cụ thể

Phần một gồm có sáu chương đề cập những vấn đề mối quan hệ giữa tri thức và tính khách quan, phê bình lý thuyết công bình của Rawls, vai trò của định chế đối với con người, sự phản kháng trong xã hội và tính trung dung trong các phương cách lập luận. Trong phần này ông đưa ra định nghĩa về công bình trong một hoàn cảnh cụ thể để tìm hiểu vấn đề.

Trước tiên, ông dựa trên một định nghĩa công bình theo quan điểm luật Ấn Độ thời xưa để thảo luận. Công bình gồm có hai khía cạnh chủ yếu cần phân biệt là *niti* và *natya*. *Niti* xét đoán về vai trò của các định chế và các thái độ đúng đắn chung, trong khi *natya* là một khái niệm bao quát hơn để đánh giá về sự thực hiện công bình

163

trong thực tế. Ấn biết tôn trọng *natya* hơn *niti*, và thuật ngữ *matsyanya-ya* là một lối diễn đạt bất công do cá lớn nuốt cá bé đã có đã có từ thời kỳ này.

Để thí dụ, Sen nêu lên trường hợp Kautilya là quân sư của Chandragrupta, vị vua đầu tiên của Ấn Độ, cũng là nội tổ của vua Ashoka. Kautilya luôn đề cao vai trò định chế và những cấm đoán nghiêm minh để đạt đến công bình xã hội. Trong khi vua Ashoka của Ấn Độ lại cho rằng giáo dục mới cải thiện thái độ của con người, và quan trọng hơn là nghiêm cấm qua định chế và luật lệ. Thấm nhuần lời Phật dạy về lòng khoan dung, vua Ashoka đề cao sự công bình giữa các tôn giáo. Ông cho rằng người nào chỉ biết tôn trọng tôn giáo mình mà bất kính tôn giáo khác thì thái độ này là bất kính với tôn giáo mình. Cả hai khuynh hướng này bổ sung cho nhau trong hoàn cảnh của Ấn Độ lúc bấy giờ.

Để tránh chủ quan, cục bộ và địa phương khi nhận chân giá trị công bình, Sen đề nghị nên sử dụng khái niệm „*nhà quan sát độc lập*" của Adam Smith. Adam Smith cho rằng phải lấy quan điểm của đa số làm chuẩn và dựa trên các sự dị biệt về kinh nghiệm để phán đoán. Sự khác biệt giữa Ralws và Sen là Ralws theo quan niệm về định chế (*trancendental institutionalism*), trong khi Sen thiên về thực tế và theo khảo hướng đối chiếu (*realization-focused comparison*).

Trong khi Rawls đề xuất về công bình bằng cách suy diễn dựa trên một định chế độc nhất và khô cứng, thì Sen cho rằng con người đầu có những

164

vị thế khác nhau vẫn có thể theo đuổi mục tiêu riêng, nên không thể đưa tất cả vấn đề vào những khuôn mẫu đã định hình trước để trước để suy luận. Theo Rawls, công bình là khởi điểm để thiết lập định chế cho xã hội, nhưng Rawls đã đơn giản hoá tối đa một vấn đề cực kỳ phức tạp nhằm đem lại sự hài hoà của công bình và thái độ của con người. Theo Sen, điểm yếu của Ralws là giải thích vấn đề một chiều vì định chế chỉ là một phần của vấn đề và cũng không đưa ra một phương thức kiểm chứng nào cho thấy thuyết công bình này sẽ đưa tới kết quả tốt hơn. Sen cho rằng phải kiểm nghiệm lâu dài những tình trạng xã hội phát sinh trong thực tế để có thể so sánh những gì đã xảy ra rồi tìm những tiêu chuẩn công bình, thay vì đề ra một lý thuyết chung. Ông thí dụ nếu đưa ba tình trạng X, Y và Z để xét về công bình, khi xác định được X là tốt nhất thì không nên tiếp tục so sánh giữa Y và Z.

Thật ra, bất mãn trước một bất công hay cần xác định một cứu cánh cho công bình là đề tài đã được Jean-Charles de Borda và Condorcet, hai nhà toán học người Pháp, nghiên cứu từ thế kỷ XVIII. Họ dùng phương thức toán học để tìm ra cách tính gộp lại các ưu tiên cá nhân, dựa vào cách so sánh do các cá nhân đưa ra, tìm ra các kết quả đối nghịch, rồi từ đó có thể tìm ra những kết quả chấp nhận được gọi là những ưu tiên của đa số. Nghịch thuyết của Condorcet đã được nhà kinh tế học Kenneth Arrow triển khai thành định lý về sự bất khả. Đề nghị này có những khuyết điểm vì theo kiểu định mẫu cũng không hề quan tâm đến những nhu cầu thực tế của từng nhóm khác biệt nhau trong xã hội. Nạn đói nghèo, thất học, bệnh tật, kỳ thị, quyền của nữ giới đòi hỏi cần phải có những tiêu chuẩn về công bình khác nhau. Arrow thú nhận ngoài những thảo luận lý thuyết, thực tế cho thấy chưa có một mô hình chọn lựa về công bình nào có thể thoả mãn cho đa số và được coi là thuần lý và dân chủ. Condorcet cũng đã thấy điểm khó khăn chủ yếu khi xét đoán công bình là thiếu thông tin. Ông nhấn mạnh vai trò giáo dục nữ giới và những cuộc thảo luận công khai.

Đồng quan điểm với Condorcet, Sen cho rằng hiện nay các triết thuyết về công bình chỉ dựa trên sự phân loại trong một hệ thống nào đó rồi so sánh nên bất bình xảy ra là chuyện đương nhiên. Quan điểm bất toàn và cục bộ cố hữu này chính là khởi điểm để Sen tìm ra một giải pháp toàn bộ cho vấn đề công bình, mà theo Sen, thông tin và thảo luận công khai là phương tiện để giải quyết. Nhưng lập luận như thế nào đó là chủ đề mà ông đề cập trong phần hai.

Những hình thức lập luận

Phần hai gồm có bốn chương nhằm giới thiệu những hình thức lập luận cụ thể trong một hoàn cảnh cụ thể để đạt được công bình. Thực ra, ông đã dùng giáo lý vị tha và tương thuộc của Phật giáo để phê bình các thuyết duy lý và duy lợi của phương Tây.

Theo ông, trong thời đại toàn cầu hoá thì quan điểm về một nhà quan sát độc lập của Adam Smith càng cần hơn bao giờ hết, vì nó giúp ta tránh được tinh thần cục bộ, địa phương, chạy theo tư lợi mà quên mình đang sống trong một thế giới đại đồng. Sen cho rằng thuyết duy lý và

166

duy lợi đã đưa con người đến những thái độ cực đoan trong lúc chọn lựa: người tiêu thụ chỉ muốn mua hàng tốt nhất mà giá lại rẻ nhất, nhà sản xuất muốn tạo ra sản phẩm ít vốn nhất mà bán lời nhiều nhất và doanh nghiệp tìm cách tăng thu doanh lợi bằng cách bớt đi phức lợi của công nhân. Thái độ duy lợi tối đa phản ảnh một sự giới hạn của lý trí trong lập luận, vì không chú ý tới những lập luận khác cũng như những lối chọn lựa khác có thể hợp lý hay công bình hơn mà thiện cảm và vị tha là điều kiện thiết yếu để ta quan tâm đến tha nhân và đóng góp hữu ích cho xã hội.

Ông phân biệt có hai mối quan hệ: trong mối quan hệ tương thuộc cá nhân thì vấn đề đối xử sao cho công bình tương đối dễ giải quyết, nhưng khi đặt vấn đề này trong tinh thần trách nhiệm thì chuyện bất công có thể xảy ra, nhất là khi trách nhiệm đi kèm với quyền lực. Vấn đề càng rõ nét hơn khi đặt mối quan hệ bất cân xứng giữa con người với thú vật, vì chúng ta luôn tự hào thông minh và trách nhiệm nhiều hơn so với thú vật, từ đó mà chúng ta có lý do để đối xử bất công không những đối với thú vật mà còn với đồng chủng yếu kém hơn. Trong mối quan hệ xã hội hiện nay có quá nhiều bất công, mà chủ yếu bắt nguồn từ việc lạm quyền. Ông dùng lời Phật dạy trong kinh Sutta Nipata và các tác giả phương Tây để soi sáng vấn đề nhân quyền. Ông nhấn mạnh đến bổn phận của cá nhân trong việc để giảm bớt bất công, nhưng xác định khả năng để hành động đó là chủ đề mà ông thảo luận trong phần ba.

Lượng giá khả năng hành động

Phần ba có bốn chương đào sâu các vấn đề tự do, hạnh phúc, công bình và đánh giá khả năng để thực thi công bình.

Ông phê bình các lý thuyết về phát triển kinh tế trước đây khi quá đề cao vai trò các chỉ số về gia tăng tổng sản lượng quốc dân và lợi tức tính theo đầu người, cách này không những không diễn đạt được thực trạng xã hội mà còn lầm lẫn giữa mục tiêu và phương tiện. Theo ông, đã đến lúc chúng ta phải thay đổi khái niệm phúc lợi xã hội mà các chỉ số khác quan trọng và trực tiếp ảnh hưởng hơn là phẩm chất cuộc sống, phúc lợi chung và tự do cá nhân. Tuy nhiên, ông cảnh báo không nên quá nghiêng về thuyết duy lợi cá nhân của Jeremy Bentham, vì chỉ lấy mức hưởng thụ tối đa của cá nhân làm thước đo hạnh phúc chung xã hội, trong khi đó khà năng chuyên môn, mức thu nhập lợi tức, nhất là sự may mắn của từng cá nhân vẫn còn quá dị biệt nhau trong từng hoàn cảnh cụ thể.

Theo Sen, điều quan trọng trong việc đạt đến công bình làm thế nào để xoá bỏ mọi chướng ngại cho cá nhân trong việc thực hiện tự do để mưu cầu hạnh phúc. Lượng giá khả năng không chỉ là mơ mộng và chờ đợi mà tìm những tiêu chuẩn hành động cụ thể trong môi trường riêng biệt, nhất là dám chọn những lối sống khác biệt, để từ đó tìm may mắn của đời mình, có thể là công danh, tiền tài hay địa vị xã hội. Dĩ nhiên, nỗ lực tối đa của cá nhân trong thể hiện tự do là điều chủ yếu, nhưng môi trường xã hội phù hợp cũng góp phần cho sự thành đạt. Khi phân tích khả năng của từng cá nhân, ông so sánh đến những vấn đề nổi bật trong một vài nhóm người bị phân biệt đối xử, thí dụ như người khuyết tật hay phụ nữ tại các xã hội còn theo chế độ phụ quyền.

Ông sử dụng khái niệm *agency* để diễn đạt khả năng và tư cách hành động để chuyển hoá tự do của từng cá nhân, khái niệm này không thể dịch chính xác trong tiếng Việt mà phải hiểu trong ngữ cảnh mà Sen lập luận. Thực ra, ông phê bình các lý thuyết về kinh tế phúc lợi trước đây đã không quan tâm đến khả năng hành động và những nổ lực nhằm thoát ra những nghịch cảnh, thí dụ như công nhân bị bóc lột trong xã hội tư bản, nông dân trong xã hội nông nghiệp và gia nhân trong xã hội phong kiến. Vấn đề là làm sao để họ hưởng công bình hơn và có một đời sống đáng sống hơn, nhưng khi họ an tâm chịu đựng và cố thích nghi với nghịch cảnh thì bất công sẽ kéo dài.

Ông dùng *agency* để phân tích hai mối quan hệ. Một là mối quan hệ giữa khả năng hành động của từng cá nhân và phúc lợi chung, hai là mối quan hệ giữa tự do và kết quả thực hiện. Về mối quan hệ đầu tiên, ông cho rằng cần tìm hiểu mục tiêu cá nhân theo đuổi, dĩ nhiên mục tiêu này nhằm phản ảnh ước muốn cá nhân, có gắn liền với phúc lợi chung hay không. Về mối quan hệ giữa tự do hành động và kết quả đạt được đem so chiếu với phúc lợi chung và khả năng đạt được mục tiêu riêng. Tổng hợp hai lối suy luận này chúng ta sẽ có bốn khái niệm khác biệt để có thể đánh giá được toàn bộ vấn đề công bình:

1. Phúc lợi chung thu hoạch được,
2. Phúc lợi riêng cho cá nhận qua hành động của

riêng mình,

3. Tự do qua phúc lợi và

4. Mức độ tự do trong hành động.

Phân tích của ông đưa đến những suy luận mới hơn và có lẽ quan trọng nhất là đề cao tự do cá nhân trong hành động. Đây là điểm mà các nhà hoạch định chính sách phải ưu tiên chú ý, vì cá nhân không chỉ là người nhận phúc lợi xã hội, mà nên xem họ là một con người có ý thức trách nhiệm hành sử trong tự do và sẽ mang đến phúc lợi chung. Hơn thế nữa, hành động này còn góp phần việc mở rộng dân chủ. Đó là đề tài mà ông dẫn chứng ở phần bốn.

Biện luận công khai là thực thi dân chủ

Phần bốn gồm có bốn chương bàn về các vấn đề thực thi dân chủ, nhân quyền và công bình trên toàn thế giới. Ông cho rằng lập luận công khai sẽ là điều kiện thực hiện công bình và dân chủ.

Sen định nghĩa rất đơn giản về dân chủ. Dân chủ, theo ông, không gì khác hơn là thực tập việc lập luận và phản biện công khai trong mọi sinh hoạt xã hội. Chính những cuộc thảo luận các vấn đề chung một cách công khai thì các tiếng nói, dù cô thế hay dị biệt, đều được quan tâm và phân tích, có như thế thì xã hội sẽ dễ đạt đến công bình hơn. Nhưng thực thi các quyền dân sự và chính trị của người dân rất cần đến báo chí. Chính một nền báo chí độc lập và tự do sẽ hỗ trợ thiết thực cho việc thực thi dân chủ, vì báo chí không những đóng góp thuần túy trong vai trò thông tin mà còn là phương tiện tranh đấu cho người cô thế và hướng dẫn dư luận. Ông dẫn chứng nạn đói không hề xảy ra trong một nước dân chủ nào trên thế giới, mà chỉ có ở các nước bị ngoại thuộc, mà nạn đói Bangal, Ấn Độ năm 1943 là một thí dụ điển hình, nguyên nhân là báo chí Anh và Ấn độ đều im tiếng. Nhiều nạn đói khác tại như Liên Xô, Trung Quốc, Cambodia, Ethopia, Somalia và Bắc Hàn, mà bưng bít thông tin là lý do giải thích.

Sen cho rằng chính thảo luận công khai các dị biệt giúp chúng ta tìm hiểu và thông cảm nhau nhiều hơn trước những vấn đề phức tạp như tôn giáo, chủng tộc hay bản sắc. Đây là một điều kiện giúp chúng ta có cơ hội đạt được đồng thuận, khoan dung, nhân ái, và nhất là giảm đi mọi đạo đức giả mang danh tôn giáo, mà Ấn Độ có nhiều kinh nghiệm này. Những cuộc thảo luận của dân chúng tại thành Athens Hy Lạp thời xưa về các vấn đề công cộng là một thí dụ lý tưởng. Theo Sen, từ xa xưa thảo luận công khai là một đặc điểm tại các nước Á Đông. Truyền thống tốt đẹp trong các cuộc hội luận của Phật giáo ngay sau khi Đức Phật nhập niết bàn là những bài học về dân chủ. Trong ba cuộc họp tại Rajagriha, Vaisali và Patna để thảo luận về việc kết tập kinh điển, Phật giáo đã chứng tỏ tinh thần thảo luận công khai, khoan dung và tôn trọng dị biệt giữa các tăng đoàn, đây là một điểm son trong quá khứ.

Một thí dụ khác của Nhật Bản cũng chứng minh tương tự. Năm 604 sau Công nguyên, Thái tử Shotoku, một Phật tử thuần thành, khi nhiếp chính đã soạn thảo hiến pháp với 17 điều khoản, cũng đề cao tinh thần thảo luận. Ông viết trong điều 7 của hiến pháp là "*Mọi quyết định quan trọng không được phép do một người tạo ra, mà cần có sự thảo luận của nhiều người. Đừng bất bình khi người khác bất đồng quan điểm với mình. Mỗi người đều có một tấm lòng, mà mỗi tấm lòng đều có những lý lẻ riêng. Nếu cái đúng dành cho họ thì cái sai là của chúng ta, và cái đúng dành cho ta thì cái sai là của họ".* Các nhà luật học cho rằng hiến pháp của Nhật nhờ thấm nhuần giáo lý Phật giáo là bước đầu tiên để phát triển dân chủ.

Nhận xét

Tác phẩm của Sen là một công trình không những có giá trị về mặt tư tưởng mà còn là một phương châm hành động và đem lại nhiều thú vị cho nhiều giới khác nhau.

Đối với độc giả chưa đọc Sen bao giờ thì đây là một cơ hội hiểu rõ tư tưởng cơ bản của Sen đã trình bày trước đây, thí dụ như nạn đói tại các quốc gia không có tự do, phê bình các lý thuyết cổ điển về phát triển kinh tế và đề cao vai trò của thị trường và báo chí cho các nước chậm tiến. Đối với người đã đọc Sen rồi, thì đây là một công trình bổ sung, nhất là ông đi sâu vào việc phê bình thuyết công bình của Ralws.

Đối với đọc giả phương Tây đang được sống trong môi trường tự do, quen thuộc với tinh thần duy lý và văn hóa tranh luận thì điều mới lạ mà Sen mang lại là giáo lý Phật giáo và triết học Ấn Độ. Khi hiểu được tinh thần vị tha trong một thế giới tương thuộc, nhất là các mối quan hệ đến thú vật, tha nhân và môi trường sống, họ có cơ hội để xét lại về khái niệm công bình và cảm thấy trách nhiệm hơn là tiếp tục theo đuổi duy lý và duy lợi.

Nhưng quan trọng và đặc sắc nhất của Sen là đưa ra một chương trình hành động cho người đọc đang sống trong các chế độ độc tài. Những luận điểm chính của Sen là:

- Kinh tế thi trường là phương cách tốt nhất để phát triển kinh tế

- Tự do báo chí là nền tảng để thực thi dân chủ

- Chấp nhận tranh luận công khai các dị biệt để thuyết phục và đồng thuận là phương tiện để đạt được công bình xã hội.

Sen thú nhận đây là một tham vọng khó thực hiện trên toàn thế giới. Người Việt có thể thất vọng vì Sen không đề cập đến tinh thần dân chủ của hội nghị Diên Hồng và nạn đói năm Ất Dậu trong lịch sử Việt Nam cũng như tình trạng báo chí và nhân quyền ở Việt Nam hiện tại, nhưng hy vọng phương cách của Sen là nguồn cảm hứng bố ích và trở thành một thông điệp thời đại giúp cho những người đang tha thiết muốn đóng góp cho Việt Nam hôm nay và mai sau được công bình và dân chủ hơn.

Tài liệu tham khảo

Amartya Sen

The Idea of Justice,

Penguin Books, 2010.

173

Kim Them Do

Idee der Gerechtigkeit und öffentlicher Vernunftgebrauch in einer demokratischen Gesellschaft. Rechtstheorie: (2012) Vol. 43, No. 2, pp. 241-249.

http://ejournals.duncker-humblot.de/doi/abs/10.3790/rth.43.2.241

VIII

Hồ sơ tội trạng của Henry Kissinger

Tội ác của Hoa Kỳ trong chiến tranh Việt Nam là một đề tài bất tận. Lúc chiến tranh còn khốc liệt đã có những trí thức ngoại quốc tên tuổi như J. P. Sartre, B. Russell và N. Chomsky lên tiếng kêu gọi thành lập toà án quốc tế nhằm xét xử sự can thiệp quân sự của Hoa Kỳ tại Việt Nam. Sau khi vụ thảm sát tại Mỹ Lai được báo chí tố giác thì một tướng lãnh và cũng từng là trưởng đoàn thẩm phán công tố của Hoa Kỳ tại Toà án Quốc tế Nürnberg, Đức, Telford Taylor, đã viết một cuốn sách là Nuremberg and Vietnam. Với tác phẩm này ông muốn đặt lại vấn đề so sánh tội ác tại M Lai với hành vi của Đức Quốc Xã.

Khi chiến tranh kết thúc thì vấn đề này không còn ai quan tâm. Phần lớn các tác phẩm xoay quanh chủ đề Việt Nam đều nói về sự sai lầm của Hoa Kỳ, mà người ta tìm thấy đặc biệt qua các hồi ký của các nhân vật quan trọng như R. Nixon hay R. MacNamara.

Gần đây có một ký giả đã đặt lại vấn đề này và nhìn dưới một khía cạnh táo bạo hơn. Ông tự nhận mình có trách nhiệm như một thẩm phán công tố và lập hồ sơ để truy tố một nhân vật lừng danh, nhưng đã gây tội ác trong chiến tranh Việt nam và nhiều nơi khác trên thế giới. Thủ phạm được gọi đích danh là Henry Kissinger, cựu Ngoại trưởng Hoa Kỳ và là người đã ký kết Hiệp định Paris. Tội danh được cáo buộc là: Tội ác gây chiến tranh, Tội ác chống nhân loại, Vi phạm luật quốc tế, đặc biệt qua các vụ âm mưu tạo phản loạn, mưu sát, bắt cóc và tra tấn. Với các tội danh này tác giả yêu cầu Toá án Quốc tế phải xét xử đương sự.

176

Đó chính là nội dung chủ yếu của cuốn sách được giới thiệu trong bài viết này.

Tác giả

Chistopher Hitchens là một ký giả Hoa Kỳ gốc Do Thái, chuyên về săn tin điều tra và viết bình luận cho tờ The Nation và The Harper Magazine tại Hoa Kỳ. Ông đã nổi tiếng qua các loạt bài về phóng sự điều tra nhắm vào mặt trái của các nhân vật tên tuổi như Mẹ Theresa, Công chúa Diana và Tổng Thống Clinton.

Tác phẩm

Tác phẩm gồm có 14 chương nhưng không đánh số thứ tự. Phân loại theo nội dung thì gồm có phần nhập đề, 10 đề tài, phần kết luận và phần cảm tạ. Phần nhập đề: Tác giả tự nhận mình là một đối thủ chính trị của Kissinger và muốn buộc ông ta trong những tội trạng như sau:

Cố ý giết người thường dân tại Đông Dương (gồm 3 chương) Đồng loã tàn sát tập thể tại Bangladesh (1 chương)

Chủ mưu giết một nhân viên cao cấp trong chính phủ Chile (2 chương) Chủ mưu và tham dự vào việc giết một lãnh tụ của Đảo Síp (1 chương) Chủ mưu và thực hiện tội diệt chủng tại Đông Timor (1 chương) Tham gia vào kế hoạch bắt cóc và giết một ký giả người Hy Lạp sống tại Washington D. C. (2 chương) *Chương 1* bật mí các bí mật trong hậu trường chính trị Hoa Kỳ vào năm 1968, mặc dù được các chính phủ liên tiếp giữ kín. Bí mật đó là: Vào mùa thu 1968 trong thời kỳ tranh cử chính R. Nixon và các đặc sứ của ông đã cố tình phá hoại Hoà đàm Paris bằng cách hứa hẹn bí mật với giới lãnh đạo Nam Việt Nam là chính quyền của Đảng Cộng hoà (nếu thắng cử) sẽ tạo vị thế thuận lợi cho Nam Việt Nam hơn là chính phủ của Đảng Dân chủ.

Hậu quả là Nam Việt Nam đã tin theo và tẩy chay Hoà đàm Paris khi triển vọng ký kết sắp thành hình. Những đề nghị hoà đàm do Đảng Dân chủ đưa ra bị phá vỡ. Vào đúng bốn năm sau chính R. Nixon cũng đã dùng các điều kiện này của Đảng Dân chủ để vận động lại hoà bình cho Việt nam. Hậu quả tàn khốc của kế hoạch này là cuộc chiến kéo dài thêm 4 năm nữa với số tổn thất 20.000 người Hoa Kỳ và vô số người Đông Dương. Theo suy luận của tác giả, tất cả đều nằm trong dụng ý của Kissinger.

Những bằng chứng về lời cáo buộc này được tác giả nêu ra:

Thứ nhất là những tin tức trích ra từ nhật ký của H. R. Haldeman, Diary of Haldeman, một cộng sự viên của R. Nixon và H. Kissinger, người phụ trách việc lập các biên bản. Tài liệu này được công bố vào tháng 5 năm 1994.

Một tài liệu thứ hai là cuốn sách Counsel to the President: A Memoir của Clark Clifforf, Bộ trưởng Quốc phòng Hoa Kỳ. Sách được ấn hành năm 1991. Theo Clifford xác nhận thì vào thời điểm này đã có sự gặp gỡ bí mật giữa Tổng thống Thiệu và John Mitchell, Giám đốc Tranh cử của R. Nixon. Ông Mitchell được bà Anna Chennault, một lobbyist của Đài Loan làm trung gian hỗ trợ.

178

Tài liệu thứ ba là Hồi ký của Nixon, The Memory of Richard Nixon. Ông xác nhận giữa tháng 9 năm 1968 ông được tin riêng là Johnson sẽ ra lệnh ngưng ném bom để tạo điều kiện cho Bắc Việt vào hội nghị. Điều này không làm ông ngạc nhiên. Kissinger báo cho ông biết là lệnh ngưng ném bom sẽ công bố vào 23. 10. Nhưng từ tháng 6. 1968 Nixon qua trung gian của bà Anna Chennault đã gặp riêng Đại sứ Bùi Diễm tại New York.

Tài liệu thứ tư là điện văn của Đại sứ Bùi Diễm gửi cho Tổng thống Thiệu ngày 23.10.1968. Ông Diễm cũng yêu cầu Tổng thống Thiệu nên giữ vững lập trường, vì ông đã được Đảng Cộng hoà xác nhận ủng hộ miền Nam. Các tài liệu nghe lén từ Toà đại sứ và việc theo dõi hoạt động của bà Anna Chennault được phổ biến sau này đã làm vấn đề rõ hơn: Cứ mỗi lần phe Bắc Việt Nam có thiện chí ký kết thì chính phe Nam Việt Nam lại ngã giá đặt điều kiện cao hơn.

Tài liệu thứ năm là cuốn sách của Anthony Summers, The Arrogance of Power: The Secret World of Richard Nixon, xuất bản năm 2000. Đây là một tổng hợp các hồ sơ nghe lén của R. Nixon, trong đó có chiến dịch tranh cử năm 1968. Qua hồ sơ của một điệp viên ngày 2.11.1968 thì bà Anna Chennault gặp Đại sứ Bùi Diễm để xác nhận sự ủng hộ của Nixon và yêu cầu phía Nam Việt Nam phải giữ vững lập trường. Nixon tin rằng Nam Việt Nam sẽ thắng.

Trong thời kỳ này Kissinger nằm trong bóng tối và điều động từ hai phía. Một mặt ông đưa tin mật ra bên ngoài, tình nguyện cung cấp tin cho Nelson Rockefeller để tùy nghi khai thác. Ông cũng nói cho Zbiginew Brzezinski biết là ông ghét Nixon từ lâu và không tin Nixon thắng cử. Mặt khác ông sử dụng Anna Chennault và John Mitchell trong các điệp vụ ngoại giao riêng của ông. Điều này tạo một ấn tượng chung lúc bấy giờ là Nixon không liên hệ gì đến vụ ngừng ném bom Bắc Việt và mọi diễn tiến đều diễn ra từ phía Đảng Dân chủ. Ông củng cố tin cho thấy là chính ông cũng không biết gì vấn đề này.

Cuối chương sách tác giả đề cập tới vai trò cua Henry Kissinger trong cái gọi là 40 Committee. Đây là một tổ chức nhằm nghe lén và kiểm soát các hoạt động tình báo tại hải ngoại được thành lập từ thời Tổng thống Truman. Trong cuộc điều tra của Thượng viện năm 1973, Giám đốc CIA là William Colby cũng xác nhận có tổ chức này và cho biết Henry Kissinger chịu trách nhiệm điều hành, đặc biệt Kissinger nới rộng hoạt động tới các phạm vi tình báo quốc nội, điều mà trước đây không cho phép.

Chương 2 nói tới hoạt động của Kissinger tại Đông Dương. Trong giữa thập niên 60 khi mọi người vẫn lạc quan cho cuộc chiến là có ý nghĩa và phần thắng nghiêng về phía miền Nam thì ông bắt đầu nghi ngờ khả năng của phe Nam Việt Nam sau lần đi thăm Việt Nam về. Ông đã âm thầm tiếp xúc với Bắc Việt qua trung gian hai người Pháp là Raymond Aubrac, một công chức người Pháp và là bạn của Hồ Chí Minh và Herbert Marcovic, một nhà vi sinh vật học đã đi Hà Nội nhiều lần. Qua tin tức cung cấp từ hai người Pháp này ông đã ông đặc biệt tìm hiểu về khả năng và vị thế thương thuyết của từng nhà lãnh đạo miền Bắc. Ông cũng đưa tin này tiếp cho R. McNamara. Song song với công việc này ông cũng xúc tiến việc việc xích lại gần nhau của các siêu cường. Dù trong kế hoạch của Việt Nam hay quốc tế, ông luôn luôn có ý niệm chung: tất cả đều là phương tiện trong mục tiêu của cá nhân ông, có lúc ông chú trọng mục tiêu này và sao lãng mục tiêu kia.

Tác giả nêu lại cơ hội tái lập hoà bình để lỡ của năm 1968 làm thí dụ điển hình. Theo lời khai của Averell Harimann, Trưởng phái đoàn thương thuyết tại Hoà đàm Paris thì tháng 10 và tháng 11 năm 1968 có 90% các lực lượng chiến đấu của miền Bắc đã rút khỏi ra hai tỉnh phía bắc Nam Việt Nam, như Hiệp định dự kiến, còn việc ngừng ném bom miền Bắc chỉ là một điểm của Hiệp định mà thôi. Tháng 12 năm 1968 chính là thời kỳ chuyển tiếp từ chính quyền Johnson sang Nixon. Giới lãnh đạo quân sự tại Hoa Kỳ lại thay đổi chiến lược triệt để. Tướng Creigton Abrams đồng ý mở một cuộc chiến tranh toàn diện nhằm phá hoại mọi hạ tầng cơ sở của Việt Cộng tại miền Nam, điển hình là chiến dịch hành quân càn quét tại Kiến Hoà trong 6 tháng đầu năm 1969, mà người Hoa Kỳ gọi làOperation Speedy Express. Qua tài liệu của Haldeman thì Kissinger chú tâm tới kết quả cuộc bầu cử 1972 tại Hoa Kỳ hơn là rút quân để giải quyết chiến tranh Việt Nam. Trong hồi ký của Kisssinger, ông cũng xác nhận là sự rút quân đột ngột gây khó khăn về uy tín cho Hoa Kỳ. Sự can thiệp của Charles De Gaulle về vấn đề ném bom miền Bắc không gây ảnh hưởng gì cho Kissinger, vì lúc bấy giờ ông quan tâm tới ý kiến của Breschnjew và Mao Trạch Đông hơn.

Một tội trạng khác được nêu lên là vụ ném bom miền Bắc vào mùa Giáng sinh 1972. Bây giờ là

181

lúc mùa tranh cử tại Hoa Kỳ bắt đầu. Theo tác giả, quyết định ném bom không phải là có tính cách quân sự thuần túy mà vì lý do chính trị. Ông chứng minh, một mặt Hoa Kỳ chứng tỏ cho thấy thế mạnh của mình để gây hậu thuẫn cho Đảng Cộng hoà trong Quốc hội và đưa phe Dân chủ về phía thụ động, mặt khác muốn gây niềm tin cho Tổng thống Thiệu thấy là không nên sợ hãi trước việc Hoa Kỳ rút khỏi Việt Nam.

Tội trạng liên quan đến Cămpuchia được tác giả nêu lên ở cuối chương. Đúng ngày 12.05.1975 là ngày Khmer Đỏ chiếm quyền thì một tàu chiến Cămpuchia đã kéo theo một tàu hàng của Hoa Kỳ tên là Mayaguez. Tàu này nằm trong lãnh hải của Cămpuchia và được kéo về đảo Koh Tang. Mặc dù được biết tin là thủy thủ đoàn đã được trả tự do, Kissinger cũng cố tình làm áp lực cho Henry Ford, một Tổng thống kế nhiệm thiếu kinh nghiệm tiến hành một biện pháp trả đũa để giữ thể diện. Kết quả cuộc tấn công này là trong 110 thủy quân lục chiến Hoa Kỳ có đến 18 người chết và 50 người bị thương; phía không quân tham dự có 23 quân nhân tử trận. Hoa Kỳ đã ném bom tới 15.000 cân Anh trên đảo này và không ai biết được con số thương vong của người dân vô tội Cămpuchia một cách chính xác. Một cuộc điều tra tại Quốc hội cho thấy Kissinger ít nhất phải biết được tin thủy thủ đoàn đã được thả trước khi quyết định can thiệp.

Chương 3 là trọng điểm của cuốn sách được tác giả dùng để tổng hợp tội trạng của Kissinger trong chiến tranh Việt Nam.

Khởi đầu tác giả sử dụng cuốn sách Nuremberg and Vietnam của tướng Telford Taylor để làm tài liệu phân tích. Theo Taylor thì những nguyên tắc luật pháp áp dụng tại Tòa án Quốc tế Nürnbeg và Tokio cũng nên áp dụng cho trường hợp Việt Nam. Bản án Nürnberg đã được Liên hiệp quốc phê chuẩn ngày 11.12.1946 và trở thành nguyên tắc Luật Quốc tế sau này. Như vậy Hoa Kỳ cũng phải tôn trọng nguyên tắc này khi tham chiến tại Việt Nam. Những bị cáo cũng có thể lập luận rằng mục tiêu chiến đấu của chiến tranh Việt Nam là danh dự và cao cả; những người có trách nhiệm đều vô tội, vì không ai có thể lường trước được những kết quả tàn khốc của một cuộc chiến lan rộng và một phần khác là thiếu thông tin chính xác. Cũng theo Taylor thì lập luận này có thể được chấp nhận được cho đến giữa thập niên 60. Từ sau thảm sát Mỹ Lai ngày 16.3.1968 không ai có thể cho là mình không biết đến mức độ vô nhân đạo trong các cuộc tàn sát khi chiến tranh đã leo thang lên cao điểm.

Một lập luận khác của William Corson, Đại tá Hoa Kỳ, cũng được nêu lên để phản chứng. Theo Corson sự khốc liệt trong chiến tranh Việt Nam không có yếu tố hình sự để buộc tội, đó chỉ là sự ước lượng sai lầm của giới lãnh đạo Hoa Kỳ từ đầu đến cuối sự tham chiến.

Lập luận này không được Taylor chấp nhận. Ông nêu lên những đặc điểm trong chiến tranh Việt Nam, điều mà người ta không thể so sánh với các cuộc chiến tranh trước đây. Một mặt những vũ khí được trang bị tại Việt Nam rất hiện đại và di động, mặt khác thì phương tiện truyền thông từ Hoa Kỳ đến Việt Nam cũng như từ trung ương đến hạ tầng được bảo đảm. Một điều có thể suy đoán được là

Kissinger và tướng Creigton Abrams phải biết được tầm mức lan rộng chiến tranh đến thường dân vô tội và họ ít nhất phải được thông báo đầy đủ về vấn đề này.

Tài liệu của John Mc Naugton, Đại diện Bộ Quốc phòng, cho thấy giới lãnh đạo Toà Bạch ốc vào năm 1967 chỉ muốn một phương cách duy nhất để quét sạch Việt Cộng bằng cách đốt nhà dân chúng, phá hết rừng rậm và tráng nhựa lại hết toàn bộ miền Nam.

Một bằng chứng khác là cuộc Hành quân Bình định nông thôn tại Kiến Hoà vào sáu tháng đầu năm 1969. Tài liệu của Kevin Buckley, Trưởng Văn phòng Tuần báo Newsweek tại Sài Gòn cho thấy Kissinger có tiếng nói quan trọng trong quyết định này. Theo Buckley thì tổng số thương vong của Cộng quân trong cuộc hành quân này là 10.899, nhưng bằng chứng khác cho thấy số thương vong của dân chúng lên trên 5.000 và vượt qua hẳn con số tại vụ Mỹ Lai. Trước câu hỏi được đặt ra là từ đâu có những con số này thì một sĩ quan Sư đoàn 9 Không kị Hoa Kỳ đã trả lời là: các trực thăng có thể đếm các xác của kẻ thù không có vũ khí này từ trên những cánh đồng. Một nghịch lý khác được tác giả nêu lên là so với gần 11.000 người chết thì số vũ khí tịch thu được chỉ có 748. Theo ước lượng của tác giả thì cuộc hành quân này mức độ khốc liệt hơn Mỹ Lai nhiều.

Tác giả dẫn một tài liệu khác của Tad Szulc qua cuốn sách The Illusion of Peace. Theo đó thì chính Kissinger đã có lần đề nghị sử dụng bom nguyên tử để phá hoại đường tiếp tế Hoa-Việt và một lần khác nhằm phá hệ thống đê điều của miền Bắc. Nhưng đề nghị này đã không được chấp thuận.

Vấn đề ném bom Cămpuchia cũng được đặt ra. Theo tác giả thì không có một căn bản pháp lý nào cho việc nới rộng chiến tranh này cũng như một đảm bảo an toàn nào cho cho các thường dân. Các tài liệu từ Toà Bạch ốc và Bộ Quốc phòng cho thấy là trong quyết định oanh tạc sang Cămpuchia và Lào thì tổn thất các nạn nhân vô tội được dự kiến trước. Theo tác giả có it nhất 660.000 thường dân tại Cămpuchia và 350.000 tại Lào phải hy sinh oan uổng. Trong Hồi ký của Kissinger ông có đề cập tới vấn đề này và cho là lệnh dội bom đến từ nhiều cơ quan khác nhau và điều này có thông báo cho Quốc vương Sihanouk biết trước. Theo tác giả thì chính Kissinger góp phần quan trọng vào vấn đề này và ông đã theo dõi chặt chẽ diễn tiến các cuộc oanh tạc Cămpuchia. Không thể nào lập luận rằng ông không có ý thức sự nguy hiểm của quyết định này. Sự chấp thuận của Sihanouk, nếu có, cũng không giải tội cho Kissinger được. Những người trong cuộc như R. McNamara, Mc. Georg Bundy và William Colby đã chính thức lên tiếng hối lỗi và cố gắng giải thích vấn đề. Còn Henry Kissinger thì tuyệt nhiên cho đến nay không có những phản ứng gì tương tự.

Tác giả cũng tố giác việc Hoa Kỳ đếm xác người Việt để báo cáo lấy thành tích mà không phân biệt thường dân hay quân nhân. Một thí dụ được nêu lên để minh chứng số tử thương chính thức từ tháng 3 năm 1968 cho đến tháng 2 năm 1972 bao gồm: Hoa Kỳ 31.205, Nam Việt Nam 86.101 và đối phương 475.609. Cũng nên biết là trong thời kỳ này Hoa Kỳ đã ném 4.500.000 tấn chất

185

nổ xuống Đông Dương. Theo ước lượng của Thượng viện Hoa Kỳ thì ít nhất có trên ba triệu thường dân thiệt mạng. Một con số khác được CIA đưa ra là chỉ có 35.708 thường dân bị bắt cóc và giết chết trong chiến dịch Phượng hoàng cũng là điểm đáng nghi ngờ. Những con số này được Henry Kssinger đưa ra nhằm lừa dối, dấu nhẹm công luận và tránh áp lực của Quốc hội. Tác giả đã trích dẫn Nhật ký của Haldeman để dẫn chứng sự kiện này ở cuối chương sách.

Chương 4 nhằm cáo giác tội diệt chủng và âm mưu đảo chính của Kissinger tại Bangladesh.

Tháng 12 năm 1970 phe quân phiệt Pakistan cho phép bầu cử tự do. Kết quả là phe Sheikh Mujibur Rahen thắng cử dễ dàng và chiếm đa số ghế trong Quốc hội. Theo dự kiến thì 3 tháng 3 năm 1971 Quốc hội sẽ triệu tập phiên họp đầu tiên. Đúng ngày 1 tháng 3 nam 1971 tướng Yakya Khan tuyên bố đình hoãn việc này khiến cho dân chúng nổi dậy chống đối. Quân đội can thiệp mạnh vào thủ đô Dhaka và bắt giữ Sheikh Mujibur Rahman; ký giả ngoại quốc bị trục xuất. Bất bình trước các đàn áp thô bạo này Tổng lãnh sự Hoa Kỳ tại Dhaka là Archer Blood gửi điện văn phản đối sự chậm trễ can thiệp của Hoa Kỳ. Việc này được đa số nhân viên Toà Lãnh sự ủng hộ. Quân đội tiếp tục đàn áp sinh viên và dùng súng bắn vào các cư xá đại học. Các vũ khí này do Hoa Kỳ cung cấp trong chương trình Viện trợ Phát triển. Trong 3 ngày đầu theo tác giả có tới 10.000 thường dân bị chết. Tổng số nạn nhân trong cuộc đàn áp này được ước lượng tối thiểu từ hơn nửa triệu cho đến đến ước lượng tối đa là ba triệu thường dân. Trước tình hình cực kỳ sôi động, Đai sứ Hoa Kỳ tại Ấn Độ là Kenneth

186

Keating trong điện văn ngày 29 tháng 3.1971 yêu cầu Hoa Kỳ phải có biện pháp ngăn chặn. Kết quả đạt được là Kissinger đã cách chức Archer Blood và cảnh cáo Kenneth Keating. Vào cuối tháng tư 1971 là thời kỳ cao điểm của đàn áp chính tướng Yahya Khan đã gửi thư cảm tạ Kissinger về sự hợp tác.

Theo tài liệu của sử gia Lawrence Lifschultz thuộc Đại học Yale mà tác giả dẫn chứng thì Kissinger phải làm ngơ vì vào thời điểm này Pakistan đang làm trung gian cho việc nối lại bang giao Hoa Kỳ và Trung Hoa. Ngay trong phiên họp tại Bộ Ngoại giao Hoa Kỳ ngày 6 tháng 3.1971 do Kissinger triệu tập thì mọi đề nghị can thiệp đều bị Kissinger bác bỏ, kể cả việc cảnh cáo tướng Yahya Khan phải tôn trọng kết quả bầu cử. Thái độ của Kissinger cho thấy là ông không tôn trọng nguyện vọng dân chủ của nhân dân Bangladesh. Sau này khi Mujibur đi thăm Hoa Kỳ vào năm 1974 với tư cách là Quốc trưởng, ông tẩy chay không gặp trong một cuộc tiếp xúc trong 15 phút mà chính Tổng thống Ford đã chấp thuận. Tháng 11 năm 1974 ông đến thăm Bangladesh trong vòng 8 tiếng đồng hồ và chỉ mở một cuộc họp báo trong 3 phút. Theo những tài liệu thì ông để sắp xếp cuộc đảo chính Mujibur. Ngày 14.8.1975 thì Mujibuhr và 40 tùy tùng đã bị hành quyết trong một cuộc đảo chính. Những chi tiết liên quan với David Eugene Booster, Đại sứ Hoa Kỳ và Phipp Cherry, Trưởng Cơ quan tình báo CIA tại Bangladesh được tác giả dẫn chứng. Một cuộc điều tra về âm mưu đảo chính của Kissinger đã được tổ chức Carnegie thực hiện với sự tham dự của 150 viên chức Bộ Ngoại giao và CIA, nhưng kết quả không được công bố vì chính áp lực của Kissinger.

Chương 5 nhằm vạch trần tội trạng của Henry Kissinger tại Chile trong khi triển vọng phát triển dân chủ tại xứ này đang thành hình.

Tháng 9 năm 1970 phe tả của Dr. Salvador Allende thắng thế với đa số phiếu 36,2 % trong cuộc bầu cử Tổng thống. Sự phân hoá chính trị trong cánh hữu và bảo thủ càng trầm trọng hơn khiến cho các doanh nghiệp Mỹ tại Chile như ITT, Pepsi-Cola và Ngân hàng Chase Manhattan thấy làm ăn khó khăn hơn; triển vọng bang giao kinh tế hai nước theo chiều hướng này cũng xấu đi. Sau khi thoả thuận với Donall Kendall, Chủ tịch tập đoàn Pepsi-Cola, David Rockefeller, Chủ tịch Ngân hàng Chase Mahattan và Richard Helms, Giám đốc CIA, Kissinger cùng Richard Helms đến gặp Nixon để tìm cách giải quyết vấn đề. R. Nixon đồng ý kế hoạch ngăn trở Allende nắm quyền, phí tổn chấp thuận là 10 triệu đô la, kế hoạch hành động trong vòng 48 tiếng đồng hồ và Toà Đại sứ Hoa Kỳ không được liên can.

Các tài liệu được giải mật sau này cho thấy Henry Kissinger thoạt đầu không quan tâm đến tình hình của Chile nhiều, nhưng ông cũng tham gia vì muốn chứng tỏ thực tài cho Nixon thấy mà thôi. Theo kế hoạch của Kissinger thì một toán đặc nhiệm công tác được hình thành từ Langley, Virginia. Tổ chức gồm hai đường dây: chính thức (qua ngả ngoại giao) và bí mật (không thông qua Bộ Ngoại giao và Toà Đại sứ, nhằm tổ chức đảo chính và bắt cóc tướng Tư lệnh Quân đội Rene Schneider, mỗi sĩ quan tham gia được tặng 50.000 đô la và hai người trực tiếp điều hành kế hoạch này là Richard Helms và Thomas Karamessines). Toán công tác nhận định rằng tình trạng phân hóa trong quân đội, sự trung thành đối với tướng Schneider và Hiến pháp sẽ làm trì trệ kế hoạch. Nhưng Kissinger bất chấp và ra lệnh phải tiến hành. Ngay trong đường dây thứ hai thì chính Kissinger cũng chia làm hai loại nhóm tướng lãnh của Chile để hợp tác khác nhau.

Nhóm thứ nhất là tướng Roberto Viaux và Arturo Marshall. Nhóm này đã có lần tổ chức đảo chánh vào năm 1969 nhưng không thành công và bị quân đội cũng như chính giới không coi trọng. Nhóm thứ hai, tương đối khả kính hơn, do tướng Camilo Valenzuela cầm đầu. Kissinger chấp thuận cung cấp vũ khí cho tướng Roberto Viaux, người thi hành kế hoạch này. Sau thời gian tiếp xúc thì CIA nghi ngờ khả năng hành động của nhóm tướng Roberto Viaux, dù trước đó đã giao 20.000 đô la tiền mặt và một khế ước bảo hiểm nhân thọ cho y với trị giá 250.000 đô la.

Cuối cùng Nixon đi đến quyết định ủng hộ nhóm tướng Valenzuela và thúc hối hành động. Đêm 18 tháng 10 năm 1970 nhóm của tướng Valenzuela tổ chức bắt cóc tướng Schneider nhưng thất bại vì ông này vào giờ chót đổi ý dùng xe riêng đi thay vì công xa. CIA hốt hoảng, thúc hối nhanh hơn và tiếp tục trả thêm cho nhóm tướng Valenzuela 50.000 đô la nữa. Đêm 20 tháng 10 một cuộc bắt cóc lần thứ hai lại thất bại. Ngày 22 tháng 10 CIA tiếp tục giao vũ khí cho nhóm tướng Valenzuela. Nhưng cùng ngày này thì tướng Scheider lại bị giết bởi nhóm của tướng Roberto Viaux. Tài liệu của Toà án Quân sự Chile sau này cho thấy thủ phạm lại chính là

189

người cùng một lúc ở trong hai nhóm của hai đường dây khác nhau.

Trong tất cả các tài liệu của Hoa Kỳ người ta không tìm ra được một bằng chứng cho thấy là Hoa Kỳ công khai ra lệnh giết hoặc bắt cóc và thủ tiêu tướng Schneider. Trong việc chuyển giao vũ khí cho tướng Valenzuela cũng không có một văn bản nào kết luận được là Hoa Kỳ giao vũ khí để sử dụng vào mục tiêu thanh toán tướng Schneider.

Những bằng chứng được tác giả nêu ra là: Brian MacMaster, một nhân viên CIA, lúc đó giả dạng là một doanh nhân làm ăn tại Chile, khai rằng sau vụ mưu sát này CIA vẫn tiếp tục trả tiền cho các thuộc viên của nhóm tướng Viaux bị ngồi tù để buộc phải ngậm miệng.

Đại tá Paul M. Wimert, Tùy viên quân sự Toà Đại sứ, là người chịu trách nhiệm liên lạc với nhóm tướng Valenzuela, khai rằng, sau vụ mưu sát ông đòi Valenzuela trả 50.000 đô la và 3 khẩu súng lại và ông vứt vũ khí này xuống biển để phi tang. Người đồng loã với ông là Henry Hecksher, Trưởng nhóm CIA, trước đó đã xác nhận với Washington là cả hai nhóm hợp tác đều có khả năng thực hiện đảo chính thành công.

Trong văn thư của Kissinger gửi đi ngày 15 tháng 10 không có bằng chứng nào chứng tỏ là Hoa Kỳ đình chỉ hợp tác với nhóm tướng Viaux. Ngược lại điện văn của Bộ Ngoại giao gửi cho Henry Hecksher ngày 20 tháng 10 cho thấy sự lo lắng của các giới chức cao cấp khi hay tin hai lần mưu sát tướng Schneider bất thành. Sau này

Thomas Karamesines xác quyết là sự quan tâm này đến từ Henry Kissinger.

Đại sứ Edward Korry cũng khai rằng Kissinger đã ép ông đứng ra nhận hết tội trong vấn đề này vì Kissinger cho là xui xẻo và không muốn dính tới.

Ở cuối chương tác giả trích dẫn những đoạn trong Hồi ký của Kissinger qua những lần gặp gỡ Pinochet và so sánh quan điểm trình bày với những biên bản chính thức của Bộ Ngoại giao. Những vấn đề nhân quyền, đàn áp đối lập, bang giao hai nước và phát triển tổ chức Châu Mỹ La tinh (OAS) viết ra đều trái ngược nhau.

Chương 6 bổ túc thêm về tội trạng của Kissinger về vụ Chile. Kết quả một cuộc điều tra vào tháng 9 năm 2000 được gọi là Hinchey Amendment cho thấy những yếu tố mới:

- CIA đã hợp tác với ba nhóm tướng lãnh khác nhau để đảo chính, chứ không phải là hai nhóm như được biết từ trước đến nay. Cả ba nhóm đều đồng ý là phải bắt cóc tướng Schneider, vì ông này chủ trương Quân đội phải tuân theo Hiến pháp và đồng ý cho Allende nắm quyền. CIA chỉ cung cấp vũ khí cho một nhóm tướng lãnh mà thôi và không có ý định giết tướng Schneider. Cuối cùng CIA hợp tác với nhóm thứ hai, nhưng trước đó bốn ngày đã ngưng yểm trợ vì nhận định là đảo chính sẽ không thành công. Tác giả nêu lên một phản chứng khác:

- Đến tháng 11 năm 1970 một thành viên trong nhóm của tướng Viaux đã trốn thoát cuộc lùng bắt và liên lạc được với CIA để xin giúp đỡ tiền

191

bạc. CIA đã trả cho người này 35.000 đô la để mong là im tiếng. Tác giả suy đoán lệnh trả tiền phải do Kissinger duyệt y, vì CIA tại Chile không có thẩm quyền này.

Ở cuối chương này tác giả dẫn chứng về sự hợp tác của CIA với tên trùm mật vụ của Pinochet là Manuel Contreras. CIA xác nhận giúp đỡ cho Contreras, nhưng chỉ nhằm thêm phương tiện kỹ thuật và huấn luyện nhân viên tình báo để Chile có phương tiện chống ngoại xâm chứ không phải dùng để đàn áp đối lập. Tác giả chứng minh ngược lại là Chile không có ngoại thù, mà chỉ có nhân dân chống chế độ Pinochet. Dầu biết Pinochet vi phạm nhân quyền với các phương tiện của CIA hỗ trợ cho Contreras, Hoa Kỳ vẫn làm ngơ vì những quyền lợi của Hoa Kỳ tại Chile.

Chương 7 cáo giác tội trạng của Kissinger trong việc can thiệp vào nội bộ tại Đảo Síp.

Đây là một đảo với 82% dân Hy Lạp và 18% dân Thổ sinh sống. Tổng thống Makarios của Đảo Síp được dân chúng bầu ra. Nhưng độc lập của Đảo Síp là cái gai cho Hy Lạp và Thổ. Cả hai đều muốn xác nhập Đảo Síp vào nước của mình, cả hai đều ủng hộ các tổ chức nổi loạn, gây bạo động để chống đối lẫn nhau. Trước tình hình này Kissinger cho là chế độ của Makarios chính là đầu mối cho sự bất ổn tại Đảo Síp và gây nguy hại cho tình hình chung trong vùng. Dimitros Ioaninides, Trưởng cơ quan tình báo của Hy Lạp lập kế hoạch nhằm lật đổ Makarios và muốn đặt Đảo Síp dưới quyền kiểm soát của Hy Lạp.

Hoa Kỳ đã yểm trợ kế hoạch này. Kissinger đã biết tin đảo chính trước hai tháng trước đó, tức là tháng năm 1974, nhưng ông không phản ứng gì. William Fulbright, Chủ tịch Ủy ban Ngoại giao Thượng viện, ngay sau khi biết tin đảo chính này do một ký giả Hy lạp là P. Demetracopulous cung cấp, đã yêu cầu Kissinger tìm mọi biện pháp ngoại giao để ngăn chặn, nhưng Kissinger chối từ viện cớ đây là nội bộ của Hy Lạp. Những bằng chứng cho thấy Ioannides liên hệ với CIA trong khi Bộ Ngoại giao Hoa Kỳ không phản ứng gì trước tình hình ngày càng sôi động. Sau ngày đảo chính, trước áp lực nặng nề Kissinger đã họp báo thanh minh là không nhận được tin tức gì liên quan. Thực ra ông có đủ mọi nguồn tin, từ chính thức cho đến tin tình báo về diễn biến tình hình. Việc quyết định cho Nicos Samson nắm quyền đều do CIA sắp đặt và chi trả phí tổn. Trong một hồi ký của tướng Grigorios Bonanos, Tư lệnh Quân đội Hy Lạp in năm 1986 tại Athen tựa là Sự thật đã phơi bày tác giả đã cho biết: Cuộc tấn công vào đảo Đảo Síp được chính thức ủng hộ của Thomas A. Papas, người trung gian liên hệ giữa nhóm đảo chính và Nixon - Kissinger.

Kế hoạch đảo chính thất bại làm hàng ngàn người chết và 200.000 người tỵ nạn. Mặc dù Makarios trốn thoát được và tìm cách vận động trở về nắm quyền nhưng Kissinger luôn tìm cách ngăn trở. Ông cũng không công nhận Makarios là Tổng thống của Đảo Síp nữa. Sau nhiều áp lực từ Thượng nghị sĩ William Fulbright, Chủ tịch ủy Ban Ngoại giao Thượng viện và Dân biểu Thomas Morgan, Chủ tịch Ủy ban Ngoại giao Hạ viện, người chính thức mời Makarios đến thăm

193

Washington, Kissinger mới chịu tiếp kiến Makarios.

Kissinger cũng lượng trước được tình hình: ngày nào Hy Lạp còn muốn nắm quyền thì Thổ cũng sẽ tìm cách phản công quân sự. Ông luôn tìm cách ngăn trở sự phục hồi của Makarios qua hỗ trợ quân sự của Thổ hay Anh Quốc. Sir Tom Mcnally của Bộ Ngoại giao Anh cũng đã có tài liệu minh chứng điều này.

Chương 8 buộc tội Kissinger trong việc chủ mưu diệt chủng nhân dân Đông Timor.

Đảo Timor trước đây thuộc Bồ Đào Nha sau này bị Inđônexia sát nhập. Phòng trào đấu tranh dành độc lập của FRETILIN được dân chúng trong đảo ủng hộ và gây được thiện cảm của ngoại quốc. Ngày 7 tháng 12 năm 1975 Inđônexia tấn công quân sự lên đảo Timor. Một sự kiện đáng lưu ý là cùng ngày này Tổng thống Ford và Ngoại trưởng Kissinger đến đảo Hawaii sau khi đi thăm Inđônexia về. Một câu hỏi được báo chí đặt ra tại phi trường Hawaii cho Tổng thống Ford là Hoa Kỳ có bật đèn xanh cho cuộc đàn áp này không. Ông Ford không trả lời và hẹn vào một dịp khác. Sau đó qua một thông cáo báo chí cho biết Hoa Kỳ rất quan tâm tới tình hình tại Đông Timor, đặc biệt là việc sử dụng bạo lực. Tổng Thống Ford hy vọng rằng mọi sự sẽ được hoà giải tốt đẹp.

Khi tin tức chi tiết về sự tàn sát tại Đông Timor được báo chí tường thuật, nghi vấn về sự hỗ trợ của Hoa Kỳ, đặt biệt và việc cung cấp vũ khí, càng được đặt ra nhiều hơn. Đại sứ Hoa Kỳ tại Liên hiệp quốc là Daniel Patrick Moynihan trong

194

hồi ký của ông tựa là A Dangerous Day, cũng đã để lộ nhiều chi tiết về cuộc đàn áp này, dù không ám chỉ đích danh Henry Kissinger.

Ngày 11 tháng 7 năm 1995 trong khi đi giới thiệu tác phẩm mới của mình là Diplomacy, Kissinger đã gặp các nạn nhân và vấn đề được đặt ra.

Trả lời câu hỏi của ông Constancio Pinto, một lãnh tụ của phong trào đấu tranh Đông Timor, Kissinger cho biết là việc ông đến Inđônexia vào thời điểm này hoàn toàn tình cờ. Tổng thống Ford và ông dự trù đi Trung Hoa trong năm ngày. Mao Trạch Đông đang bi bệnh nặng và phong trào Tứ Nhân Bang gây bất ổn nội tình Trung Hoa khiến ông Ford quyết định Hoa du chỉ có hai ngày và thay đổi chương trình đi thăm Phi Luật Tân một ngày rưỡi và Inđônexia một ngày rưỡi. Trong cuộc hội kiến tại Inđônexia thì vấn đề Đông Timor không nằm trong chương trình nghị sự. Khi đến phi trường thì ông mới biết được tin, nhưng không rõ số nạn nhân. Ông không hề tạo điều kiện cho người Bồ Đào Nha ở lại. Khi người Inđônexia thông báo tình hình ông cũng không ủng hộ hay chống đối. Theo ông, Đông Timor không phải là cường quốc và không nằm trong ảnh hưởng cũng như quan tâm của Hoa Kỳ.

Ông Allan Nairn, một ký giả Hoa Kỳ, nạn nhân còn sống sót của cuộc tàn sát tại Timor cũng có mặt trong buổi này và phản chứng những điều Kissinger nói. Theo tài liệu của ông thu thập từ Bộ Ngoại giao, dù không đầy đủ, cũng cho thấy là Kissinger đã thảo luận vấn đề này với Suharto trước khi có đàn áp. Trong một cuộc phỏng dành cho ông Nairn, Tổng thống Ford cũng xác nhận là đề tài Timor được đặt ra trong lúc gặp Suharto. Một bằng chứng khác được ông Nairn đưa ra là một biên bản buổi họp tại Bộ Ngoại giao ngày 18.12.1975. Theo biên bản này thì Kissinger sau khi đi Inđônexia về đã khiển trách nhân viên nặng nề vì đã để ông Leigh, một luật sư cố vấn của Bộ lên tiếng chỉ trích. Theo ông Leigh thì việc Inđônexia tấn công vào đảo Timor và vi phạm luật quốc tế và vi phạm hiệp ước với Hoa Kỳ trong việc sử dụng vũ khí. Kissinger trả lời tiếp là Timor không phải là một vấn đề lớn nằm trong chính sách ngoại giao của Hoa Kỳ, mà là một vấn đề hậu thuộc địa. Chuyện khiển trách nhân viên là một phần để lấy lòng Inđônexia, một phần là vấn đề nguyên tắc làm việc. Các vấn đề vi phạm nhân quyền phải được thảo luận trong Bộ trước khi đưa ra công luận.

Tác giả nêu một bằng chứng từ tài liệu của C.Philipp Liechtey, Trưởng nhóm CIA tại Inđônexia. Liechtey xác nhận có sự hỗ trợ chính trị từ Bộ Ngoại giao và yểm trợ vũ khí cho các cuộc đàn áp. Ở cuối chương toàn văn biên bản ngày 18.12.1975 tại Bộ Ngoại giao được đem ra phân tích chi tiết để kết tội Kissinger.

Chương 9 đưa ra ánh sáng vụ giết một ký giả người Hy Lạp bút hiệu P. Demetracopoulos ngay tại Washington D. C. mà Kissinger trực tiếp tham gia.

Demetracopoulos là một ký giả nổi danh chống chế độ quân phiệt Hy Lạp nhưng ông cũng là một nhà tư vấn và cung cấp tin tức cho nhiều chính giới tại Hoa Kỳ về nội tình Hy Lạp. Demetracopoulos từ lâu là một cái gai cho

196

Kissinger vì ông biết quá nhiều tin tức tối mật của Hoa Kỳ, điển hình là vụ tiền quyên góp 549.000 đô la của tình báo Hy Lạp cho Nixon để vận động tranh cử qua trung gian của một doanh nhân Hy Lạp tên Thomas Papas A. FBI đã theo dõi những hoạt động của ký giả này từ lâu. Chính quyền Hy Lạp cũng tước quốc tịch của ông và tình báo Hy Lạp có những âm mưu tổ chức bắt cóc và dẫn độ ông này về Hy Lạp để xét xử. Kế hoạch này được CIA hỗ trợ. Theo một tài liệu của William A. Dobrovir, một luật sư của Demetracoupolos, tổng hợp từ nhiều nguồn tin khác nhau của FBI, CIA, Bộ Ngoại giao, Bộ Tư pháp và Bộ Quốc phòng thì chính Kissinger là đồng loã. Trong Hồi ký In The First Line of Defense của Konstantin Panayota, Đạ sứ Hy Lạp tại Hoa Kỳ đã nêu lên bằng chứng về sự hợp tác này.

Chương 10 tố cáo Kissinger hợp tác với các chế độ độc tài trên thế giới qua tổ chức tư vấn của ông.

Ngay sau khi rời khỏi chính trường, ông lập một văn phòng tư vấn gọi là Kissinger Associates mục đích nhắm giúp giới doanh nhân tiếp xúc với các chính quyền trên khắp thế giới để tìm kiếm cơ hội đầu tư. Khách hàng của ông là các doanh nghiệp khổng lồ như American Express, Searmon Learman, Arco, ITT, Lockhead, Cola Cola Fiat, Deawoo...

Tại thi trường Trung Hoa ông đã làm trung gian thương thuyết cho các hãng H. L. Heinz, Atlantic Richfield/Arco và Chase Manhattan Bank. Qua trung gian của một thành viên là Lawrence Eagleburger, văn phòng ông cũng hợp tác làm ăn với LSB một ngân hàng của chế độ độc tài Bulgari và làm Đại diện Hoa Kỳ cho Tổ hợp Xây dựng quốc doanh của Nam Tư Yugo Enerjoproject, một tổ chức sản xuất vũ khí quốc phòng. Một thành viên khác trong tổ chức của ông là Alan Stoga cũng công khai hợp tác với Sadam Hussein, mở ra một Iraq Business Forum nhằm giúp đỡ doanh nhân dễ dàng đầu tư tại Iraq. Ông cũng hợp tác Tập đoàn đầu tư quốc tế Freeport Mc Moran, chuyên về khai thác quặng mỏ và khí đốt có trụ sở chính tại New Orleans. Một trong những kế hoạch của tập đoàn là xin phép khai thác quặng tại Miến Điện, phần kỹ thuật xây dựng do Daewoo thực hiện, nhưng việc này không thành. Ông cũng trợ giúp cho tập đoàn này trong các khai thác quặng mỏ tại Inđônexia. Tóm lại hiện nay ông đang theo đuổi những quyền lợi kinh tế cá nhân đôi khi tương phản với quyền lợi của Hoa Kỳ.

Chương cuối cùng có tựa đề là Luật pháp và công lý. Tác giả đề cập tới một căn bản pháp lý để áp dụng trong trường hợp Kissinger. Theo tác giả có bốn nguồn luật pháp hiện đại được áp dụng là: Luật quốc tế về Nhân quyền, Luật chiến tranh, Hình luật quốc tế và Hình luật các quốc gia.

Tác giả ghi nhận rằng Công ước quốc tế về tội diệt chủng mới được phê chuẩn từ năm 1988, Công ước công nhận về các quyền dân sự và chính trị cũng được ký kết từ năm 1992 và những nguyên tắc của Toà án Nürnberg đều không thể áp dụng cho các hành vi của Henry Kissinger vì nguyên tắc bất hồi tố trong các văn kiện này. Tác giả giải thích luật phong tục quốc tế sẽ là một căn bản pháp lý duy nhất để áp dụng cho trường hợp Henry Kissinger, đặc biệt các tội trạng liên quan đến chiến tranh Đông Dương. Tội danh diệt chủng này đã được Toà án Quốc tế công nhận từ năm 1951 và nay thì Toà án Hình sự Quốc tế có thẩm quyền. Trong việc cung ứng vũ khí cho Inđônexia, theo tác giả thì Henry Kissinger đã vi phạm luật pháp về vũ khí của Hoa Kỳ phải chịu tội trước toà án Hoa Kỳ.

Phản ứng của Kissinger

Dư luận tại Hoa Kỳ rất quan tâm đến phản ứng của Kissinger từ ngày tác phẩm này ra đời, nhưng cho đến ngày nay ông tuyệt nhiên không lên tiếng trả lời chính thức về sự cáo giác này.

Tuy nhiên, trong một tác phẩm của ông do nhà xuất bản Simon & Schuster ấn hành năm 2001, *Does America need a foreign policy?* Kissinger đã trả lời một cách gián tiếp vấn đề này khi bàn về vai trò của Toà án Hình sự Quốc tế. Ông viết: Phần đông người Hoa Kỳ rất ngạc nhiên khi biết rằng Toà án Hình sự Quốc tế về nước Nam Tư cũ được thành lập do chỉ thị của Hoa Kỳ trong năm 1993 để xét xử các phạm nhân chiến tranh, nhằm xác nhận lại quyền điều tra của các nhà lãnh đạo quân sự và chính trị Hoa Kỳ trước những hành vi cáo buộc là có tội ác. Việc điều tra này vô hạn định và áp dụng cho tất cả.

Qua câu nói này của Kissinger người ta cũng không nên hiểu là ánh sáng công lý sẽ lan tràn khắp mọi nơi, mà thực ra là công lý bao giờ cũng là của kẻ thắng trận và luật lệ chỉ áp dụng cho đối phương và người thua cuộc. Qua một đoạn khác ông đã gay gắt phản đối việc áp dụng nguyên tắc Hình luật Quốc tế việc xét xử các nhà lãnh đạo ngoại quốc trước toà án này. Ông đặt câu hỏi: Làm sao tìm ra nguyên tắc an toàn pháp luật trong thủ tục tố tụng, đặc biệt là nguyên tắc trưng dẫn bằng chứng và bảo vệ bị cáo, làm sao có thể tách rời vấn đề pháp lý ra khỏi những quyết định chính trị quốc tế.

Người ta có thể nhận ra rằng ông đã ý thức sự nguy hiểm của vấn đề mà tác giả đặt ra và cũng suy đoán là ông đang khởi đầu một cuộc biện hộ cho chính mình về những hành vi trong quá khứ.

Theo tài liệu gần đây của *Naill Ferguson, Kissinger, 1923-1968: The Idealist, Penguin Random House UK, 2015* thì cáo giác cơ hội tái lập hoà bình để lỡ của năm 1968 cho Kissinger là không có bằng chứng vì lúc đó Kissinger không có điều kiện để thu thập nguồn tin về diễn tiến hoà đàm Paris và cũng chưa hợp tác với Nixon. Thái độ nghi ngờ của Tổng Thông Thiệu về thiện chí hoà đàm của CSBV là hợp lý và độc lập. Ngay trước khi bài diễn văn của Johnson được phát hình, Tông Thống Thiệu đã phản ứng ngay với Đại Sứ Bunker về kế hoạch của Johnson; ngày 2 tháng Mười Một, ông đến Quốc hội VNCH để thông báo quyết định này và được nhiệt liệt ủng hộ. Kissinger và Nixon không hề can thiệp vào quyết định tẩy chay hòa hội của Tổng Thống Thiệu.

Mọi tình toán của Johnson thành sai lạc, việc chấm dứt ném bom chỉ còn còn là một thủ thuật trong lúc vận động tranh cử. Nixon thắng với 43,4%, Humphrey thua với 42, 7% và Wallace với 13, 5%. Thực ra, đó là một kết quả khá khích khao khi Nixon không hề có mật kế nào để kết thúc chiến tranh. Kissinger cũng ngạc nhiên trước chiến thắng này của Nixon. Cả hai không thích gì nhau, nhưng cuối cùng cũng tìm cách hợp tác và một bi kịch mới cho Việt Nam bắt đầu: Mỹ ký kết Hiệp Định Paris để rút quân và phản bội VNCH.

Nhận xét

Trước đây đã có nhiều tác phẩm phê bình về đường lối ngoại giao của Hoa Kỳ và của Henry Kissinger, đặc biệt cũng có những tác phẩm viết về khiá cạnh đạo đức của nhân vật này. Nhưng đây là lần đầu tiên một hình thức cáo trạng với dày công sưu tập từ những tư liệu mới được trình bày.

Về hình thức thì đây là một công trình đáng ca ngợi của tác giả, một ký giả chuyên về điều tra báo chí (investigative journalism). Thiện chí này được tìm thấy qua nỗ lực tìm kiếm từ những nguồn tài liệu khác nhau và phức tạp.

Qua nội dung thấy được thì sự nghiên cứu của tác giả về lĩnh vực Luật Quốc tế, đặc biệt về các phương thức hình sự tố tụng, còn hạn chế. Tác phẩm này không phải là một cáo trạng đúng nghĩa theo hình thức luật học, đặc biệt lại càng không đúng theo phương thức hình sự tố tụng trước Toà án Quốc tế khi mà các kỹ thuật trưng dẫn các tài liệu thiếu khoa học và không thuyết phục. Tác giả đã không nêu các bằng chứng xuyên suốt, thống nhất; đôi khi ông lầm lẫn giữa những sự kiện lịch sử, hậu quả pháp lý cũng như những phán đoán về đạo đức cá nhân của Kissinger; đôi khi những lời cáo buộc chỉ dựa trên những cảm xúc trước những bất công hơn là một lời kết luận dựa trên cơ sở lập luận chặt chẽ của hình luật.

Trong tất cả các tội danh được cáo buộc thì phần liên hệ đến chiến tranh Đông Dương có nhiều tính thuyết phục và có triển vọng thành công trước Toà án Quốc tế nếu các tài liệu được bổ túc đầy đủ và khoa học hơn. Trở ngại chủ yếu vẫn là tài liệu từ người trong cuộc. Hiện nay các tư liệu của Kissinger đã được ký gửi tại Thư viện Quốc hội Hoa Kỳ không được khai thác. Theo di chúc của ông thì các tài liệu này được phép sử dụng sau khi ông chết năm năm. Do đó một đề án khởi tố ông hiện nay khó có cơ may thành công.

Một suy nghĩ cuối cùng của người đọc: Đây là một tấm gương can đảm của tác giả, đã gây tiếng vang về mặt chính trị. Liệu người Việt Nam, những nạn nhân trực tiếp của Henry Kissinger còn sống sót, có khả năng, thiện chí và nỗ lực để khởi tố thủ phạm hay không hay chỉ tiếp tục mang niềm đau nhược tiểu và chỉ biết ngậm ngùi than rằng: con kiến mà kiện củ khoai. Ước mong sao vấn đề này sẽ được thảo luận sâu rộng hơn. Dĩ nhiên đây là một vấn đề vượt ra khỏi khuôn khổ của bài này.

IX

Lý Thuyết Đạo Đức Cho Hoà Giải Chính Trị

Vấn đề

Người Việt bắt đầu làm quen với khái niệm "Hoà giải quốc gia và hoà hợp dân tộc" từ khi có hiệp định Paris, nhưng nếu theo dõi các xung đột trên thế giới chúng ta sẽ không ngạc nhiên khi thấy đây là một mối quan tâm chung cho các nước Nam Phi, Bắc Ái Nhĩ Lan, Sierra Leone, và gần đây nhất Rwanda, Afghanistan và Irak là những trường hợp điển hình. Dẫu bối cảnh tranh chấp khác nhau, nhưng các nước này đã tìm ra một căn bản đồng thuận nào để làm phương tiện cho tiến trình hoà giải, lịch sử, luật pháp hay đạo đức, đó là vấn đề được đặt ra.

Để trả lời một phần nào cho vấn đề phức tạp này, Colleen Murphy, giáo sư Triết học tại Đại Học Texas A & M, Hoa kỳ đã có một công trình nghiên cứu về lý thuyết đạo đức cho hoà giải chính trị, đó là tác phẩm *A Moral Theory of Political Reconcialtion*, do nhà xuất bản Cambridge University Press ấn hành năm 2010, mà nội dung sẽ được tóm lược sau đây.

Nội dung

Tác giả giới thiệu sách với phần cảm tạ và dẫn nhập. Sách có hai phần chính, phần I đề ra một khái niệm đạo đức và ba luận đề chính là tinh thần thượng tôn luật pháp, tín nhiệm về chính trị và khả năng hành động. Phần II thảo luận về phương cách cổ vũ cho hoà giải trong điều kiện thực tế mà ba chủ điểm là lượng giá về tiến trình hoà giải, hoạt động của các Ủy ban Chân Lý và Hoà Giải và các Toà án Hình sự quốc tế. Cuối cùng tác giả đề ra triển vọng cho cách giải quyết hoà giải trong tương lai để kết luận vấn đề.

Phần dẫn nhập

Nội chiến và đàn áp là một hiện tượng phổ quát nhưng bi thảm nhất là Nam Phi với hơn 40 năm theo đuổi về chính sách kỳ thị chủng tộc. Nam Phi đổi mới khi Nelson Madela trở thành vị tổng thống da đen đầu tiên và quốc hội biểu quyết thông qua đạo luật Cổ vũ Thống nhất Quốc gia và Hoà giải (Promotion of National Unity and Reconcialtion Act, No 34 of 1995) để thiết lập Ủy ban Chân lý và Hoà giải (*Truth and Reconciliation Commission*, TRC). TRC do Tổng giám mục Desmond Tutu lãnh đạo và đạt kết quả là sau hơn 200.000 vụ điều tra đã có hơn 7.000 trường hợp cá nhân nộp đơn xin ân xá. Thành tựu của TRC làm cho thế giới kính phục. Để tìm hiểu bản chất vấn đề hoà giải và kinh nghiệm của TRC tác giả khởi đầu với định nghĩa về khái niệm về hoà giải chính trị với bốn đặc điểm chủ yếu. Một là hoà giải là tha thứ khi nạn nhân bỏ qua những cảm xúc tiêu cực như giận dữ hay thù oán trước những hành vi sai trái của thủ phạm. Nhưng làm sao thay đổi thái độ trong mối quan hệ cá nhân, có khả năng và lòng mong muốn hoà giải là vấn đề quan trọng hơn cảm xúc. Đây là khởi điểm cho tiến trình, nhưng thực tế cho thấy tha thứ của nạn nhân không thể giải quyết vấn đề khi đàn áp là một cơ chế chính trị mà thủ phạm tiếp tục lạm dụng. Hai là hoà giải là đề ra một khuôn khổ luật pháp để xây dựng lại mối quan hệ xã hội và niềm tin cho toàn thể. Vì không dựa trên thái độ tha thứ của nạn nhân hay sai trái của thủ phạm, mà vấn đề sẽ do luật pháp quy định nên khái niệm này quy mô hơn về tầm vóc. Cảm tính không còn là khởi điểm mà yếu tố khách quan và tổng quát là chủ yếu. Nhưng khái niệm về niềm tin cũng không có một tiêu chuẩn chính xác. Ba là hoà giải là một giá trị về chính trị.

Thay đổi thái độ không phải là đầu hàng của cá nhân hay tập thể trước chính quyền mà là một quyết định hợp lý về lý trí được một thể chế chính trị bảo vệ, và vai trò thể chế là điều kiện tiên quyết. Những khuôn khổ cho hoà giải là bình đẳng trước pháp luật, thực thi dân chủ, tôn trọng nhân quyền, dân quyền và tinh thần thượng tôn luật pháp của chế độ. Điều kiện này chưa có tại các nước đang chuyển đổi.

Bốn là hoà giải là sửa đổi những sai lầm trong quá khứ để tạo lập một cộng đồng cho hiện tại và tương lai. Không phải cá nhân, luật pháp hay đạo đức là chủ yếu mà sự đồng tình của dân chúng trong việc tìm ra ý nghĩa chính trị của cộng đồng trong tiến trình chuyển đổi. Khái niệm này quá lý tưởng và hướng về tương lai nên khó thuyết phục để giải quyết cấp bách các vấn đề quá khứ đang còn đè nặng. Bốn khái niệm này có ý nghĩa tương đối, thì làm sao có thể áp dụng được trong thực tế? Nếu chấp nhận xung đột cần được hoà giải, trước hết phải tìm ra khuôn mẫu đặc trưng nào đã gây ra thiệt hại trong mối quan hệ này, sau đó là tổn hại nào thuộc về phạm vi đạo đức, cuối cùng là xây dựng lại mối quan hệ này trở thành mục tiêu cho hoà giải.

Để vượt qua những giới hạn của bốn khái niệm nêu trên, tác giả xem bối cảnh của Nam Phi là một kinh nghiệm điển hình, từ đó mới tổng hợp các khái niệm này trong thực tế là một phương cách thích hợp. Tác giả kết thúc phần dẫn nhập bằng cách đưa ra một phương pháp luận cho vấn đề. Hoà giải dù là mối quan hệ cá nhân nhưng cần được đặt trong trong bối cảnh xã hội và lịch sử, không thể là một lý thuyết trừu tượng về đạo đức để áp dụng trong thực tế, mà ngược lại, tìm ra mối quan hệ trong thực tế trong quá khứ để làm nền tảng cho tiến trình chuyển đổi. Ba tiêu chuẩn đề ra để phân tích là tinh thần thượng tôn pháp luật (rule of law) tín nhiệm về chính trị (political trust) và khả năng hành động (capabilites). Ba đặc điểm này sẽ là cơ sở tác động (reciprocity agency) và giúp cho cơ sở đạo đức thành hình (moral agency), bước khởi đầu trong tiến trình hoà giải chính trị và dân chủ hoá đất nước.

Chương I

Tác giả dựa theo định nghiã của Lon Fuller về tinh thần thượng tôn pháp luật trong tác phẩm *The Morality of Law* để trình bày. Luật pháp đòi hỏi phải có các tiêu chuẩn chính. Luật pháp phải tổng quát, quy định rõ điều cấm đoán và hậu quả, không gây mâu thuẫn, đòi hỏi người dân những điều có thể làm được, được ban hành để công luận biết đến trước khi áp dụng, không thể thay đổi thường xuyên và điểm cuối cùng quan trọng nhất là luật phải quy định thuần nhất để nhà cầm quyền thi hành cho phù hợp với thực tế. Đó là đòi hỏi mà nhà lập pháp phải ý thức khi soạn luật. Chính quyền có tôn trọng luật pháp thì sẽ tạo niềm tin cho dân chúng thi hành. Nếu cả hai hành động dựa trên pháp luật thì xã hội sẽ ít bị xáo trộn hơn. Fuller giải thích tôn trọng lẫn nhau qua luật pháp là một quan hệ xã hội và là một bổn phận chung về đạo đức.

Thực tế cho thấy bổn phận này bị điều kiện hoá mà trường hợp vi phạm nhân quyền của Argentina là thí dụ. Chính phủ tuyên bố là ở Argentina không có tù nhân chính trị, không ai bị ngược đãi hay tra tấn vì tư tưởng chính trị. Chính quyền luôn cáo buộc chính dân chúng không thi hành luật nên gây xáo trộn. Thực tế cho thấy từ năm 1976 đến 1983 đã có hơn 300.000 người mất tích. Đây không phải là một răn đe cá nhân mà là một chính sách có hệ thống. Chính quyền luôn phủ nhận việc thủ tiêu người đối kháng và xác nhận có những trường hợp cá biệt là sai lầm đáng tiếc. Nhưng thực tế xã hội bao trùm không khí sợ hãi và bất ổn vì chính quyền và dân chúng không còn tin nhau. Từ đó đưa tới tổn hại chung về mặt đạo đức.

Theo tác giả, Fuller chỉ đề ra một khía cạnh của vấn đề. Chúng ta không phải tôn trọng luật bởi vì luật là luật và chính là cứu cánh của luật pháp là xây dựng tự do và phát triển nhân phẩm. Đó là khái niệm của Joseph Raz mà tác giả giới thiệu để bổ sung cho định nghĩã của Fuller.

Raz chia tinh thần thượng tôn pháp luật làm hai loại. Thứ nhất là luật pháp phải rõ ràng, ổn định, công khai và quy định thái độ phải thi hành. Thứ hai là cơ quan chấp pháp không thể tước đoạt khả năng của luật pháp trong thực tế. Luật pháp sẽ vô hiệu khi chính quyền không làm gương thi hành pháp luật, nên cần phải giới hạn quyền lực của cơ quan chấp pháp. Raz thí dụ công dụng của luật pháp như con dao sắt, dao cắt tốt thì luật pháp cũng có những công dụng tương tự. Cả hai Fuller và Raz xác nhận vai trò thượng tôn luật pháp, nhưng Fuller đề cao vai trò cá nhân như một đối tác có trách nhiệm trong khi Raz cho là chính cơ quan chấp pháp cần đóng vai trò gương mẫu hơn để bảo vệ tự do cá nhân và nhân phẩm.

Phê bình Fuller và Raz, tác giả cho là ý kiến cả hai không bảo đảm được việc thi hành pháp luật, mà chỉ nêu lên những điều kiện để thi hành. Lịch sử đã chứng minh là luôn luôn có xung đột giữa tinh thần thượng tôn pháp luật vì để theo đuổi cứu cánh vô đạo đức. Tại sao dân chúng phải tôn trọng luật pháp khi không phù hợp với họ và làm cho họ khiếp sợ? Chính quyền khủng bố, tạo một khung cảnh bất ổn, thì dân chúng làm sao có thể tiên đoán những gì sẽ xãy ra cho họ? Tác giả nêu lên nhiều thí dụ để dẫn chứng những tác hại của chế độ toàn trị.

Chính quyền độc tài luôn đề cao bản sắc dân tộc và truyền thống lịch sử, nhưng ít đề cập tới tinh thần thượng tôn luật pháp, vì tự bản chất họ không tôn trọng, nhưng họ lại đủ khôn ngoan để tìm cách tránh những chế tài quốc tế, nhất là khi đàn áp trở nên có hệ thống, thí dụ như họ tìm cách khủng bố riêng lẻ và tránh gây tác động mạnh đến dư luận quốc tế. Vì ý thức được tính chính thống cuả chính quyền càng tùy thuộc vào luật pháp nên họ cũng nổ lực tạo bề mặt chính thống của mình mà Bắc Ái Nhĩ Lan và Nam Phi là thí dụ. Các chánh án tại Nam Phi tuyên thệ và bảo vệ công lý, nhưng thực tế họ không thể làm tròn chức năng và không dám bày tỏ công khai sự tương phản giữa bất công của chế độ và bổn phận. Sau này khi ra trước các buổi điều tra của TRC, họ tìm cách chạy tội khi cố chứng minh đã làm giảm bớt bất công qua các biện pháp xử lý. Tác giả thực tế hơn khi cho rằng tôn trọng pháp luật không thể phòng chống bất công một cách hữu hiệu, nhưng chỉ có thể giới hạn một phần nào, khi mà ý thức công luận lên cao và bất công được công khái hoá.

Tác giả phê bình Fuller là lý tưởng hoá vấn đề. Fuller nói rằng khi chính quyền nói với người dân: „Đây là luật, anh phải thi hành. Nếu anh làm theo thì anh sẽ được chúng tôi đảm bảo là đó là l2uật sẽ áp dụng cho thái độ của anh". Nếu nói như vậy chỉ làm giảm đi tính cách hổ tương mà chính quyền nên nói là "Đây là chuyện cấm, anh nên tránh làm, nếu làm anh sẽ bị trừng phạt".

Điều kiện này sẽ không có được khi không có hình ảnh nhà làm luật công minh trong lòng người dân mà chỉ có người cảnh binh cầm súng đang đe doạ. Cá nhân theo đuổi mục tiêu của mình trong xã hội, mong có cơ hội bày tỏ ước vọng và có thể tiên đoán được thái độ của người khác. Nếu nhà làm luật tạo ra khuôn khổ này thì người sử dụng vũ khí chưa có thói quen sử dụng. Họ chỉ quen ra lệnh và tuân lệnh, bất tuân là họ nổ súng, họ có kinh nghiệm huy động thuộc hạ tuân phục, không ai đòi hỏi họ phải tuân theo một cái gì, kể cả những gì mà họ công bố và họ không có thói quen thảo luận.

Tác động hai chiều trong mối quan hệ luật pháp tạo ra sức mạnh luật pháp, nhất là khi cả hai phiá cùng nổ lực theo đuổi mục tiêu chung. Mục

210

tiêu của pháp luật không phải là theo đuổi quyền lợi cá nhân hay của ý chí của chính quyền mà công bình giữa chính quyền và người dân trong khuôn khổ luật pháp, mà hai bên đối cùng nhau hợp tác trong quan hệ thực tế.

Dù phê bình Fuller quá thiên hình thức, nhưng tác giả không đề cao luật nội dung, mà cho là tác động hỗ tương giữa người dân và chính quyền thông qua luật pháp là chủ yếu. Nó sẽ tạo niềm tin, đó là điểm mà tác giả tiếp tục phân tích.

Chương II

Trong khi học giới và chính giới cho là xây dựng niềm tin là một điều kiện tiên quyết, tác giả lập luận không nên coi niềm tin là một phương tiện, mà phải tìm xem chúng ta tin vào cái gì và có hợp lý không. Nói chung, niềm tin trước hết là một thái độ hướng về một mục tiêu, ước vọng lạc quan hướng về khả năng và thiện chí của người được tín nhiệm về một hành vi trong tương lai. Ước vọng nào cũng là sự công nhận có mức độ, vì trong thực tế không ai tin ai một cách mù quáng trong tất cả mọi lãnh vực và lâu dài. Tác giả bàn đến mối quan hệ giữa tin tưởng và thất vọng và phân biệt niềm tin có thể và không có thể luận giải được. Dựa trên khái niệm chung tác giả đào sâu về niềm tin liên hệ đến chính trị.

Niềm tin về chính trị là một thái độ lạc quan về khả năng và thiện chí của chính quyền. Người dân vừa là một chủ thể có trách nhiệm, hiểu biết mà còn cần có thiện chí đóng góp để phát triển mối quan hệ. Về phía chính quyền cũng cần có khả năng và thiện chí tương tự. Chính quyền kỳ vọng là người dân hiểu biết và có thể quyết định những vấn đề của đời mình trong khuôn khổ luật pháp, không chờ đợi một lời khuyên hay chỉ thị nào về phía chính quyền. Nhưng tham nhũng, thiếu khả năng và không tôn trọng pháp luật, kể cả nhà làm luật, là những thí dụ điển hình về sự mất tin tưởng của dân chúng. Niềm tin về chính trị có nhiều mức độ khác nhau, có thể là mù quáng tuyệt đối hoặc hoàn toàn không tin tưởng nhau về bất cứ một vấn đề nào. Nhưng có thể một thành phần dân chúng tin tưởng về khả năng và thiện chí giải quyết của tầng lớp nào đó trong chính quyền. Tình trạng lý tưởng nhất là sự đồng thuận của toàn thể người dân và tổn hại trầm trọng nhất khi chính quyền còn không khả năng kiểm soát xã hội.

Niềm tin về chính trị có giá trị đạo đức không? Tác giả cho là khó có thể lập luận như vậy khi niềm tin giúp cho cá nhân hay một tập thể dễ dàng trong việc thực hiện mục tiêu của mình. Thiếu niềm tin về khả năng và thiện chí là vấn đề được đặt ra, nhưng quan trọng hơn là giá trị của tác động hỗ tương. Trong xã hội dân chủ điều này có nghĩã là người dân cũng có khả năng và cơ hội làm việc như các quan chức của chính phủ. Các chế độ độc tài thường lập luận là trình độ dân trí còn thấp kém, chưa đủ khả năng để hành sử quyền công dân nên phủ nhận hoặc hạn chế các quyền cơ bản, thí dụ như quyền đầu phiếu. Thiếu thiện chí đưa tới thiếu tôn trọng nhau trong sinh hoạt chung, nhưng nếu cho rằng cả hai không khả năng, đáng nghi ngờ nhau cũng cần có biện minh. Hy vọng đến từ hai phiá thì nỗ lực thực hiện cũng phải đến từ hai phiá.

Trong bối cảnh hoà giải thì vấn đề tín nhiệm được coi là một quan tâm hàng đầu, sau đó thì vấn đề giá trị đạo đức sẽ đặt ra.

Tác giả đặt vấn đề thái độ đáp ứng trong việc cảm thông nhau. Đây là bước khởi đầu thúc đẩy cá nhân tự chúng tỏ mình là một chủ thể có trách nhiệm, từ đó đáng được trong cậy nhiều hơn. Sự trông cậy này sẽ kéo theo lợi ích lớn hơn. Người được tín nhiệm thích thú hơn khi được tín nhiệm và sẽ tạo những thái độ thích ứng hơn khi mối quan hệ trở nên minh bạch.

Lập luận này gặp nhiều phản biện vì môi trường tham nhũng, không tôn trọng luật pháp và không có đạo đức xã hội. Khi nghi ngờ làm tránh được những tổn hại cho cá nhân, thì nghi ngờ trở nên chính đáng và hợp lý. Vấn đề là trong điều kiện nào là có tín nhiệm, điều kiện nào là không, cũng cần được luận giải. Tác giả nêu trường hợp Irak làm thí dụ, các quan chức chỉ lo giữ quyền lợi của mình do chế độ mang lại và không thi hành luật, trong khi dân chúng Irak thấy công an bất cứ đâu chỉ muốn tránh đi để được yên thân. Thiếu khả năng và thiện chí làm cho kỳ vọng tiêu tan và niềm tin không thể xây dựng. Càng khó khăn hơn khi giữa những người trong cộng đồng lại không cùng chung một truyền thống lịch sử, ngôn ngữ và văn hoá như tại Irak. Mối quan hệ giữa người dân và chính quyền quá phức tạp, nên nội dung tín nhiệm cần phải cụ thể hoá. Đánh giá một trường hợp cụ thể nào cũng bị lệ thuộc vào bối cảnh chung của xã hội, nên ý tưởng này tương đối và không thể nào áp dụng trong toàn thể sinh hoạt. Dù bị điều kiện hoá trong từng tình huống, nhưng không vì thế

213

mà làm mất đi sự tương kính và kết ước chung và tổn hại đến mối quan hệ chung.

Làm sao biện giải nội dung của tín nhiệm? Chúng ta không tin vì người được tín nhiệm đáng được tin, mà quan trọng hơn vì họ sẽ có khả năng và thiện chí gây chuyển biến tích cực như ta mong đợi. Cần phân biệt tín nhiệm và kỳ vọng. Tín nhiệm về chính trị là kỳ vọng mà người được tín nhiệm sẽ đáp ứng. Kỳ vọng này theo tác giả cũng là một thái độ cần biện giải có hợp lý không. Khi chế độ độc tài bắt người trái phép và vô trách nhiệm trước người mất tích, mà tham nhũng và bất tài là nguyên nhân, nên vấn đề tín nhiệm không thể luận giải. Trong một xã hội có nhiều chủng tộc, không có niềm tin và đáp ứng không minh bạch thì bất tín nhiệm nhau là một quyết định hợp lý. Thiện ý tốt đẹp cho người khác phải có nền tảng làm khởi điểm, đó là một quan tâm chung trong một thế giới tương thuộc. Nghịch lý xảy ra trong khi chúng ta cần phải quan tâm đến quan điểm của người khác và suy đoán họ có khả năng, hiểu biết và thiện chí trong hành động, thì vô cảm trở thành hiện tượng phổ biến trong xã hội. Khi niềm tin chung cho xã hội không còn, tác giả cho là phát huy khả năng hành động để xây dựng lại mối quan hệ chính trị là vấn đề cần luận giải.

Chương III

Khả năng nào cần có để cải thiện những tác hại do thể chế mang lại? Khả năng là gì? Tác giả phân biệt bốn loại khả năng chính: Khả năng được tôn trọng, khả năng được công nhận là một thành viên trong cộng đồng chính trị, khả năng là một tham dự viên có hiệu năng trong sinh hoạt xã hội và khả năng để sinh tồn và thoát cảnh nghèo đói. Khả năng có liên hệ đến tự do và cơ hội cá nhân trong hành động.

Armartya Sen và Martha Nussbaum đã triển khai khái niệm này và gọi là *personal, social and environmental conversion factors*. Hạnh phúc cá nhân do nhiều thành tố, thí dụ cá nhân được tôn trọng, được nuôi dưỡng và giáo dục tốt, đây là những thuận lợi cơ bản. Dù bối cảnh tự do tối cần thiết cho phát triển khả năng, nhưng chưa đủ. Sen thí dụ xe đạp là một phương tiện di chuyển, nhưng không thể giúp cho người khiếm tật vì họ không sử dụng được. Ngược lại, một người có khả năng sử dụng, thì xe đạp lại không thể là phương tiện giúp họ vì điều kiện giao thông cho xe đạp không có. Sự khác biệt về khả năng cá nhân và hoàn cành xã hội là vấn đề mà tác giả dùng thí dụ của Sen để dẫn chứng

Tác giả phân biệt hai loại khả năng nội tại và ngoại cảnh. Ngoại cảnh giúp cho cá nhân hành động trong thực tế. Nhưng tác giả cho là xác định khả năng và cơ hội cho từng cá nhân rồi so sánh với cá nhân khác cũng là vấn đề. Khả năng có hai loại giá trị, một là phương tiện, hai là tự tại. Là một phương tiện khi khả năng có thể kết hợp với tự do. Có tự do thì khả năng có cơ hội phát triển, khả năng càng lớn thì tự do sẽ giúp để thực hiện những điều mong ước. Khả năng có giá trị tự tại khi đặt mối quan hệ khả năng với công lý. Con người sống trong xã hội như là một tác nhân, được hưởng tự do để sống hoà hợp với người khác trong tinh thần thượng tôn luật pháp và tín nhiệm chính trị. Nhưng mối quan hệ khả năng và công lý đặc biệt hơn. Thiếu khả năng thì vi phạm công lý sẽ trầm trọng hơn. Muốn đòi hỏi công lý người ta phải có khả năng nhận diện công lý. Không luận giải được bất công về phân phối lợi tức và tài nguyên thì không thể đòi hỏi công bình trong chính sách. Tác giả áp dụng khái niệm chung này vào trong điều kiện của hoà giải chính trị.

Có hai lý do để áp dụng khả năng trong hoà giải. Khả năng cá nhân liên hệ mật thiết đến thể chế, vì thể chế xác định cơ hội cá nhân và mức độ bất công trong mối quan hệ xã hội. Ba ý niệm bất công chính trong xã hội độc tài theo tác giả là sử dụng bạo lực, cưỡng chế kinh tế và tạo ra bất công giữa các đoàn thể.

Sử dụng bạo lực có bốn hình thức là hãm hiếp, cắt bỏ tay chân, tra tấn và giết người mà tất cả hủy diệt khả năng của cá nhân từ thể xác cho đến tinh thần, và tù nhân chính trị là một bằng chứng, vì dầu họ còn sống nhưng sau khi được tha thì coi như đã chết. Nạn nhân không còn tự coi mình là một con người giá trị trong cộng đồng nửa, chỉ mơ ước không còn bị tra tấn trong tương lai. Các biện pháp trị liệu tâm thần không hiệu quả hoặc không có. Tác hại hơn, chế độ không những trừng trị nạn nhân, mà gia đình, thân nhân và đoàn thể liên hệ cũng bị ảnh hưởng nặng nề, như kinh nghiệm Nam Phi và El Salvador chứng minh. Sử dụng bạo lực cũng tác hại chung về mặt xã hôi và kinh tế. Châu Phi dồn tiền cho các xung đột vũ trang kể từ 1990 trở đi với cái giá là 300 tỷ, một con số mà các định chế quốc tế phải bỏ ra để giúp họ trong cùng thời kỳ, trong khi Châu Phi cần tiền cho giáo dục, y tế và làm mất nhiều cơ hội phát triển cho cá nhân và xã hôi.

Cưỡng chế kinh tế là tác hại thứ hai mà tác giả trình bày. Có hai khía cạnh cuả cưỡng chế kinh tế là theo thực tế và luật pháp. Tại Nam Phi, luật pháp phân biệt khắc nghiệt quyền sử dụng taxi, xe cứu thương, xe buýt, thang máy, công viên, nhà thờ, nhà hàng, trường học v.v. Cơ hội làm việc cho người da đen trong khu vực da trắng không có. Bất quân bình về phân phối lợi tức quá trầm trọng khi lương một công nhân xây dựng da trắng hơn sáu lần người da đen, công nhân hầm mỏ da trắng kiếm tiền gấp 20 lần người da đen. 80% dân da đen sống dưới mức tối thiểu, nên dốt nát, bịnh tật và tỷ suất tử vong cao là hiển nhiên. Không có cơ hội phát triển khả năng và tham gia sinh hoạt xã hội, đây là một sĩ nhục nhân phẩm được thể chế hoá. Hậu quả là người da đen không còn tự tin. Sợ hãi lo âu không là vấn đề cá nhân mà còn tác động đến gia đình. Gia đình không thể giúp cá nhân và ngược lại để vượt thoát hoàn cảnh. Thảm trạng này tạo ra bất công trong việc phát triển bản sắc của các đoàn thể xã hội.

Đối xử bất công giữa các đoàn thể làm cản trở phát triển bản sắc cộng đồng và khả năng cá nhân là tác hại thứ ba. Nếu bản sắc của sắc tộc không duy trì và phát triển, tất nhiên sẽ ảnh hưởng đến khả năng của thành viên qua nhiều hình thức khác nhau. Thí dụ như quyền công dân, phong tục, tâp quán, ngôn ngữ, tình cảm gắn bó, cảm giác quen thuộc, và nhiều yếu tố khác tạo nên bản sắc. Mối quan hệ giữa phát triển bản sắc trong các xung đột sắc tộc mà Bắc

Ái Nhĩ Lan là một thí dụ. Khuôn mẫu văn hoá giữa Tin Lành và Công giáo cho thấy sự phân hoá trầm trọng mà hôn nhân giữa hai người khác tôn giáo là chuyện ngoại lê.

Tất cả những loại bất công này làm trở ngại cho sự phát triển khả năng của cá nhân và xã hội mà hệ quả trầm trọng là bất công càng gia tăng và đạo đức càng suy đồi. Do đó luật pháp là phương tiện cần đặt ra trong tiến trình hoà giải để đạt cứu cánh đạo đức. Nhưng làm sao tìm hiểu rõ được tình hình?

Chương IV

Để tìm hiểu vấn đề lượng giá về tiến trình hoà giải chính trị, tác giả không dựa trên lý thuyết ở phần I mà luận giải, nhưng tìm ra những đóng góp trực tiếp và gián tiếp cho hoà giải để xây dựng lại mối quan hệ chính tri.

Điều kiện trực tiếp là tiến trình phải hữu hiệu, làm gia tăng hiệu năng cầm quyền của nhà lãnh đạo và nâng cao trình độ dân chúng. Ngoài ra có những đóng góp gián tiếp mà hy vọng và xác nhận nhu cầu hoà giải là thí dụ. Hy vọng là gì? Hy vọng phản ảnh một thái độ lạc quan về một mơ ước sẽ thành tựu. Hy vọng không là những ý nghĩ mà biểu hiện trong hành động thực tế và có tác động đến môi trường mà tác giả gọi là một agential stance.

Hy vọng cần có sáng tạo nhưng cũng phải thực tế khi cộng đồng có quá nhiều mục tiêu tương phản. Hy vọng làm gia tăng khả năng và thúc đẩy niềm tin, đó là một khởi đầu, nhưng chưa là điều kiện đủ vì còn cần đến xác nhận nhu cầu đổi mới.

Phủ nhận nhu cầu đổi mới thì hy vọng trở thành mơ hồ. Phủ nhận có nhiều hình thức, hoặc quyết liệt, hoặc chung chung của dân chúng và chính quyền. Cả hai né tránh thảo luận những sự thật mà Argentina là thí dụ. Không những chính quyền phủ nhận các biện pháp tàn ác vì áp lực dân chúng và quốc tế không đủ mạnh và nạn nhân cũng né tránh vì cảm thấy không thể đối đầu với bạo lực. Chính quyền cho là có những sai lầm cục bộ và nạn nhân chỉ muốn quên đi cho yên chuyện. Thái độ của chính quyền trong việc xác nhận hay phủ nhận các tội ác đều tùy thuộc vào phản ứng của nạn nhân, nhưng cả hai phủ nhận tầm quan trọng của vấn đề làm vi phạm trầm trọng hơn. Cuối cùng, cả hai không thể thúc đẩy nhau để công nhận nhu cầu hoà giải.

Tôn trọng luật pháp, tin tưởng nhau về khả năng và thiện chí sẽ phát huy cơ sở đạo đức mà tác giả gọi chung là moral agency, một vấn đề cần phải tôn trọng và phát huy. Dù có luật lệ tôn trọng nhân quyền nhưng vi phạm đã diễn ra một cách có hệ thống và công tác chấp pháp không hữu hiệu, không ai có thể tác động tích cực cho ai và bi quan là một thái độ hợp lý. Hoạt động của người dân và chính quyền đặt trong sự kiểm soát của pháp luật như Fuller đã đề ra, nhưng phải thực thi trong điều kiện nào thì đó là vấn đề. Tác động hỗ tương là một nguyên tắc đạo đức chung. Dù luật pháp đã có, nhưng chưa làm cho người dân tuân theo khi chính quyền không tạo điều kiện để luật được áp dụng công minh mà lại dùng luật chỉ để lo bảo vệ cho chế độ.

Niềm tin vào sức mạnh của luật pháp cũng quan trọng như niềm tin liên hệ đến chính trị. Sự phán đoán của từng cá nhân là chủ yếu nhưng vấn đề không đơn giản trong thực tế vì thường thì người dân không xác định được quyền của mình trong hệ thống luật pháp là thế nào.

Niềm tin về chính trị đòi hỏi người dân là được có cơ hội trao đổi ý kiến và chính quyền nên cởi mở trong các quan điểm dị biệt. Tin tưởng khả năng và thiện chí chung và đáp ứng nhau trong thực tế là yêu cầu nhưng bạo lực, tham nhũng và không minh bạch trong quan hệ là trở ngại. Cụ thể cần nhất là mức độ ràng buộc về mặt pháp luật.

Mức độ tuân thủ luật pháp của người dân và chính quyền sẽ thay đổi trực tiếp đến tiến trình. Khả năng của cá nhân sẽ thay đổi khi cấu trúc xã hội thay đổi, tạo cho người dân là một thành viên thực sự được tôn trọng trong cộng đồng, một tác nhân có hiệu năng trong sinh hoạt xã hội. Nếu đạt được thì gia đình và xã hội trở thành một mạng lưới tương thuộc và cá nhân sẽ phát triển khả năng. Nhu cầu hoà giải là cải cách mối quan hệ, nhưng thực tế phức tạp nên vấn đề đòi hỏi không những là lượng giá mà phải hiểu biết nhu cầu ưu tiên. Trừng phạt thủ phạm là chính nhưng tìm ra sự thật là quan trọng hơn, như kinh nghiêm tại Nam Phi. Chọn lựa một phương cách thích hợp là làm sao vừa tôn trong luật pháp vừa đạt được mục tiêu hoà giải và có giá trị đạo đức.

Tuân thủ các cơ sở đạo đức trong tinh thần hỗ tương (respect for moral agency and reciprocity) có hai giá trị đạo đức. Thứ nhất là không nên xem người dân và chính quyền như là một phương tiện để đạt được mục tiêu hoà giải mà chính họ là cứu cánh quyết định hoà giải. Thứ hai là tinh thần hỗ tương có ảnh hưởng đến cá nhân và xã hội. Hợp tác chỉ có giá trị khi có sự đóng góp trong tinh thần chia sẻ trách nhiệm chung. Nhưng làm sao xác nhận ưu tiên chung? Có hai loại ưu tiên, thứ nhất là tầm mức của mối quan hệ cần được đổi mới và các hậu quả sẽ xảy ra. Thứ hai là tìm cách loại trừ những nhu cầu không cần thiết. Nhưng vấn đề được áp dụng như thế nào qua hoạt động của TRC?

Chương V

TRC không phải là một đặc thù của Nam Phi mà từ hơn ba thập niên qua cũng là một mô hình tại Argentina, Sri Lanka, Ghana, Haiti, Guatemala, Chile, Philippines, Uganda, El Salvador, Peru và Sierra Leone. Những trở ngại đã thảo luận ở phần I được tác giả đặt ra trong bối cảnh chuyển tiếp để xem TRC có thể phát huy khả năng tôn trọng đạo đức, xây dựng lại bản sắc đoàn thể xã hội và tình cảm gắn bó cho cộng đồng không, điều mà tác giả gọi chung là respect for moral agency.

Mỗi thành viên trong xã hội là một tác nhân cho cơ sở đạo đức. Khả năng cá nhân có ba hình thức. Khả năng thứ nhất là công nhận và áp dụng lập luận đạo đức của người khác. Hiểu và giải thích được thì mới công nhận giá trị chung về đạo đức để áp dụng. Khả năng thứ hai là hiểu được những cảm xúc của người khác. Cùng cảm thông nhau trong bất hạnh, chia sẻ những tổn thương sẽ giúp tìm ra những phương cách đối ứng thích hợp. Khả năng thứ ba là thúc đẩy cho người khác lập luận đạo đức. Ba khả năng này giải thích tại sao đạo đức tại Nam Phi bị suy đồi. Tác giả dẫn chứng tác phẩm của Antjie Krog, một ký giả Nam Phi đã theo dõi các phiên điều tra tại TRC làm thí dụ. Krog tường thuật các đối xử nhẫn tâm với các nạn nhân với tất cả những bi thương cùng cực.

Krog phẫn nộ: „Ai gây nên nỗi và lý do tại sao? Tại sao chúng ta có thể mất nhân tính trước những con người bình thường mà chúng ta gặp hàng ngày trên đường phố, trên xe buýt hay tàu hoả, những người qua mà cơ thể và quần áo biểu hiện nghèo đói và làm việc cực nhọc? Trước con người đáng quý mến mà chúng ta lại đối xử như họ một đống rác, tệ hơn con chó?". Đó là câu hỏi mà mọi người có trách nhiệm trong chế độ phải trả lời. Vô cảm tại các nước độc tài là hậu quả, nhưng đâu là nguyên nhân làm các khả năng nhạy cảm về đạo đức suy yếu?

Tác giả trả lời vấn đề do từ khủng hoảng bản sắc cá nhân và cộng đồng mà xung đột tôn giáo tại Bắc Ái Nhĩ Lan là một thí dụ khác. Mỗi năm có đủ loại các cuộc biểu tình của tất cả các đoàn thể, mà năm 2003 có đến 3.100 cuộc là thí dụ. Đặc biệt nhất là các cuộc tuần hành của Tin Lành nhằm hồi tưởng những biến cố lịch sử quan trọng trong năm, thứ nhất là ngày 1.7 để tưởng niệm chiến thắng muà hè 1916 và sự hy sinh của nhiều quân nhân Bắc Ái Nhĩ Lan và thứ hai là ngày 12. 7 để kỷ niệm ngày chiến thắng của lực lượng William đánh bại đạo quân Công giáo của vua James vào năm 1690. Biểu tình để tưởng niệm mà còn kèm theo nhạc điệu oai hùng làm cho người Công giáo có cảm tưởng họ đang bị Tin Lành lấn áp. Vì có nhiều xung đột và gây nhiều người chết khiến họ áp lực chính quyền không cho đoàn tuần hành được đi qua khu vực của Công giáo. Những dị biệt bản sắc tôn giáo của hai cộng đồng do lịch sử để lại mà ký ức tập thể đã tạo nên bản sắc. Ký ức tạo nên một khuôn mẫu hành động cho mục tiêu tôn giáo trong hiện tại và tương lai. Lịch sử cộng đồng tạo thành một định mệnh chung cho tất cả thành viên, mà không thể tránh được những cảm xúc do hãnh diện hay đau buồn. Cảm xúc nào cũng bị đãi lọc qua thời gian và để lại những nét đặc trưng nhất cho đoàn thể, mà biểu tình là một thể hiện.

Tác giả đưa ra hai khía cạnh, một là tìm ra giới hạn của các thành viên và hai là tìm ra những khuôn mẫu đã làm suy yếu tác động đạo đức của cộng đồng. Những hiểu biết và hồi ức này chỉ có giá trị mức độ. Hồi tưởng bất công quá khứ là vấn đề cần thiết nhưng lại là một cơ hội tìm lại bản sắc. Không thể loại trừ ký ức cá nhân ra khỏi tập thể và ký ức tập thể là một khởi đầu. Quá khứ phải được nhớ lại là một tiến trình chọn lọc để giúp cho cộng đồng tạo một ký ức chung đáng lưu giữ. Trước vấn đề này thì TRC có thể đóng góp gì?

TRC là một diễn đàn cho nạn nhân, sưu tầm các tự sự làm thành tài liệu lưu giữ, so chiếu các tố giác của nạn nhân với thực tế và tìm ra sự thật. TRC còn là một cơ hội, môi trường tác động cho sự chuyển hoá mà những tự sự của các thành viên gây ảnh hưởng sâu đậm, dù tài liệu về do

223

TRC sưu tầm chỉ có giới hạn giá trị về thời gian. Trong báo caó chung quyết TRC xác nhận trước công luận là chế độ phân biệt chủng tộc chỉ có thể được duy trì do sử dụng bạo lực.

Tác giả tự nhận việc phân tích còn mơ hồ khi đưa ra ba quan tâm chính. Dù làm việc liêm chính và tìm ra và chấp nhận sự thật, nhưng giá trị của những tài liệu của TRC này chỉ có giai đoạn và cá nhân. Không có gì đảm bảo là TRC sẽ làm tròn chức năng vì còn có những điều kiện khác gây ảnh hưởng đến khả năng của TRC, thí dụ như khả năng chuyên môn của các điều tra viên, phương cách tổng hợp và lượng giá bằng chứng, hợp tác cuả nạn nhân và đồng tình của công luận. Tính chính thống của TRC cũng còn là vấn đề cần thảo luận, nhưng báo cáo chung quyết của TRC có ảnh hưởng nhất định đến công luân. Do đó, chủ yếu là làm sao phát triển khả năng cơ sở đạo đức và xác định lại ký ức tập thể.

Chương VI

Trước khi luận giải về vai trò của các Toà án Hình sự quốc tế tác giả bàn đến hoàn cảnh các xã hội đang chuyển hoá và dùng luận đề của Fuller để trưng dẫn. Luật là một khuôn khổ chung để mọi người tự điều hành. Nhưng điều kiện này chưa có đủ khi lạm dụng luật pháp của chính quyền và vô cảm của dân chúng đã quá trầm trọng mà Argentina, Nam Phi và Bắc Ái Nhĩ Lan là thí dụ.

Dù luật pháp Argentina được ban hành nhưng không ai tuân thủ. Quyền lực chính quyền bắt nguồn từ đảo chính và sao đó tìm cách gia tăng ảnh hưởng bằng nhiều cách và cuối cùng các chánh án chỉ có nhiệm vụ hợp thức hoá tính chính thống của chế độ. Khi chính quyền làm thế thì dân chúng chỉ còn trốn thuế, buôn lậu và lo hối lộ. Tất cả mọi người đều muốn sống tốt đẹp hơn, nhưng không ai được thúc đẩy để theo đuổi mục đích này.

Nam Phi thiếu khả năng để duy trì luật pháp, vì chế độ cảnh sát trị nên Nam Phi chỉ đào tạo được nhiều mật vụ nhưng kém khả năng trong thủ tục điều tra hình sự và thu thập bằng chứng. Toàn bộ nhân viên cần được trao dồi nghiệp vụ cho nhu cầu mới.

Tình hình Bắc Ái Nhĩ Lan cũng không thể khá hơn và sự bất tín nhiệm của các lực lượng quá khích Công giáo từ 1922-2001 là thí dụ. Công giáo không hề hợp tác với cảnh sát là một truyền thống lịch sử và cảm tưởng thù nghịch vẫn còn đè nặng cho đến ngày nay, cho dù cam kết của Anh là sẽ cải thiện hệ thống cảnh sát.

Trước tình hình này thì Toà án Hình sự quốc tế có thể đóng góp gì? Tác giả giới thiệu ba trường hợp là Toà án Hình sự quốc tế Nam Tư cũ (International Criminal Tribunal for the former Yugoslavia, ICTY), Toà án Hình Sự quốc tế Rwanda (International Criminal Tribunal for Rwanda, ICTR), và Toà án Hình sự quốc tế (International Criminal Court, ICC). Các toà này xét xử các vi phạm nhân quyền quốc tế theo công ước Geneva, luật chiến tranh, diệt chủng và tội ác chống nhân loại. ICTY và ICTR do Hội Đồng Bảo An thiết lập và ICC do một hiệp ước của 104 nước thoả thuận. Các Toà án Hình sự khác tại Sierra Leone, Timor, Kosovo, Bosnia và Cambodia là một loại toà tổng hợp với sự tham dự của quốc tế và quốc gia. Địa điểm xét xử là các nơi đã xãy ra và ngân sách là do sự đóng góp tự nguyện của các quốc gia và tổ chức quốc tế. Hiện nay có 25 nước đã có toà án loại này.

Tác giả bi quan về vai trò cuả Toà án Hình sự quốc tế vì lý do ngân khoản hạn hẹp và hiểu biết giới hạn về các vấn đề văn hoá, ngôn ngữ địa phương và tính chính thống của toà, tuy thế toà có những tác động tích cực cần thiết cho giáo dục về tinh thần thượng tôn pháp luật, đặc biệt là tuân thủ luật về thủ tục và những tiêu chuẩn luật pháp được quốc tế công nhận. Nguyên tắc suy đoán vô tội, không trì hoản xét xử, phương cách thu thập và đánh giá bằng chứng, đối xử với thủ phạm trong suốt thời kỳ xét xử theo đúng thủ tục là chủ yếu. Toà án nêu gương xét xử cẩn trọng, nghiêm minh và gây niềm tin cho dân chúng. Sự yên tâm của người dân là từ nay khi bị bắt không sợ bị tra tấn, bị kết tội không có nghiã là chờ chết và hợp tác sẽ không còn nguy hiểm cho thân nhân.

Nhưng tác giả cũng dè dặt hơn khi đề cao vai trò giáo dục của toà. Toà án không thể giải quyết được mọi vấn đề xã hội mà Nam Phi là một điển hình. Tính chính thống của toà án chỉ có được khi phù hợp với quan điểm chính trị của địa phương. Gây phe nhóm và tham nhũng của các viên chức quốc tế mang tác dụng ngược lai. Hiệu năng của luật thủ tục cũng đáng nghi ngờ. Sơ suất của luật thủ tục làm cho thủ phạm được tha, gây công phẫn cho nạn nhân, không tạo niềm tin cho việc hợp tác trong tương lai và không tác dụng trừng phạt thủ phạm. Cộng đồng quốc tế cũng không thể đóng góp nhiều hơn.

Các nhu cầu tái thiết khác cấp bách cũng như hoà giải. Vần đề là phải chọn lựa ưu tiên nào, giáo dục, y tế hay luật pháp trong tiến trình chuyển hoá. Giả cả và hiệu năng để theo đuổi là vần đề cần đặt ra.

Kết luận

Mô hình hoà giải của Nam Phi là xây dựng lại mối quan hệ chính trị và đòi hỏi sự hợp tác trong tôn trọng, Cá nhân cần có cơ hội đóng góp khi nhân quyền được bảo vệ, được công nhân là thành viên trong trong cộng đồng và là tác nhân có khả năng, trách nhiệm và thiện chí. Xây dựng niềm tin, phát huy khả năng của chính quyền và dân chúng trong tin thần thượng tôn luật pháp là bước khởi đầu. Tác động hổ tương sẽ tạo cơ sở đạo đức và phát huy dân chủ.

Mổi xã hội chuyên đổi có những hoàn cảnh đặc thù, nên hoà giải là một tiến trình phức tạp và năng động và cũng không giống Nam Phi. Hoà giải không đồng nghiã trừng phạt thủ phạm, vì giải quyết vi phạm nhân quyền là tim ra sự thật đóng góp cho cho tiến trình. Khởi đầu là hy vọng và niềm tin, sau đó thành lập các uỷ ban hoà giải và toà án hình sự. Dù có những nhu cầu hoà giải cấp bách, nhưng cũng có những hoà giải đòi hỏi nhiều thời gian, và thực tế thì thiếu khả năng, thiếu niềm tin, không thiện chí hợp tác gây tác hại.

Thành quả của TRC còn quá khiêm nhường để giải quyết các bất công trong quá khứ cũng như phát huy khả năng cá nhân và xã hội cho tương lai. Các tòa án hình sự quốc tế chỉ tác dụng về giá trị giáo dục để cải tổ luật pháp và xây dựng dân chủ. Dù chính quyền có quan tâm qua hoạch định chính sách cũng không thể giải quyết vấn đề tận gốc vì giá trị của luật pháp chỉ có giới hạn, khi những đàn áp cuả chế độ vẫn còn tiếp diễn và các tác động tiêu cực khác của xã hội còn quá mạnh.

Do đó, tiến trình hoà giải tại các quốc gia chưa có dân chủ còn nhiều khó khăn mà ưu tiên nhất là một cuộc đối thoại thoại rộng rải của chính quyền được sự hợp tác của đông đảo quần chúng.

Nhận xét

Về hình thức, tác giả trình bày đề tài trong một bố cục chặt chẻ với những ý tưởng mạch lạc giúp cho người đọc theo dỏi vấn đề một cách xuyên suốt. Tác giả có khả năng diễn đạt trong sáng, không dùng thuật ngữ khó khăn hay luận thuyết cô động, một khó khăn chung mà độc giả loại sách triết học luôn gặp phải, đây cũng là điểm đáng   ca   ngợi.
Về nội dung, với phương cách tham khảo tài liệu và dẫn chứng công phu, tác giả thuyết phục được người đọc qua các luận giải. Vì luận điểm của Fuller là chủ đề chính mà tác giả dùng để phân tích, nên các ý tưởng này bị lập lại khá nhiều dù qua các nội dung phân tích khác nhau, nhưng sự trùng lấp đôi khi không thể tránh được.

Tóm lại, *A Moral Theory of Political Reconcialtion* của Colleen Murphy là một tác phẩm giá trị vì đã soi sáng nhiều vấn đề bổ ích và dễ đọc. Hy vọng sẽ có dịch giả chuyển ngữ để giúp cho độc giả có cơ hội so sánh các kinh nghiệm quốc tế với tiến trình hoà giải chính trị tại Việt Nam hiện nay, một vấn đề cần thảo luận mà ít được quan tâm và vượt ra khỏi khuôn khổ của bài viết này.

X

Các Cảm Xúc chính trị:

Tại Sao Lòng Từ Ai là Cần Thiết Cho Công Lý?

Vấn đề

Yêu thương hay thù oán không chỉ là tình riêng cuả mỗi con người mà còn là một cảm xúc chính trị. Đã có nhiều thí dụ cho thấy là các hiệu ứng của cảm xúc này lan toả đến hệ thống pháp luật, mà đòi công lý hay tự thiêu của dân oan tại Việt Nam là trường hợp phổ biến.

Thực ra, trong bất cứ một nền tảng công lý nào thì điểm chính yếu cũng là phải tìm ra một hệ thống luật pháp công minh và tinh thần trọng pháp của người dân và chính quyền để áp dụng trong thực tế. Ngược lại, có một lập luận mới về cảm xúc chính trị cho là công lý không chỉ là một giải pháp cuả lý trí khách quan mà còn cần đến lòng từ ái của mọi người. Dù tiềm tàng trong cá nhân, nhưng khi có một sự gắn bó từ nội tâm vào một giá trị chung cao đẹp thì nó sẽ thúc đẩy làm cho công lý xã hội hình thành và duy trì. Lòng từ ái là một cảm xúc chính trị rất cần thiết để phát huy công lý, đó là kết luận của Martha C. Nussbaum trình bày trong tác phẩm Political Emotions: Why Love Matters for Justice?, The Bellknap Press of Harvard University Press, 2013 mà bài viết này sẽ giới thiệu.

Tác giả

Martha C. Nussbaum sinh năm 1947 tại New York. Bà đã dạy tại nhiều đại học nổi tiếng ở Bắc Mỹ và châu Âu, hiện là giáo sư Luật học và Đạo đức học tại Đại học Chicago. Với các trước tác nổi danh, bà trở thành một triết gia tên tuổi và có sách bán chạy. Bà nhận được 30 bằng Tiến sĩ

Danh dự và nhiều giải thưởng cao quý khắp thế
giới.

Nội dung

Nội dung cũng là tiền đề mà tác giả muốn minh
định để tránh mọi hiểu lầm khác trong cuộc thảo
luận.

Cảm xúc phải nằm trong khuôn khổ pháp luật có
sẵn. Ta không cần tìm hiểu thêm về nguyên uỷ
của hệ thống pháp luật mà nên mô tả và phân
tích tại sao cảm xúc có tác động làm hình thành,
phát huy và duy trì công lý.

Lòng từ tâm không cần dựa trên một thế giới
quan toàn diện, nhưng có thể hình thành và phát
huy trong một xã hội có tự do chính trị, trọng
pháp mà cơ sở của nó là mọi người đều bình
quyền và được tôn trọng. Lòng từ tâm làm con
người gắn bó nhau để giải quyết các vấn đề công
bình xã hội, thay thế cho vai trò của tôn giáo
siêu hình hay tôn giáo dân sự theo khái niệm
của Jean-Jacques Rousseau hay tính nhân bản
của Auguste Comte và John Stuart Mill.

Cảm xúc có giá trị trong điều kiện tổng quát và
chuyên biệt. Thương yêu, sợ hải, ganh tị và xấu
hổ là cảm xúc của con người, nhưng thể hiện
khác nhau tùy theo khuôn khổ chính trị, luật
pháp, không gian, thời gian và cá tính.

Công lý và từ ái là hai lý tưởng, nhưng nhận ra
giá trị của hai lý tưởng này và tìm cách áp dụng
trong xã hội là một thách thức trong thực tế.
Kiên trì cải thiện những thành quả này để

chuyển hoá thể chế xã hội và tính tình con người là nỗ lực của chúng ta.

Bố cục

Sách có ba phần chính gồm 11 chương. Phần I có ba chương trình bày lịch sử các loại cảm xúc có tác động đến sinh hoạt chính trị mà hiệu ứng lan toả của cảm xúc trong chính trường tại Hoa Kỳ, Ấn Độ và các nước dân chủ phương Tây là chủ điểm nghiên cứu.

Chương 1 đề cập về các ý nghĩa của tự do, bình đẳng và tình huynh đệ trong tinh thần cách mạng Pháp. Trước đây, sự thuần phục nhà vua trong chế độ hoàng gia là một biểu tượng cao đẹp để thống nhất đất nước và liên kết mọi dị biệt xã hội, nhưng sau khi cách mạng thành công, nó không còn là một giá trị chung cho tương lai. Do đó, lòng ái quốc trong bối cảnh mới theo tư tưởng của J. J. Rousseau và J. G. Herder là giải pháp thay thế.

Chương 2 trình bày vấn đề thay đổi thể chế chính trị là một chuyển biến về cảm xúc. Cảm xúc mới cho một trào lưu mới không thuần là một chuyện cá nhân mà là một loại hình của một không gian văn hoá chung, có yếu tố tâm lý xã hội.

Chấp nhận sự thay đổi là phá vỡ các giá trị xưa cũ, mà cũng có nghĩa là nêu cao tinh thần trọng pháp và bình quyền giữa nam và nữ giới. Nếu có kiến thức mới thì sẽ có ý thức mới. Nếu có sự đồng thuận của toàn thể về nhận thức và cảm xúc mới thì sẽ có một sự thay đổi. Các nhạc kịch của W. A. Mozart và Lorenzo da Ponte tạo nên cảm xúc tiềm tàng cho chuyển hoá là thí dụ. Các phương tiện truyền thông xã hội trong các nước dân chủ trở nên đa dạng, nên các tác động của nhạc kịch để chuyển hoá chính trị sẽ còn chịu nhiều hạn chế hơn trong thời kỳ mới.

Các đề tài thảo luận về chính trị vào thế kỷ XIX thường bị giới hạn, mà tư tưởng của Auguste Comte và John Stuart Mill về tình nhân ái là được đề cao nhất. Cả hai cổ vũ cho tinh thần vị tha, nguyên tắc ổn định xã hội, giá trị phổ quát hơn là tính siêu việt của tôn giáo. Ý tưởng nhân bản này có ảnh hưởng đến các sáng tác của Rabindranath Tagore.

Chương 3 và 4 giới thiệu tư tưởng của Rabindranath Tagore và John Stuart Mill. Quan điểm của Mill về tinh thần tiến bộ của con người không thuyết phục cao, vì Mill dựa trên về tư lợi con người và thiếu kiến thức về tâm lý xã hội hiện đại. Dù không toàn diện, nhưng các luận điểm của Mill vẫn còn có giá trị tương đối.

Dù sống trong hai bối cảnh văn hoá khác nhau, nhưng Mill và Tagore xem lòng từ tâm cao đẹp là cơ sở phát triển cho những cảm xúc tích cực, đặc biệt nhất là đề cao việc tôn trọng những ý kiến dị biệt có ảnh hưởng đến các sinh hoạt chính trị và kiểm soát những cảm xúc tiêu cực.

Rousseau và Comte là hai trí thức tiêu biểu cho trường phái cảm xúc tập thể. Tinh thần đoàn kết là một cảm xúc chỉ thành hình và phát triển bền vững khi có tính đồng dạng. Lòng từ ái là cảm xúc nhắm ngăn chặn những ích kỷ và ganh trị, vì nó cản trở việc chia sẽ các phúc lợi chung. Cảm xúc nào cũng là riêng tư, và có thể huy động để lan toả trong một tập thể rộng hơn, nhưng khi các phản biện không được giải quyết, thì sự đồng thuận sẽ không đạt.

Nhạc kịch của Mozart hay thi ca của Tagore gây cảm xúc trong từng cá nhân, nhưng cần thiết làm cho tình cảm cộng đồng gắn bó hơn. Ngày nay, chúng ta cần tìm hiểu hiệu ứng lan toả các cảm xúc qua việc áp dụng khoa học tâm lý học đại chúng.

Phần II có ba chương đặt vấn đề mục tiêu của cảm xúc và tìm cách đưa các nguồn lực này để giải quyết các vấn đề chính trị. Nguồn lực cảm xúc này có nơi con người mà còn trong thú vật.

Chương 5 đề ra những mục tiêu xã hội là Bình đẳng, Hội nhập và Phân phối phúc lợi. Khảo hướng chính để giải quyết vấn đề là tạo công bình trong cơ hội và tìm cách phát huy khả năng chuyên môn trong hoàn cảnh dị biệt. Điều kiện tiên quyết phải có là mọi người được sống trong một chế độ tự do, trọng pháp và có tinh thần phản biện. Nhờ được phát huy trong một thể chế tự do, mà cảm xúc sẽ huy động các khả năng riêng biệt của cá nhân. Do hiệu ứng lan toả này mà mục tiêu công bình cho toàn thể xã hội có thể đạt được.

Chương 6 giới thiệu những kiến thức hiện đại về các cảm xúc của thú vật, từ các loài thú có lông cho đến cả chó và voi. Phân biệt các kiến thức giữa thế giới con người và thú vật giúp chúng ta ứng xử thích hợp hơn với cả trẻ con.

235

Chương 7 tìm hiểu về nguồn gốc và hướng phát triển của cảm xúc để hoàn thiện mối quan hệ xã hội. Ngoài cảm xúc, chúng ta còn cần đến một trí tưởng tượng, một sự đồng cảm để hoà nhập vào một tâm tình chung và niềm tin chung trong việc giải quyết vấn đề công bình xã hội. Tôn kính, nếucách biệt lạnh lùng, sẽ không hẳn là một cảm xúc hữu ích và không giúp chúng ta vượt qua các dị biệt về chính kiến. Dù trong thực tế, nó là khởi điểm cần thiết cho mọi giao tiếp, đem đến sự bình đẳng đối xử trong những hoàn cảnh đặc biệt.

Phần III có ba chương phân tích tác động của cảm xúc cá nhân trong các lĩnh vực công, mà Hoa Kỳ và Ấn Độ là hai trọng điểm nghiên cứu.

Chương 8 trình bày những khía cạnh tích cực lẫn tiêu cực của lòng ái quốc, mà ảnh hưởng của nó tùy vào mục tiêu và cách thực hiện. Lời kêu gọi về lòng yêu nước của các danh nhân như Abraham Lincoln, Martin Luther King, Mahatma Gandhi và Jawaharal Nehru cũng như của các thi nhân Whitman và Tagore là các thí dụ chính. Khi triển khai khái niệm về lòng yêu nước một cách nhân bản và toàn vẹn, thì có thể tránh những lầm lạc cực đoan gây tác hại.

Chương 9 đề cao vai trò của từ ái trong việc hình thành và duy trì các hành vi vị tha và thể chế bình đẳng. Trong tiến trình trưởng thành tư duy của dân chúng, mỗi người phải tìm cách học hỏi để nhận ra các hoàn cảnh sống trong bi hài. Vì bi quan dễ tạo cảm xúc thương tổn, nên chúng ta cần có cái nhìn toàn diện trước những thăng trầm của cuộc đời và có nhiều thương cảm hơn.

Khi tự ghét mình, ghét người, các tình cảm này chỉ gây thương tổn, nên đánh giá chính xác cảm xúc trước khi hành động là quan trọng hơn.

Chương 10 phân tích ba loại cảm xúc tiêu cực cho công lý, đó là sợ hải, ganh tị và xấu hổ. Con người sống trong xã hội hiện đại cần nhận ra ba đặc điểm bất lợi này và tìm các phương cách để tránh gặp phải, hoặc làm tránh cho hậu quả trầm trọng xãy ra.

Chương 11 nêu lên ba kết luận. Một là cảm xúc có tác động trong công luận, nhưng phải thích hợp và tùy thuộc vào không gian, thời gian nhận thức và cá tính. Ảnh hưởng của Gandhi và Luther King trong chính trị là hai thí dụ. King biết sử dụng cảm xúc trong lúc diễn thuyết để gây thu hút công luận. Nhờ học tập kinh nghiệm của Gandhi mà King không hề đề cao cá nhân. Dù Gandhi sống lâu ở hải ngoại, nhưng ông biết gìn giữ truyền thống văn hóa Ấn Độ và gây tác động trong phong trào đấu tranh. Hình ảnh dung dị của Gandhi gây thiện cảm trong chính giới và dân chúng khắp nơi.

Hai là vấn đề đạo đức giả trong chính trị mà nhiều nền văn hoá khá nhạy cảm trước vấn đề này. Cả một thế hệ người Mỹ sẽ phải kinh hoàng khi nghe nhắc lại tinh thần yêu nước cuồng nhiệt trong chiến tranh Việt Nam, một thí dụ về một sai lầm trong lịch sử mà nhiều người Mỹ và ở các nơi khác trên thế giới muốn tránh tái diễn.

Ba là lòng từ ái trong sinh hoạt xã hội có quá nhiều hình thái, từ cá nhân, gia đình và cộng đồng. Tất cả tạo thành một văn hóa từ tâm

237

chung, nhưng có tác động dị biệt. Do đó mà một bài diễn văn kêu gọi sẽ gây nhiều phản ứng tâm lý khác nhau trong các tầng lớp dân chúng khác nhau.

Nhận xét

Cảm tưởng đầu tiên của người đọc là tinh thần lạc quan của tác giả khi đề cao lòng từ ái và tin rằng nền dân chủ phương Tây có những đặc điểm tốt đẹp giúp cho từ tâm sẽ có điều kiện phát huy. Bằng một giọng văn ấm áp và trong sáng, bà kể những thí dụ về Washington, Lincoln, Roosewelt, Churchill, Luther King và Gandhi. Những dẫn chứng về tư tưởng của Rousseau, Comte, Mill, đặc biệt về thi ca của Tagore và âm nhạc của Mozart, cho thấy sự uyên bác của bà. Do các ảnh hưởng này mà bà xem trọng các giá trị tinh thần hơn vật chất và tin là cảm xúc tích cực (từ tâm và hy sinh) cần phát huy để chuyển hoá và tiêu cực (sợ hải, xấu hổ và ganh tị) cần loại trừ.

Thực ra, không phải chỉ có thái độ vị kỷ của con người là nguyên nhân chính mà cạnh tranh lành mạnh là động lực cho sự thăng tiến xã hội và Bernard Mandevilles đã minh chứng. Phong trào chống đối bất công cũng không thể khởi đầu bằng lòng từ ái, mà là một sư phản kháng để gây tỉnh thức và Occucpy Wall Street là thí dụ.

Nhìn trong toàn cảnh hiện nay thì nối kết mối quan hệ từ ái và công lý này càng khó khăn hơn. Dù tại các nước phương Tây, phương Đông hay các nước đang phát triển thì lòng từ ái cũng không thể phát huy vì có quá nhiều trở lực.

Các nước phương Tây có bốn trụ cột nền tảng là dân chủ đại nghị, kinh tế thị trường, thể chế pháp quyền và xã hội dân sự, nhưng hiện nay không còn đứng vững. Dân chủ không còn bảo đảm ổn định xã hội trong hiện tại và công bình cho thế hệ tương lai. Quy luật kinh tế thị trường chuyển biến phức tạp và không thể kiểm soát nên gây xáo trộn cơ chế vận hành. Dù thể chế pháp quyền là để bảo vệ công bình xã hội, nhưng luật pháp trở nên khó hiểu, các luật sư càng thao túng tiền bạc, làm cho tranh tụng tốn kém và công lý là món hàng đắt giá. Xã hội dân sự không còn năng động cải cách, vì con người thờ ơ trước các biến chuyển thời cuộc và các nhóm lợi ích áp lực nặng nề hơn.

Các nước phương Tây đã ý thức rõ là phải cải cách toàn diện, nhưng suy trầm kinh tế kéo dài, nợ công chồng chất, khí hậu biến đổi khắc nghiệt, khủng bố lan tràn khắp nơi, làn sóng di dân ồ ạt và mức độ lão hoá dân số đáng ngại, tất cả biến động dồn dập này làm cho tình hình chung trầm trọng hơn, khi mà Pháp bị tổn thương nặng nề, Liên Âu trên đà tan rã và giá trị văn minh phương Tây tàn lụn. Lòng từ tâm chỉ là một trong các yếu tố tâm lý chung đóng góp trong tiến trình chuyển hoá xã hội, mà giới hạn của nó đã thể hiện quan các phong trào cực đoan bài ngoại ngày càng nhiều và việc đóng cửa biên giới tại châu Âu.

Tác giả đề cao tính nhân bản và không cổ vũ riêng cho một tôn giáo nào, nhưng nội dung lý giải rất gần với giáo lý của Phật giáo. Bà không đề cập đến tình trạng khủng hoảng về giá trị tâm linh ở các nước phương Tây và giáo lý Phật giáo đã lan toả những giá trị mới đầy thu hút.

Cụ thể là khi đặt mối tương thuộc của con người với thiên nhiên, thú vật, xã hội và thế giới, Phật giáo đề cao tự do cá nhân trong tư duy độc lập và nỗ lực hành động để thay cho giáo điều, từ bi trong một thế giới vị kỷ, bất bạo động trước một trào lưu quốc tế cuồng tín với sử dụng bạo lực. Đặc biệt nhất là với lòng khoan dung những dị biệt, Phật giáo còn có khả năng hoá giải xung đột chính trị. Với một nội dung hiếu hoà và phương cách khả thi nên đạo đức Phật giáo sẽ là một tiềm năng to lớn để đóng góp thiết thực cho việc xây dựng hoà bình và công lý.

Ở các nước phương Đông, tinh thần Phật pháp tiềm tàng trong lòng văn hoá dân tộc nên các luận giải của tác giả không mới lạ. Các Phật tử đều biết rõ về giá trị của lòng từ bi hỷ xả, lấy ân báo oán của Phật giáo, nhưng thực hiện lòng từ ái còn cần các yếu tố khác hỗ trợ. Khó khăn hơn có lẽ là do các nỗ lực hoằng pháp của các Tăng Đoàn bị hạn chế và các sinh hoạt này ngày càng cách biệt với xã hội đang chuyển mình, thậm chí còn thoả hiệp với bạo quyền để hưởng những đặc lợi vật chất. Dù tâm mộ đạo, nhưng Phật tử còn theo nghi lễ xa xưa và kinh điển cổ ngữ, nên việc tu tập không còn phù hợp với nhu cầu tâm linh của thời đại mới.

Ở các nước nghèo, tinh thần vị tha của con người là những đáp ứng cần thiết trước những bất công xã hội, nhưng việc thể hiện này còn tùy thuộc vào nỗ lực của chính quyền trong đấu tranh chống nghèo đói. Trong khi xã hội ngày càng phân hoá, thì chính quyền lại không đủ khả năng để cải cách triệt để, mà tình hình này sẽ còn kéo dài, nên ít tạo ra ý thức cho công lý.

Thực ra, không ai có thể đề ra một chương trình khởi động lòng từ tâm để phát huy công lý trên quy mô toàn cầu trong thế kỷ XXI. Trong việc khám phá ra tiềm năng chuyển hoá cho toàn xã hội, nổ lực tự thực hiện từ tâm của từng cá nhân vẫn là khởi điểm chính yếu. Chúng ta đồng ý với Martha C. Nussbaum là yêu thương là một căn bản đạo đức cần thiết để phát huy công lý nhưng nó chỉ lan toả trong một chừng mực giới hạn.

Lạm bàn chuyện nước non

Dù không bàn trực tiếp đến các vấn đề của Việt Nam, nhưng tác giả không làm thất vọng cho độc giả người Việt vì cũng đã gián tiếp đem lại một lý giải cho thảm trạng hiện nay của đất nước.

Bản chất thù hận của chế độ toàn trị và tình trạng vô cảm trước chính sự của dân chúng là hai cảm xúc chính trị gây ra nguyên nhân. Chính sách giáo dục ngu dân của chính quyền, tinh thần nô lệ tự nguyện của đa số dân chúng làm cho trình độ dân trí không thể nâng cao và dân khí chưa được chấn hưng. Vì chịu ảnh hưởng của một hệ thống giáo dục Đảng trị, nên thế hệ tham chiến chỉ biết thù hận và chiến đấu mà lời thơ của Tố Hữu là một bằng chứng:

Nuôi đi em cho đến... muôn đời

Mầm hận này trong lồng xương ống máu...???

241

Thế hệ hậu chiến lại không có điều kiện tiếp thu kiến thức, ý thức, kinh nghiệm và động lực khích lệ để xây dựng giá trị tinh thần mới. Dĩ nhiên, tất cả các yếu tố nội tại này cùng tác động nhau làm cho chính thể sống lâu hơn và bất hạnh của dân tộc kéo dài hơn. Do đó, ước mơ dân chủ hoá cho đất nước còn xa vời và suy vong của dân tộc là hiện thực.

Muốn canh tân đất nước, Việt Nam cần có con người tỉnh thức, tìm hiểu và yêu mến các giá trị tinh thần mới và thiết tha xây dựng thể chế mới. Nếu suy luận theo tác giả, thì tình yêu thương sẽ là một cảm xúc chính trị mới cần thiết để làm thành một nguồn lực xây dựng lại con người, gia đình, xã hội và đất nước. Đã đến lúc mọi người cùng tĩnh thức lòng từ ái và giúp nhau khai sáng để tìm hiểu và mến yêu các giá trị tinh thần mới.

Nhờ thế, hy vọng là chính quyền sẽ không còn ác với dân, hèn với giặc, nghi ngờ mọi người là thù địch, lo sợ mất độc quyền lãnh đạo bất nhân và mất của bất chánh. Cũng tương tự, người dân sẽ không còn dùng bạo lực để tự ban phát công lý và giải quyết các tranh chấp trong gia đình, học đường và xã hội.

Tác giả đã cảnh tỉnh cho chúng ta nên khơi động tình yêu thương đất nước và con người trong hoàn cảnh hiện nay. Người viết cám ơn tác giả về nguồn cảm hứng này.

Dear Prof. Nussbaum, Thank you for the inspiration and encouragement you have pro

XI

Rồng Nằm, Cọp Ẩn:

Liệu Trung Quốc và Ấn Độ

Có Thể Khống Chế Phương Tây Được Chăng?

Vấn đề

Các báo cáo quốc tế đều đi đến kết luận chung là những thành tựu kinh tế đầy ấn tượng của Trung Quốc và Ấn Độ đang đe doạ thế giới. Điển hình là BRIC Report của Goldman Sachs 2004 tiên đoán đến năm 2040 TSLQG Trung Quốc sẽ vượt xa Hoa Kỳ và Ấn Độ sẽ vượt Nhật Bản. CIA Report Hoa Kỳ cũng xác nhận mức sản xuất hàng hoá của Trung Quốc và cung ứng dịch vụ của Ấn Độ trong tương lai sẽ dẫn đầu. Sự trổi dậy này đang gây nhiều lo âu và tranh cải trong công luận tại các nước phương Tây.

Lo âu càng có cơ sở khi ưu thế ngoại thương của hai nước gia tăng và khả năng ứng phó của chính giới phương Tây thu hẹp hơn, vì Hoa Kỳ, châu Âu và Nhật Bản chưa chấm dứt thời kỳ suy trầm và nợ công lại tràn ngập làm cho tiềm năng phục hồi kinh tế trở nên mơ hồ. Do đó, phương Tây sớm muộn gì sẽ bị Trung Quốc và Ân Độ khống chế và nguy cơ này là một hiện thực khách quan.

Nhưng ngược lại, Prem Shankar Jha giải toả được lo âu khi lập luận là hai nước không đủ sức tạo được vị thế siêu cường quốc tế, vì cả hai không có thể chế thích hợp để giải quyết những bất công xã hội và xung đột chính trị. Mọi kế hoạch của chính giới phương Tây không thể chỉ dựa trên thành tựu kinh tế, mà còn cần các các yếu tố khác, toàn diện hơn của hai nước này. Đó là nội dung thông điệp của tác giả trong tác phẩm "Rồng năm, Cọp ẩn: Liệu Trung Quốc và Ấn Độ có thể khống chế phương Tây được chăng?" mà bài viết sau đây sẽ giới thiệu.

Tác giả

Prem Shankar Jha, người Ấn, học Triết, Chính trị và Kinh tế tại Đại học Oxford (Anh). Ông làm việc cho cơ quan UN Special Fund, UNDP, thuộc UNO, làm tư vấn thông tin kinh tế cho Thủ Tướng V. S. Singh. Về sau, ông là biên tập viên kinh tế cho các nhật báo và tạp chí The Hindustan Time, The Hindu, The Times of India, Economic Times và Financial Express của Ấn và The Economist của Anh. Ông nổi danh với các sách như "Kashmir 1947: the Origins of a Dispute" và "The End of Saddam Husseins Iraq – History through the Eyes of the Victim".

Nội dung

Trong lời giới thiệu tác giả đề ra mục tiêu là so sánh và lý giải những thành tựu và thách thức của hai nền kinh tế Trung Quốc và Ấn Độ để phản chứng mối lo âu hiện nay của công luận. Trong phần đầu tiên tác giả trình bày những nét tương đồng và tương phản của hai nền kinh tế này.

Trong chương đầu, ông phân tích các đường hướng cải cách qua tiến trình trong lịch sử và thách thức của tương lai bằng cách mô tả các đặc điểm tăng trưởng và hậu quả cho hai nước. Dù cùng đạt nhiều thành tựu, nhưng trong thực tế các biện pháp thực hiện của Trung Quốc và Ấn Độ có nhiều dị biệt. Dù khác nhau về cơ cấu dân số, kinh tế chuyên ngành và hệ thống chính trị nhưng hai nước có một điểm chung là đang sống trong một thời kỳ chuyển hoá từ kinh tế hoạch định sang thị trường và cùng theo đuổi một mục

245

tiêu là tăng trưởng kinh tế trong khuôn khổ ổn định xã hội.

Trong phần kế tiếp ông đào sâu các vấn đề chính của kinh tế thị trường XHCN mang đặc trưng Trung Quốc qua bốn chương sách. Tựu trung, đặc điểm chính của nền kinh tế là tư bản nhà nước. Nhưng nhà nước không là toàn bộ hệ thống kinh tế thuần nhất tập trung hoạch định mà là một cơ chế hỗn loạn có đến 70.000 trung tâm quyền lực với sáu cấp độ khác nhau từ trung ương, địa phương và khu vực và có năm loại cán bộ cao cấp có thẩm quyền để quyết định vận mệnh cho nền kinh tế. Dù cơ chế thị trường thành hình qua cải cách táo bạo và tốc độ tăng trưởng của kinh tế gây nhiều ấn tượng, nhưng hiện nay chỉ có 50 % các sản phẩm công nghiệp là do thị trường quyết định.

Trong một hệ thống công quyền phức tạp, thiếu kiểm soát và cơ chế thị trường không hiệu năng, làm sao phép lạ kinh tế đã xãy ra như trong thời gian qua? Tác giả giải thích là thành công do các doanh nghiệp quốc doanh và giai cấp trung gian tác động, tầng lớp mới đứng giữa chính quyền và dân chúng. Ông triển khai khái niệm này như là một lý thuyết cơ bản để giải thích. Thực ra, khái niệm Intermediate Class là của Michal Kalecki đề ra trong tác phẩm "The Politics and Economics of Intermediate Regimes" mà tác giả tham chiếu cùng với Communist Manifesto của Karl Marx. Nhưng Marx cho là giai cấp này phản động hơn là tiến bộ vì ngăn chận bánh xe tiến hoá của lịch sử.

Tăng trưởng không do cải cách chính trị hay luật pháp mà là do giai cấp trung gian tác động. Thành phần này còn được gọi là tư bản thân tộc, có vây cánh với chính quyền địa phương, khôn ngoan biết sử dụng những biện pháp ưu đãi thuế khoá và đầu tư trong thời kỳ đầu tiên cải cách. Họ sử dụng tiền do nhà nước tài trợ để đầu tư, một hình thức không sợ mất vốn riêng và nguy hiểm khi thua lỗ, cấu kết nhau hơn là cạnh tranh. Họ thành công vì biết trục lợi qua các biện pháp thu mua nhà đất rẻ tiền và đầu tư độc quyền vào một số lĩnh vực chiến lược. Vì có bao che chính trị nên họ không có tinh thần sáng tạo và sợ nguy hiểm phá sản như doanh nhân phương Tây.

Khi bàn về nền kinh tế Ấn Độ, hai chủ đề mà tác giả thảo luận là tại sao tăng trưởng chậm chập và giai cấp trung gian lại không thành đạt như tại Trung Quốc.Phát triển thị trường Ấn kéo dài từ 1951 đến 1991.

Tăng trưởng chậm không đơn thuần do kinh tế hoạch định sai lầm, mà còn nhiều lý do thuộc về cấu trúc. Trong những năm 50, nền kinh tế chịu ảnh hưởng phương thức kế hoạch theo Liên Xô, nhưng mềm dẻo hơn. Từ thập niên 80 về sau, Ấn hướng theo mô hình của Nam Hàn. Khác với Trung Quốc, cơ chế thị trường và doanh giới tư nhân Ấn đã có sẵn có từ thời thuộc địa. Bên cạnh những doanh nghiệp lớn còn có những doanh nghiệp nhỏ và vừa nhưng không đóng vai trò quan trọng, vì không có khả năng đương đầu với doanh nghiệp lớn và không được chính quyền hỗ trợ.

247

Năm 1957 để đối phó với tình trạng khan hiếm ngoại tệ chính quyền Ấn áp dụng chính sách khắc khổ, đình chỉ các biện pháp nhập khẩu các mặt hàng tiêu thụ và không hỗ trợ gia tăng xuất khẩu. Cả hai gây ảnh hưởng đến thị trường bông vải và hàng dệt và làm kinh tế phát triển trì trệ. Các biện pháp hỗ trợ doanh nghiệp nhỏ được chính quyền chú trọng hơn. Nhờ hưởng nhiều biện pháp đặc ân của chính phủ và có khả năng phá vỡ các rào cản mậu dịch dần dần các doanh nghiệp này đi vào vị thế độc lập. Họ thực sự bắt đầu gây tác động tăng trưởng và thành một giai cấp trung gian.

Từ năm 1992 để có cơ hội hội nhập vào kinh tế thế giới trong thời kỳ toàn cầu hoá chính quyền hủy bỏ các biện pháp khắc khổ và gia tăng các biện pháp giải phóng mậu dịch. Doanh nghiệp nhỏ chuyển mình và đóng vai trò quan trọng hơn. Khác với Trung Quốc giai cấp trung gian tại Ấn ngoài giới tiểu thương còn có người cho vay nặng lãi và nông gia giàu có địa phương, họ có nhiều ảnh hưởng trong các cuộc bầu cử hay các biện pháp phát triển thị trường. Vì không có phương tiện canh tân kỹ thuật như các doanh nghiệp lớn, nên doanh nghiệp nhỏ không thể tác động đến việc cung ứng sản phẩm rẻ tiền cho thị trường thế giới như công xưởng Trung Quốc. Khi nền kinh tế Ấn tự do hơn, Intermediate Regimes bắt đầu thành hình, dù khá muộn màng.

Sau khi trình bày những nguyên nhân đưa tới thành tựu kinh tế, tác giả phân tích những hậu quả xảy đến cho hai nước mà bất ổn xã hội và xung đột chính trị là hai thách thức nghiêm trọng. Động loạn xã hội tại Trung Quốc có nhiều lý do. Do các biện pháp chiếm đất, bồi thường rẻ, nông dân không sống được với giá nông phẩm rẻ phải ra thành phố mưu sinh. Đến thành phố tìm việc trong các khu vực xây dựng công nghiệp và không có hộ khẩu, nên nông dân tạo thêm bất ổn tại thành thị, phân biệt đối xử con người qua chế độ hộ khẩu cư trú là một đặc thù của Trung Quốc. Những biện pháp hỗ trợ quá mức cho thị dân tạo bất quân bình về phân phối lợi tức cho nông dân.

Đầu tư không phối hợp và phát triển không đồng bộ gây thiệt hại về sử dụng tài nguyên và môi sinh mà dân địa phương là nạn nhân. Tranh chấp giữa giai cấp trung gian mới gây xung đột chính trị, mà hậu quả là chính quyền trung ương không còn khả năng kiểm soát các hoạt động của địa phương, tranh chấp quyền lực giữa chính quyền Thượng Hải và Trung ương là thí dụ điển hình. Ngoài việc chứng minh các bất ổn tác giả còn bàn đến các trở lực cho cải cách và dân chủ hoá.

Dị biệt mức độ tăng trưởng giữa nông thôn và thành thị ngày càng gay gắt, trong khi xung đột chính trị giữa trung ương và địa phương trong việc dành đặc quyền đặc lợi càng trầm trọng hơn. Chính quyền dù có ý thức sự cách biệt giàu nghèo của dân chúng và lãnh đạo và trình độ phát triển của địa phương nhưng không có biện pháp phối hợp hữu hiệu để đem lại quân bình. Thách thức này ảnh hưởng đến tính chính thống về sự lãnh đạo của Đảng. Chính quyền không có thiện chí tạo ra những cải cách chính trị quan trọng vì lo sợ động loạn càng lan rộng sẽ nguy hiểm hơn cho sự sinh tồn của chế độ.

Do đó, các biện pháp nhằm tăng cường sự kiểm soát của Đảng ở địa phương càng được đẩy mạnh hơn. Thiếu truyền thống nhà nước pháp quyền nên các biện pháp dân chủ hoá theo mô hình phương Tây là điều bất khả thi.

Tuy nhiên, tác giả cho là có thể giải quyết vấn đề chính thống cho lãnh đạo và có hai đề nghị cải cách bước đầu cho tiến trình dân chủ hoá. Một là từ nay Đảng viên phải được dân chúng bầu cử công khai và chịu trách nhiệm trước pháp luật. Hai là phải xây dựng nền tư pháp độc lập theo nhà nước pháp quyền và tách khỏi Đảng quyền.

Bất ổn xã hội và xung đột chính trị tại Ấn Độ khác biệt hơn về hình thức và mức độ nếu so với Trung Quốc. Ấn Độ hãnh diện vì thừa hưởng hệ thống luật pháp của Anh và có truyền thống sinh hoạt chính trị dân chủ, nhưng tham nhũng diễn biến khác và trầm trọng hơn. Theo tác giả có nhiều lý do giải thích. Thứ nhất, quy chế công chức cho phép đặc miễn truy cứu các tội phạm hình sự. Đây là một đặc quyền hiến định quy định trong thập niên 30 dành cho công chức Anh thời thuộc địa. Sau khi tu chỉnh hiến pháp năm 1948 đặc quyền được giữ lại cho công chức Ấn và gây hậu quả bất lợi cho đến ngày nay. Tác giả cho là tại Ấn không thể gọi là tham nhũng (corruption) do tư bản thân tộc cậy quyền phạm luật và mua chuộc nhau, mà là hình thức tống tiền công khai (extortion) khắp mọi tầng lớp và mọi nơi theo kiểu của Ý và Liên Xô. Mối quan hệ giữa dân chúng và chính quyền không bình đẳng theo hiến pháp quy định, mà thực tế thái độ gia trưởng cửa quyền thời thực dân vẫn còn phổ biến tại các cơ quan công quyền.

Động loạn tại nông thôn Ấn Độ xãy diễn lan rộng hơn và tổ chức chống đối chính quyền chặt chẽ hơn Trung Quốc, mà Naxaliles, một tổ chức sách động nông dân vũ trang nổi dậy theo mô hình Mao là thí dụ. Tình hình trầm trọng hơn khi ảnh hưởng toàn cầu hoá lan rộng và các biện pháp công nghiệp hoá được áp dụng từ năm 1992. Thị trường dệt nội địa bị hàng Trung Quốc cạnh tranh và triển vọng xuất khẩu bông vải giảm đi làm công nhân điêu đứng. Nông dân bị ảnh hưởng nặng nề khi hệ thống ngân hàng không còn cho vay canh tác vì triển vọng xuất khẩu nông sản bị hạn chế. Nông dân chỉ còn cách là vay nặng lãi của tư nhân địa phương để có phương tiện tiếp tục. Họ không thể mưu sinh vì trả lãi suất qúa cao. Theo tác giả, có ít nhất 100.000 nông dân tự tử từ năm 1998 đến 2003 để thoát cảnh nợ nần.

Để so sánh giữa tình hình Trung Quốc và Ấn Độ tác giả nêu lên một vài điểm chính. Cả hai giới tư bản thân tộc tại Trung Quốc và công chức Ấn Độ gây tác hại cho tăng trưởng. Trong nông nghiệp, cả hai biết sử dụng đặc quyền trong các biện pháp miễn thuế, định giá rẻ truất hữu ruộng đất để làm lợi cho riêng mình. Trong công nghiệp, cả hai sử dụng tiền ngân hàng nhà nước để đầu tư nhưng vô trách nhiệm và đặc quyền cấu kết với nhà đầu tư để hưởng lợi. Trình độ phát triển cơ cấu hạ tầng của Ấn Độ tụt hậu ít nhất là 15 năm so với Trung Quốc. Bang giao hai nước sẽ còn nhiều trở ngại vì tranh chấp biên giới và vấn đề Tây Tạng. Theo tác giả, Trung

251

Quốc nên tiếp tục theo đuổi công nghiệp chế biến hàng thương phẩm trong khi Ấn Độ sẽ thuận lợi hơn khi mở rộng cung ứng dịch vụ cho phương Tây.

Trước trào lưu suy trầm của kinh tế thế giới cả hai bắt đầu ý thức cải cách phương thức tăng trưởng bằng những biện pháp khích hoạt cho nền kinh tế nội địa, thay vì tập trung cho ngoại thương như trước đây. Tác giả cho là cả hai tiếp tục sai lầm và làm cho tình hình trầm trọng hơn. Thay vì đầu tư nhiều hơn vào khu vực nông thôn để giúp nông dân gia tăng lợi tức, Trung Quốc lại đầu tư cải thiện cơ cấu hạ tầng và hỗ trợ cư dân thành thành thị. Ấn Độ gia tăng kinh phí để kích thích mãi lực tiêu thụ cho dân thành phố và nông thôn trong khi chỉnh trang các cơ sơ hạ tầng tụt hậu theo tác giả là ưu tiên. Các biện pháp hỗ trợ tài chính hiện nay hầu như không giải quyết các vấn đề bất công xã hội hay xung đột chính trị.

Tóm lại, dù kinh tế có thể tiếp tục tăng trưởng ở mức khiêm nhường do suy trầm toàn cầu, nhưng Trung Quốc không có các cải cách thể chế dân chủ để giải quyết công bình xã hội và xung đột chính trị; Ấn Độ dù có thể chế dân chủ đại nghị, nhưng tham nhũng trầm trọng và cơ cấu hạ tầng tồi tệ hơn nên các khó khăn tương tự cũng không thể giảm đi. Với một tương lai bất định, cả hai không có cơ hội trỗi dậy như một siêu cường để có thể chế ngự phương Tây. Do đó, tác giả kết luận mọi lo sợ của phương Tây là hoang tưởng.

Nhận xét

Đối với độc giả phương Tây đóng góp xuất sắc của tác giả là phần trình bày về thực tế phát triển của hai thị trường Trung Quốc và Ấn Độ. Với nhiều tư liệu và dẫn chứng công phu tác giả đem lại những thí dụ có giá trị thuyết phục, đặc biệt các chi tiết về bất ổn xã hội và tranh chấp chính trị. Đóng góp lý thuyết Intermediate Class có phần hạn chế hơn. Sử dụng lý thuyết để mở lối cho khảo hướng, nhưng tác giả lại không dùng lý thuyết để đúc kết vấn đề, nhất là trình bày những giới hạn của lý thuyết để giải thích cho sự trổi dậy. Vấn đề tăng trưởng phức tạp hơn nhiều. Những thành tựu trong công nghiệp thông tin, điện ảnh và dược phẩm của Ấn chỉ giải thích bằng viễn kiến của chính giới, sự hợp tác quốc tế của doanh nghiệp và nổ lực hiếu học của giới trẻ Ấn là chính. Do đó, lý giải về tăng trưởng cũng cần các lý thuyết khác bổ sung.

Độc giả người Việt thất vọng hơn vì tác giả không mang đến những lý giải mới lạ. Tác hại tham ô của các nhóm lợi ích vô trách nhiệm và tương lai đen tối của công nhân và nông dân là đề tài quen thuộc. Đảng viên phải do dân bầu và chịu trách nhiệm trước pháp luật là một ý kiến mới lạ và có thể thích hợp cho Việt Nam. Tuy nhiên, tác phẩm này đem lại một giá trị cảnh báo đặc biệt: mô hình kinh tế của Trung Quốc hay Ấn Độ không là một lý tưởng để noi theo vì bất ổn xã hội, tranh chấp chính trị và phá hủy môi sinh là những hậu quả mà Việt Nam không có phép lạ nào trong việc tìm ra khả năng mới để giải quyết vấn đề. Nếu như tác giả chứng minh Trung Quốc không đe doạ trực tiếp cho phương Tây là đúng, thì ngược lại, tác giả sẽ sai lầm khi những nguy cơ này là hiện thực cho tương lai Việt Nam vì có nhiều lý do khác tác động.

Trao đổi kinh nghiệm tăng trưởng là đề tài được Amartya Sen bàn đến qua mối quan hệ văn hoá giữa Trung Quốc và Ấn Độ. Trong tiểu luận "Passage to India" Sen cho là hệ thống dân chủ đa đảng, phương tiện truyền thông đại chúng và các biện pháp cải thiện y tế công cộng tại Ấn Độ là bài học cho Trung Quốc. Tinh thần vô úy trước bạo lực, nhiệt tình thảo luận công khai trước những bất đồng, sẵn sàng chấp nhận phê bình để sửa sai là truyền thống đặc sắc của Phật giáo mà Trung Quốc có thể áp dụng vào những cải cách chánh trị. Ngược lại, Ấn Độ sẽ học được những biện pháp cải cách kinh tế của Trung Quốc. Xem thêm bản dịch Việt ngữ của tác giả tại http://bit.ly/15v23eV.

.

XII

Tư Bản Trong Thế Kỷ XXI

Bối cảnh

Suy trầm kinh tế 2008, khủng hoảng tài chính, ngân hàng và nợ công gây hoang mang cho dân chúng về khả năng lãnh đạo của chính giới tại Hoa Kỳ và châu Âu và phương cách vận hành của nền kinh tế thị trường.

Bất trắc kinh tế làm không ai tin là trước mắt sẽ có giải pháp hồi phục cho các nước phương Tây, cho giới trẻ thất nghiệp tại Tây Ban Nha và khả năng trả nợ cho Hy Lạp.

Bất công xã hội lan rộng đến một mức độ báo động mà phong trào *Occcpy Wall Street* là một thí dụ và động loạn sẽ còn tiếp diễn. Triển vọng thăng tiến cho mọi người nay đã tiêu tan, vì chi phí giáo dục quá mắc hoặc thiếu động lực khích lệ. Giới trung lưu trí thức, một cột trụ chính cho sự phát triển bền vững của nền kinh tế thị trường, đang co cụm.

Ngược lại, khi thực lực kinh tế của Trung Quốc càng lớn mạnh làm cho mô hình "đồng thuận Bắc Kinh" và "tư bản nhà nước" thuyết phục được nhiều hơn. Theo lập luận này, các nước chậm tiến đang chuyển hướng sang nền kinh tế thị trường cần tập trung cho các biện pháp mạnh để xoá đói giảm nghèo. Do đó, ước mơ phát triển dân chủ, cải cách chính trị và tôn trọng nhân quyền trong trường kỳ phải nhường bước.

Trong bối cảnh bất an kéo dài này, những người ưu tư thời cuộc đã có hằng loạt các câu hỏi: Chủ nghĩã tư bản sẽ đi về đâu? Hình thái mới của tư bản trong thế kỷ XXI là gì? Và đâu là giải pháp cho các vấn đề bất công xã hội?

Học giới phương Tây đã có vô số các hội luận và lý giải cho các câu hỏi này, nhưng gần đây một tác phẩm đã gây nhiều tranh luận sôi nổi là *Capital in the Twenty-First Century* của Thomas Piketty, mà bài viết sau đây sẽ giới thiệu các luận điểm chính.

Tác giả

Thomas Piketty sinh ngày 7.5.1971 tại Clichy, Pháp. Ông theo học khoa Kinh tế tại École Normale Supérieure (ENS), trình luận án tiến sĩ tại École des Hautes Etudes en Sciences Sociale và London School of Economics với chuyên đề về phân phối tài sản. Từ năm 1993 đến 1995 ông phụ giảng tại Massachusetts Institute of Technology (MIT), Hoa Kỳ. Năm 1995 ông là thành viên nghiên cứu thuộc Centre National de la Recherche Scientifique (CNRS) và 2000 ông là Giám Đốc của École des Haute Études en Sciences Sociales (EHESS). Từ năm 2007 ông giảng dạy tại Paris School of Economics.

Ông nghiên cứu chuyên về phân phối lợi tức, phân phối tài sản và công bình xã hội. Hợp tác với các chuyên gia nổi danh khác là Anthony Atkinson (Oxford) và Emmanuel Saez (Berkeley) ông đã trình bày về bất công xã hội tại các nước công nghiệp phương Tây từ năm 1940 đến 1970. Với nhiều sách và luận văn kinh tế ông nhận được giải thưởng Prix de meilleur jeune économiste de France (2002) và Yro-Jahsson Preis (2013). Nhưng với tác phẩm Capital in the

257

Twenty-First Century, do Harvard University Press xuất bản năm 2014 ông là tác giả nổi danh, vì tác phẩm này đang bán chạy nhất và được thảo luận sôi nổi tại Hoa Kỳ và Tây Âu.

Tác phẩm

Tư bản trong thế kỷ XXI là một luận đề mà Piketty giới thiệu những hình thái mới của tư bản tạo bất công xã hội và đề xuất giải pháp san bằng trên căn bản toàn cầu. Ông nhận xét là dù đề tài tích lũy tư bản thành tích sản và di sản không được kinh tế gia đương đại quan tâm, nhưng hiệu ứng lại quan trọng hơn là tài sản được làm ra và tiết kiệm.

Đồng ý với Marx tư bản là một yếu tố sản xuất, nhưng ông không dừng lại ở các khái niệm thặng dư giá trị và bóc lột nhân công để giải thích. Tích lũy tư bản là hình thái mới vì nó không là một tiến trình do tiết kiệm, đầu tư và tạo lập tài sản mà David Ricardo và John Stuartz Mill đề cập.

Piketty định nghĩa tư bản là khoản thu được tính thành tiền và có thể có nhiều hình thức khác nhau, thí dụ như động sản, bất động sản, doanh lợi do cổ phiếu chứng khoán, lãi xuất công khố phiếu, bồi thường và các thu khoản đủ loại do lợi nhuận từ tư bản.

Một yếu tố khác quan trọng trong xã hội tư bản hiện nay là hố cách biệt giữa thu nhập lợi tức của công nhân và doanh thu của doanh nghiệp và thu nhập của giới lãnh đạo doanh nghiệp (CEO). Hai hình thái tương phản này đang lên đến mức độ báo động, tạo thành bất công xã hội.

Theo ông, trước khi tìm hiểu về hình thái bất công và tư bản trong thế kỷ XXI có hai luận điểm chủ yếu cần làm sáng tỏ là:

Có phải động lực của việc tích lũy tư bản tư nhân tất yếu đưa tới việc tập trung tài sản vào trong tay một thiểu số người như Marx đã mô tả trong thế kỷ XIX không? và

Có phải tăng trưởng, cạnh tranh và tiến bộ kỹ thuật là những động lực đưa tới những phát triển trong giai đoạn sau đó và nó làm giảm bớt bất công xã hội và hài hoà giai cấp như Simon Kuznets giải thích trong thế kỷ XX không?

Ông phản bác cả hai. Thứ nhất, ông không tin về thuyết định mệnh kinh tế như Marx cổ vũ. Cho dù quy luật kinh tế là chính, nhờ đó để tìm ra quy luật phát triển tổng quát, nhưng không phải đó là tất cả và đấu tranh cách mạng vô sản là giải pháp tối hậu. Bất công trong thu nhập là một vấn đề kinh tế tiền lương mà còn có hậu quả cho xã hội, vì sự vận hành của các động lực chính trong xã hội tư bản qua thời gian sẽ đưa tới bất công hoặc công bình.

Thứ hai, luận điểm của Kurnets cũng không thuyết phục vì lẽ cạnh tranh, tiến bộ kỹ thuật và tăng trưởng không thể xem là một tiến trình tự nhiên hay tình cờ, thiếu chỉ đạo, mà tự nó sẽ có hiệu ứng ngăn ngừa mọi bất công xã hội. Ngược lại, chính giới cần có kế hoạch kiên quyết để đối phó và tìm các hợp tác quốc tế.

Đúc kết từ những tài liệu thuế vụ tại Pháp, Hoa Kỳ, Anh, Ấn Độ, Nhật Bản, Mã Lai, Nam Phi, Uruguay và nhiều nước khác ông cho là di sản là một hiện tượng không bình thường trong việc tạo lập và tích lũy tư bản, mà đó chính là nguyên nhân sinh ra bất công trong việc phân phối lợi tức xã hội trong thế kỷ XXI. Nếu bất công, trước đây theo Marx, là một động lực thúc đẩy cho giới vô sản đấu tranh, hay sau này, giới trung lưu tìm đường thăng tiến qua cơ hội giáo dục, thì hiện nay, triển vọng giải quyết công bình xã hội càng lu mờ vì lẽ không còn cơ hội đấu tranh chuyên chính cách mạng và giới trung lưu co cụm.

Dùng tài liệu thuế vụ để chứng minh bất công nên ông cũng đề nghị dùng biện pháp đánh thuế lũy tiến giới hữu sản tại các nước công nghiệp là một giải pháp san bằng và sự hợp tác quốc tế là một phương tiện để đạt mục tiêu. Ông hy vọng là chương trình này sẽ tạo ra một sự tái phân phối lợi tức, đem lại công bình xã hội, nâng cao thành quả của chủ nghĩa tư bản, nhưng quan trọng nhất là giúp cho chủ nghĩa này sóng sót. Dù là người đề xuất, chính ông cũng nghi ngờ giải pháp này là khả thi, nhất là trong tình hình chung hiện nay.

Bố cục

Sách gồm có bốn phần gồm 16 chương. Phần I bàn về lợi tức và tư bản gồm có hai chương. Chương 1 trình bày hai khái niệm này và lý giải về mối quan hệ giữa hai khái niệm. Chương 2 phân tích tỷ lệ tăng trưởng dân số và năng xuất, sự thành hình của các khái niệm trong thế kỷ XVIII.

Phần II gồm có 4 chương giới thiệu về những năng động trong mối quan hệ giữa tư bản và thu nhập, mà nội dung là bàn đến mối quan hệ giữa tư bản và lao động trong thế kỷ XIX. Chương 3 nói về sự hình thành khái niệm tư bản tại Pháp. Chương 4 so sánh chủ đề này với Đức và Hoa Kỳ. Chương 5 mở rộng khái niệm và đặt ra mối quan hệ trên căn bản toàn cầu.

Phần III bàn về cấu trúc của bất công gồm có 6 chương. Chương 7 xét đến vấn đề bất công trong thực tế dựa trên việc nghiên cứu về phân phối lợi tức và tư bản. Chương 8 lý giải về những động lực lịch sử của bất công giữa Pháp và Hoa Kỳ. Hai chương 9 và 10 mở rộng tầm phân tích đến nhiều quốc gia khác. Chương 11 soi sáng tầm quan trọng của thừa kế. Chương 12 tìm hiểu sự phân phối tài sản của thế kỷ XX.

Phần IV thảo luận về việc điều tiết tư bản trong thế kỷ XXI và gồm có 4 chương. Chương 13 nói đến mô hình nhà nước xã hội. Chương 14 giới thiệu nội dung chương trình về thuế lợi tức lũy tiến, đặc biệt giới thiệu kinh nghiệm trong quá khứ và khuynh hướng gần đây. Chương 15 đề ra những điều kiện áp dụng chương trình này trong thế kỷ XXI, so sánh tình trạng lý tưởng với thực tế, trong đó có một số vấn đề liên quan là quản lý và di dân. Chương 16 bàn về hậu quả của nợ công.

Nội dung

Nguyên nhân của bất công xã hội

261

Lập luận chính của ông là tỷ lệ tăng trưởng kinh tế chậm hơn so với tích lũy tư bản nên bất công gia tăng, nhưng đến thế kỷ XXI trào lưu này đưa đến hậu quả nghiêm trọng nhất: sự cách biệt lợi tức thu nhập và di sản tích lũy không thể thu hẹp được nữa và tác hại nặng nề đến phân phối tài sản xã hội. Ông đã tìm ra mối tương quan này và nêu lên nhiều thí dụ ở Hoa Kỳ và châu Âu để chứng minh.

Tại Hoa Kỳ, thuế lợi tức được áp dụng kể từ năm 1913. Qua các hồ sơ khai thuế ông chứng minh là vào thế kỷ XIX mức cách biệt trung bình giữa thu nhập lãnh đạo doanh nghiệp và nhân viên bình thường là 1/20, ngày nay hố cách biệt trung bình trong 500 doanh nghiệp lớn nhất là 1/200. Cao hơn nữa là trường hợp của Tim Cook, lãnh đạo của Apple kiếm được 378 triệu đô la trong năm 2011, thu nhập này do tiền lương, tiền chia lời cổ phiếu và doanh thu đủ loại của doanh nghiệp, và tỷ lệ cách biệt ước tính là 1/6.258. Trong năm 2012, công nhân bình thường của Wall Mart kiếm không quá 25.000 đô la/năm, trong khi Michael Duke, lãnh đạo phụ trách bán lẻ kiếm được 23 triệu. Một thí dụ nổi bật nhất là tài sản của 85 người giàu nhất thế giới mà trong đó có ba người nổi tiếng nhất là Bill Gates, Warren Buffet và Carlos Slim, tổng cộng tài sản của họ là 3 nghìn 500 tỷ đô la, có nghĩã là bằng 1/2 tài sản của dân số trên thế giới cộng lại. Dĩ nhiên, còn vô số thí dụ về tài sản kếch sù của giới siêu giàu, họ là minh tinh điện ảnh, doanh nhân quốc tế, danh tài thể thao hay các tác giả sách bán chạy nhất.

Piketty không đồng ý là giới siêu giàu mới là những người có tài năng siêu việt, đóng góp to lớn cho nhân loại và đáng hưởng những phần thưởng vật chất tương xứng. Dù khó tìm ra một chuẩn mực để đo lường thành quả, nhưng không thể nói họ làm việc cực nhọc, thông minh và tiết kiệm nhiều hơn. Thực ra, các khoản thu nhập này là một hiện tượng bất thường vì không theo quy luật thị trường lao động, phần thì do các lãnh đạo cấu kết để chia chác, trục lợi qua nhiều hình thức, phần khác thì họ tìm mọi cách không cho công nhân được chia phần thành quả doanh nghiệp. Ngoài ra, họ là những người biết cách khai thác kỹ thuật mới trong lĩnh vực internet hay truyền thông để làm giàu nhanh. Đó là một quy luật nội tại của doanh nghiệp mà người ta dễ nhận ra. Nhưng theo ông, khi chính quyền không thể điều tiết và tỷ lệ thu nhập này tăng nhanh hơn tăng trưởng kinh tế thì bất công có thể xác định được. Tích lũy tư bản trong thời hiện đại đến từ những hình thức tích sản này và đang biến thành di sản.

Vấn đề châu Âu được Piketty thảo luận sâu rộng hơn vì các tài liệu khả dụng về thuế khoá từ có từ cuối thế kỷ XVIII. Ông cho là lịch sử kinh tế là một cuộc chạy đua bất phân thắng bại giữa tích lũy tư bản và tăng trưởng kinh tế mà các yếu tố chính là do phát triển dân số và canh tân kỹ thuật.

Ông kết luận là trước khi thế chiến thứ nhất bùng nổ, giá trị tư bản tích lũy tại châu Âu cao từ sáu đến bảy lần hơn thu nhập quốc gia. Tuy nhiên, qua bốn thập niên, châu Âu vì bị hai cuộc thế chiến tàn phá và mức tiết kiệm không còn nhiều, mà tỷ lệ này giảm đi một nửa. Sau thế chiến thứ hai, tích lũy tư bản tăng lên. Đó là thời kỳ kinh tế phồn thịnh từ năm 1945 đến năm 1973 và được sách vở kinh tế gọi là thời kỳ Hoàng Kim, mà điển hình là lợi tức công nhân tăng làm mức sống của đại chúng tăng. Trong khi các kinh tế gia xem đây là một hiện tượng phát triển bình thường và tất yếu trong bối cảnh tái thiết hậu chiến, thì ông giải thích đó là một ngoại lệ của lịch sử và đã chấm dứt vì trào lưu sẽ không trở lại.

Về vai trò của di sản trong lịch sử phát triển kinh tế thì Piketty chứng minh là di sản chiếm một vai trò khiêm nhượng so với thu nhập quốc dân trong thời kỳ chiến tranh, nhưng lại tăng nhanh trong thời hậu chiến, vào năm 1970 chiếm khoảng dưới 50%, nhưng hiện nay đã lên đến 70% và còn tiếp tục tăng. Tầm quan trọng của di sản là do ảnh hưởng của giới siêu giàu, mà ngày nay được gọi chung là thành phần thượng tầng 1% trong xã hội. Mực sống cực kỳ xa hoa phung phí của giới thượng lưu quý tộc, mà người Việt quen gọi là giới ngồi nhà mát ăn bát vàng, trong thế kỷ XIX được các tiểu thuyết gia Pháp như Balzac và Austen mô tả khá chi tiết. Mức sống cao sang này có giảm đi trong thời kỳ 1910 cho đến 1950, nhưng sau 1970 thì tăng nhanh trở lại, dù trong mức độ có ít hơn so với thế kỷ XIX.

Qua nhiều dẫn chứng ông kết luận là mức độ bất công tại châu Âu ít hơn tại Hoa Kỳ vì châu Âu can thiệp chặt chẽ hơn về luật lao động, các chương trình an sinh xã hội và thuế khoá, nhưng cả hai có một đặc điểm chung trong thế kỷ XXI là hình thức tích lũy và tạo lập tư bản do di sản và tỷ lệ tạo lập di sản tăng nhanh hơn tỷ lệ tăng trưởng kinh tế. Do đó, bất công lan rộng đến mức độ không thể san bằng. Giải pháp cho vấn đề là chính quyền cần có một biện pháp đánh thuế giới hữu sản trong tầm vóc quốc tế.

Giải pháp san bằng

Làm sao đem lại công bình xã hội khi năng động nội tại của chủ nghiã tư bản hướng theo một chiều mới là tạo lập tích sản và di sản?

Tăng trưởng là cần thiết để đem lại quân bình giữa lao động và tư bản. Nhìn chung, Piketty thực tế hơn khi cho là tỷ lệ tăng trưởng hàng năm đạt được 1% đến 1,5% là nhiều, nhưng phải liên tục. Khi mức tăng trưởng 1,5% là đi vào ổn định, đạt đến gần mức tăng trước năm 1914. Hiện nay, theo ông, không có điều kiện để đạt đến tỷ lệ tăng trưởng từ 4% đến 5%, và nhất là trong trường hợp dân số đình trệ hay giảm sút.

Đánh thuế nhà giàu là một biện pháp để chống lại tập trung tư bản, nhưng đó không phải chuyện đấu tranh giai cấp của Marx mà phải là một chính sách thuế khoá công minh. Xác định tỷ lệ thuế suất là một nhiệm vụ chính trị nhưng cũng cần có sự hợp tác quốc tế và nhiều mô hình có thể áp dụng. Ông đề nghị là có thể miễn thuế đối với tài sản cá nhân có đến 1 triệu Euro, đánh 1% thuế cho ai có tài sản từ 1 đến 5 triệu, tăng lên 2% cho ai có trên 5 triệu và cứ như thế lên từ 5 đến 10% khi trên mức 1 tỷ.

Nhưng người ta cũng có thể quyết định khác hơn là những loại tài sản khiêm nhường cũng bị ảnh hưởng, thí dụ như 0,1% cho dưới 200.000 Euro, 0,5% cho khoảng từ 200.000 và một triệu.

Theo ước tính của Piketty tỷ lệ thu cao nhất là 3 đến 4 tỷ lệ phần trăm điểm của thu nhập quốc gia, vì mục tiêu của đánh thuế tư bản lũy tiến không phải là phát triển một nguồn thu mới cho nhà nước, nhưng là điều tiết hợp lý cho chủ nghĩã tư bản. Gánh nặng về thuế khóa tại Tây Âu hiện nay đã quá mức, với nguồn thu nhập mới làm cho việc đóng góp của giới trung lưu giảm đi.

Ông ý thức được vấn đề tư bản từ các nước công nghiệp phát triển đang tháo chạy khắp thế giới để trốn thuế, trong khi sự hợp tác ngay trong châu Âu trong lĩnh vực này đã không đạt được kết quả, thì đề xuất của ông lập một biểu thuế áp dụng trên toàn cầu là một ảo tưởng. Ông lạc quan hơn khi cho rằng đó là một giải pháp hữu ích, vì đến một lúc nào đó thì cộng đồng quốc tế sẽ thấy nhu cầu áp dụng là cần thiết và sẽ khởi động.

Nhận xét

Dù sách bán chay nhất và được giới thiệu như là một tác phẩm quan trọng về lịch sử tư tưởng kinh tế hiện đại và đem lại những chuyển biến trong nhận thức về chủ nghĩã tư bản cho tương lai, nhưng Piketty không tránh khỏi nhiều phê bình mà một số ý chính có thể tóm lược như sau.

Know How

Piketty đề ra hai thành tố chính là tư bản và lao động trong tiến trình sản xuất. Ông tập trung lý giải về mối quan hệ này đóng góp cho tăng trưởng như thế nào.

Theo ông, tư bản là yếu tố sản xuất mà người ta có thể mua, bán, tặng, tiết kiệm và tích lũy thành di sản như giới siêu giàu hiện nay đang làm. Ngược lại, lao động là yếu tố cá nhân, chỉ có thể mua bán qua thị trường nhân dụng mà luật lao động là cơ sở. Không ai có thể mua bán sức lao động của người khác vì thời kỳ nô lệ không còn. Tư bản có hai đặc điểm:

Một là khả năng sinh lợi trong tương lai mà ước tính triển vọng là quan trọng. Từ đó một mảnh đất có thể bán giá quá cao trong khi một mảnh đất bên cạnh không đem lại một thu khoản đặc biệt cho sở hữu chủ, đây là một thí dụ quen thuộc trong sự biến động giá cả trên thị trường bất động sản mà triển vọng sẽ quyết định giá tương lai của tư bản.

Hai là tư bản có thể được tích lũy và sinh lợi qua tiết kiệm. Một người có thể tiết kiệm 100 đơn vị của lợi tức thu nhập, và trong điều kiện bình thường sẽ tăng thêm được 4 đến 5 đơn vị trong một năm. Do đó, có triển vọng tái đầu tư và nhờ thế mà tư bản và lợi tức cùng song hành tăng gia.

Thực ra, hai thành tố tư bản và lao động chưa đủ. Ông cũng không thể lý giải vai trò thay đổi kỹ thuật trong tiến trình sản xuất, dù ông có đề cập. Một thí dụ phản bác lập luận của Piketty rõ rệt nhất là vai trò của Know how.

267

Tổng trị giá tài sản hiện nay của ba doanh nghiệp Apple, Google và Facebook lên trên một nghìn tỷ đô la. Piketty không thể dùng yếu tố tạo lập, tích lũy và gia tăng tư bản cuả ba doanh nghiệp này để giải thích sự thành công. Nếu so với giá trị đóng góp của tư bản đầu tư ban đầu và lao động hiện có thì không đáng kể, nếu có so ở đây là với tài năng đóng góp của lãnh đạo và thay đổi kỹ thuật. Bất công thu nhập trong nội bộ của doanh nghiệp là hiển nhiên, nhưng tài năng lãnh đạo và sự thay đổi triệt để của Know how đóng góp nhiều hơn là vai trò di sản, tư bản và lao động như Piketty lý giải.

Mức tăng trưởng đến 5% mà Piketty đề ra để làm khởi điểm phát sinh cho bất công cũng không thuyết phục. Tăng trưởng là do đầu tư. Đầu tư sinh lợi liên hệ đến vấn đề lĩnh vực đầu tư, mà trào lưu hiện nay cho thấy yếu tố Know how quan trọng hơn là tư bản và lao động. Đã có nhiều thí dụ chứng minh tại Trung Quốc, Chile và Hoa Kỳ cho lập luận này.

Mức Trung Quốc cho quốc tế vay chiếm tỷ trọng 30% của TSLQG hằng năm, nhưng sinh lợi từ tiền cho vay là bằng không, tình trạng này còn tiếp tục. Cụ thể là Trung Quốc là chủ nợ của Hoa Kỳ, đem tiền vào Hoa Kỳ để tái đầu tư, nhưng chỉ tập trung vào thị trường cổ phiếu và bất động sản, nên mức sinh lợi không thể là đáng kể mà nguy cơ nhiều hơn.

Trường hợp của Chile khi đầu tư ở hải ngoại cũng tương tự. Trong 30 năm qua, Chile có tiền đem ra hải ngoại đầu tư là nhờ huy động tiết kiệm quốc nội. Chile không có khả năng thâm nhập lĩnh vực Know how tại hải ngoại, nên đầu tư không sinh lợi và không giúp cho tăng trưởng.

Ngược lại, dù Hoa Kỳ đang vay của thế giới là 13 nghìn tỷ, phần lớn để trang trải công phí, phần còn lại sử dụng cho các chương trình đầu tư tại hải ngoại, trong đó có các dự án thuộc lĩnh vực Know how tại Trung Quốc và các nước công nghiệp đang trổi dậy, nơi mà tỷ lệ tăng trưởng còn ở mức 9%. Triển vọng sinh lợi trong chiến lược này tất nhiên là cao, nhưng có thể giúp gì trong việc san bằng bất công quốc nội là một vấn đề còn tranh luận, nhất là trong bối cảnh suy trầm còn tiếp tục.

Quyết định lĩnh vực đầu tư là chính để giúp tăng trưởng. Phát sinh bất công không hoàn toàn lệ thuộc vào tỷ lệ trong mối quan hệ tư bản và lao động như Piketty xác định.

Di sản

Lo âu của Piketty về mức tác hại của di sản không có cơ sở, vì tại Hoa Kỳ di sản đã không gây bất công trong quá khứ, từ đó mà không thể kết luận là sẽ có hậu quả này trong tương lai. Ảnh hưởng của các gia đình tỷ phú như Rockefeller, Carnegie và Ford là thí dụ. Một phần, các tài sản này đã bị phân tán, phần khác, hậu duệ thụ hưởng cũng không thể trực tiếp tham gia sinh hoạt công quyền để gây thêm bất công, nhằm bảo vệ di sản như nhiều người lầm tưởng. Trong chừng mực nào đó, họ cũng có những hoạt động gây áp lực nhưng không như các lobbyist chuyên nghiệp.

269

Điều chắc chắn là hậu duệ của Bill Gates và Warren Buffet sẽ tiếp tục nắm giữ di sản khổng lồ này, nhưng có thể gây tác hại đến bất công cho toàn xã hội là không thể xác định, nhưng những hoạt động từ thiện hiện nay của Bill Gates đã chứng minh ngược lại. Một suy đoán khác là không ai biết được các diễn biến của lĩnh vực công nghệ thông tin. Các tài năng mới trong lĩnh vực này sẽ có các chuyển biến đột phá làm cho Bill Gates hay Warren Buffet sẽ không còn giữ vững ngôi vị, một vấn đề có thể xãy ra. Giới lãnh đạo này cũng không đến từ thành phần có di sản hay trong chính giới.

Là người Pháp, Piketty biết rõ là sử dụng di sản vào mục tiêu văn hoá, xã hội hay tôn giáo là một truyền thống của Âu Tây. Nhờ thế, nhiều hoạt động nghệ thuật tại Pháp đều được tài trợ và các danh tài hội hoạ như Courbet, Manet, Cézane, Monet hay các văn sĩ như Baudelaire, Flaubert hay Proust có phương tiện làm việc. Gần đây, Amnesty International và Human Rights Watch cũng đã gia tăng hoạt động nhờ thụ hưởng tài trợ loại này.

Hiện nay, huy động việc sử dụng tích sản và di sản vào các mục tiêu xã hội là một vấn đề trong các lĩnh vực sponsoring và social engeneering tại Hoa Kỳ. Do đó, trước trào lưu này khó có thể xác định mức độ tác hại tuyệt đối của tích sản di sản về bất công xã hội như Piketty tiên đoán.

Thăng tiến xã hội

Theo Piketty, thiếu năng động xã hội là không còn cơ hội thăng tiến cho giới trung lưu và giới

270

có lợi tức thấp, một khởi điểm cho bất công. Lập luận này không đúng cho các sắc dân di dân mà thành công của người Việt ty nạn trong thế hệ đầu tiên là một phản bác thuyết phục nhất. Không phải thu nhập, di sản và gia thế sẽ quyết định cơ hội thăng tiến mà là yếu tố văn hoá, lối sống và quyết tâm. Cảm nhận được môi trường tự do mới và có động lực khích lệ do gia đình giúp cho người Việt hội nhập và thăng tiến trong mọi lĩnh vực xã hội nhập cư. Do đó, thu nhập cao và tài sản không thể lý giải cho sự thăng tiến của thành phần di dân.

Một khó khăn mà giới trung lưu phải chịu trong thời gian qua là mức lương không tăng nhanh so với nhu cầu tiêu thụ đang thay đổi. Mức lương khả dụng và nỗ lực thích nghi trong tình hình biến đổi như người di dân sẽ quyết định thăng tiến và không phải là tích lũy tài sản hay di sản của giới trung lưu là chính. Mối quan hệ lợi tức và lao động mà Piketty đề ra không thể giải thích.

Có lập luận cho rằng tiền lương của công nhân tại các nước công nghiệp sẽ không tăng vì chủ doanh nghiệp còn tiếp tục đầu tư để hưởng những lợi điểm lương thấp tại các nước chậm tiến. Do đó, bất công sẽ còn kéo dài. Piketty chỉ có thể giải thích sự bất công trong mối tương quan tiền lương và tăng trưởng trong nội bộ từng nước công nghiệp phát triển và không trên căn bản toàn cầu để so sánh ý nghiã đích thực của thăng tiến.

Nếu thảo luận bất công trong bối cảnh toàn cầu hoá, đầu tư tư nhân và mậu dịch quốc tế giữa các nước công nghiệp phương Tây và đang trổi dậy, ông sẽ có những nhận định toàn diện hơn về cạnh tranh và phát triển.

Sự trổi dậy kinh tế của Trung Quốc, Ấn Độ, Việt Nam, các nước khác tại Đông Á và Nam Mỹ trong nhiều thập niên qua đã giúp cho hằng trăm triệu người dân khỏi thoát cảnh nghèo đói tận cùng. Nhờ tham gia hội nhập mậu dịch quốc tế mà các nước đang trổi dậy cũng có điều kiện tốt đẹp hơn, ít nhất là so với tình trạng sống trước đây.

Nhìn chung, bất công trong từng nước một còn là một vần đề gay go mà Việt Nam là một thí dụ. Vấn đề phát triển châu Phi sẽ là một thách thức quan trọng nhất cho nhân loại hôm nay. Do đó, lý giải về thăng tiến xã hội của Piketty không toàn diện.

Công bình thuế vụ

Đây là một đề tài mà Piketty không phải là người đề ra đầu tiên vì được tranh luận từ lâu. Ai là người được xem là có cuả? Có phải cứ có tài sản nhất thiết là tạo bất công xã hội không? Và doanh nghiệp nào tạo ra bất công? Một vấn đề cần xác định. Đến năm 2010, cá nhân nào thu nhập được 1 triệu rưỡi đô la một năm được xếp vào thành phần hữu sản, còn doanh nghiệp thì không có mức độ xác định, thường thì doanh nghiệp có tham gia thị trường cổ phiếu hoặc số thương vụ trên 500 triệu đô la và có 10.000 công nhân, nhưng chuẩn mực này không chính xác, vì hiện nay có nhiều doanh nghiệp vẫn còn do gia đình quản lý nhưng có tài sản kết sù. Ý chính của Piketty về bất công là hướng về việc thu nhập của giới lãnh đạo thuộc dạng CEO của thị trường tài chánh và công nghiệp thông tin.

Việc đánh thuế tài sản tích lũy của giới CEO, như Piketty đề nghị, gây bất mãn cho giới hữu sản trung bình. Một người làm việc lương thiện, có những thương vụ bình thường, hợp pháp, dành dụm qua một thời gian dài, nay trở thành giới hữu sản, bị đánh thuế, nên họ không còn lại gì cho con cháu. Đây là một hình phạt tối đa có hiệu lực hồi tố, không thể gọi là công bằng xã hội và tác hại trầm trọng vì không khích lệ cho tiết kiệm và tái đầu tư.

Tại các nước châu Âu, thuế gia sản là một vấn đề được tranh cải khá gay gắt. Phần Lan có đề xuất rồi cũng bị áp lực phải từ bỏ. Các nước Áo, Đan Mạch, Đức, Thụy Điển và Tây Ban Nha cũng nằm trong tình trạng tương tự. Gần đây nhất là Ý trong năm 2011. Các đảng tại Ý đề ra thuế cho những người có bất động sản để vận động tranh cử. Vì dân chúng phản ứng trước thuế biểu nặng nề nên các đảng phải đành phải rút lại. Chính quyền đảo Cyprus cũng tìm cách đánh thuế tài sản trên tiền ký thác của trương chủ ngân hàng với hy vọng tăng nguồn thu để giải quyết vấn đề kinh tế, nhưng thực tế cho thấy ngược lại, chỉ đem lại bất ổn trong dân chúng.

Dù đề xuất giải pháp đánh thuế giới hữu sản, nhưng Piketty không trình bày những khó khăn khi áp dụng, đo lường hậu quả và kiểm soát. Quan trọng nhất là ông không tìm ra một đối sách khi không thể tăng thu và huy động được tiết kiệm quốc nội cho các đầu tư mới. Khi khả năng trốn thuế của giới hữu sản tinh vi trong tầm mức quốc tế, thì phương sách của Piketty cần xét lại.

Điều kiện lý tưởng để áp dụng một chính sách thuế khoá công minh là hệ thống chính trị dân chủ tốt đẹp lòng trong hoạt động hữu hiệu của một nền kinh tế thị trường tự do. Trong thực tế, công bình thuế vụ không gì khác hơn là có một thể chế dân chủ và luật pháp được mọi thành phần dân chúng triệt để tôn trọng, kể cả giới hữu sản. Lý tưởng này đạt được do thành quả của một hệ thống giáo dục trọng pháp mà nước giàu đang suy đồi và nước nghèo chưa có. Đóng thuế nhiều là niềm hảnh diện cá nhân và thể hiện lòng yêu nước, hiện nay chỉ có trong truyền thống văn hoá của Nhật Bản.

Giải pháp tương ứng khả thi

Nếu giải pháp của Piketty là ảo tưởng, tại sao không thể tìm một giải pháp có hiệu ứng tương tự nhưng khả thi? Một thí dụ được đề cập nhiều nhất là áp dụng thuế tiêu thụ lũy tiến, thay vì áp dụng thuế di sản. Biện pháp này đơn giản vì nhắm vào các mặt hàng xa xỉ dành cho giới thượng lưu và nhất là áp dụng trên căn bản địa phương, nơi mà sở thuế có thể kiểm tra được. Lối đánh thuế này không tác động đến khuynh hướng tiết kiệm như thuế lợi tức hay di sản. Thuế tiêu thụ lũy tiến sẽ hỗ trợ cho tăng trưởng nhiều hơn.

Một biện pháp khác cũng đã từng được đề cập đến là hoàn toàn miễn thuế cho công nhân có thu nhập thấp và giảm thuế cho công nhân có thu nhập cao hơn.

274

Chi phí giáo dục hiện nay là một thực tế khó khăn cho giới có lợi tức thấp, nhưng một trào lưu mới đang thịnh hành là giáo dục miễn phí online, mà chương trình trực tuyến của M.I.T. của Hoa Kỳ là một thí dụ. Các chương trình giáo dục trọn đời và từ xa là một mô hình mới khả thi.

Trong chừng mực giới hạn, triển vọng về các biện pháp tương ứng khả thi là một vấn đề cần thảo luận sâu rộng để san bằng bất công xã hội.

Bài học cho Việt Nam?

Độc giả người Việt thất vọng vì Piketty không trực tiếp soi sáng vấn đề Việt Nam.

Bất công xã hội tại Việt Nam không cần phải tìm hồ sơ thuế vụ để dẫn chứng như Piketty theo đuổi. Dù không có số thống kê cho hố cách biệt giữa thu nhập nông dân và lãnh đạo doanh nghiệp thu mua nông sản, giữa công nhân và lãnh đạo doanh nghiệp xuất khẩu, nhưng thực tế cho thấy phải hơn tỷ lệ 1/6.258 của doanh nghiệp Apple.

Thành phần 1% dễ nhận diện hơn điều tra hình sự. Theo một báo cáo năm 2013 của UBS và Wealth X, một công ty nghiên cứu tài sản ở Singapore, số lượng người giàu nhất tại Việt Nam đã tăng lên 14,7%, số lượng người có tài sản cá nhân thấp nhất là 30 triệu đô la hay nhiều hơn lên đến 195 người, mà không ai khác hơn là thuộc về lãnh đạo.

275

Nguyên nhân bất công? Chuyện dễ hiểu vì không có yếu tố hải ngoại. Về lý thuyết, ai cũng biết là do cơ chế chính trị:

"Đảng lãnh đạo,

nhà nước quản lý,

nhân dân làm chủ đất nước",

nhưng người dân đọc và viết lại bằng cách đánh dâú phẩy một cách khác hơn:

"Đảng lãnh đạo nhà nước,

quản lý nhân dân,

làm chủ đất nước"

và phản ảnh đúng với thực tế.

Cơ chế độc đảng cho phép lãnh đạo không cần chứng minh khả năng làm việc, sống thanh liêm, có tiết kiệm và đáng được hưởng thành quả tương xứng. Với đặc thù này lãnh đạo biến Việt Nam thành một nền kinh tế trọng thương bất phú, tư bản thân tộc và xã hội thị trường mà không bị ai truy tố.

Giải pháp khả thi? Chuyện hão huyền. Đánh thuế giới hữu sản theo cách của Piketty cũng sẽ không thành công, một phần vì luật lệ tài chính không nghiêm minh và phần khác thì tích sản của lãnh đạo đã theo con cháu ra ngoại quốc từ lâu, nên các biện pháp sai áp, nếu có, không thể áp dụng. Piketty chỉ lý giải đúng về nguyên nhân

276

bất công xã hội là do chế độ gây ra và sai là về giải pháp đánh thuế.

Giải pháp tương ứng khả thi để san bằng bất công xã hội hiện nay không còn quan trọng nữa vì giữ gìn toàn vẹn lãnh thổ và tồn vong của chế độ trở thành hai vấn đề sinh tử cho Việt Nam, một thách thức nằm ngoài tầm nhìn của Piketty và phạm vi của bài giới thiệu sách này.

XIII

Vô Tận Trong Lòng Bàn Tay

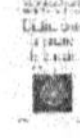

Đại ý

Sự dị biệt giữa tôn giáo và khoa học được đánh dấu khởi đầu từ luận đề của Galilée và từ đó đã khiến nhiều người cho là hai thế giới này không thể nào gặp nhau được. Einstein khi đối chiếu Phật Giáo với các tôn giáo khác đã cho là: nếu có một tôn giáo có thể đáp ứng được những nhu cầu đòi hỏi của khoa học, thì chính đó là Phật giáo. Einstein muốn nói tới tính cách thuần lý và thực tiễn của Phật Giáo, khi ông so sánh thấy các tôn giáo khác chỉ dựa trên kinh điển và giáo điều.

Đúng như điều Einstein cảm nhận, Phật giáo là một tôn giáo có thể đối thoại với khoa học, cả hai không những không đối kháng mà còn bổ khuyết cho nhau trong việc tìm hiểu khoa học hiện đại và đời sống tinh thần của từng cá nhân cũng như trong nỗ lực về sự chế ngự thiên nhiên và kềm chế bản ngã để tìm đường thoát khổ. Đó là nội dung chính của cuốn sách sẽ được giới thiệu sau đây. Tác phẩm này là một công trình đáng kể nhằm đóng góp vào sự tìm hiểu tương quan giữa Khoa học hiện đại và Phật giáo và được hình thành trong khuôn khổ một cuộc hội thảo tại Đại Học Andorre, Pháp, giữa một Phật tử người Việt đã trở thành nhà Khoa học và một nhà Sinh học người Pháp đã trở thành tu sĩ Phật giáo.

Tác giả

Ông Trịnh Xuân Thuận, giáo sư Đại học Virginia Hoa kỳ ngành Vật lý thiên thể (Astrophysique), cũng là một người theo đạo Phật. Với hai tác phẩm khoa học là La Mélodie secrète và Le Chaos et l'Harmonie (nxb Fayard 1988 và 1998) ông là một tác giả nổi danh. (1)

Ông Matthieu Ricard, Tiến sĩ Sinh học (Biologie), người Pháp. Sau nhiều năm làm việc về Di truyền học tại Institut Pasteur, Paris, ông đã để tâm nghiên cứu Phật giáo và quyết định thoát tục, trở thành một tu sĩ Phật giáo. Ông hiện tu tập tại một thiền viện ở Schechen, gần Katmandou, Népal. Ông cũng là một tác giả nổi tiếng tại Pháp với tác phẩm Le Moine et le philosophe (Matthieu Ricard/Jean-François Revel , nxb NiL 1997) và nhiều tác phẩm khác.

Nội dung

Sách gồm có 19 chương, phần nhập đề, hai kết luận cuả hai tác giả, phần chú thích, hai phần chú giải thuật ngữ Khoa học và Phật học và lời cám ơn các cộng tác viên.

Chương 1:

Đối thoại mở đầu nhằm xác định khảo hướng khác nhau của hai lãnh vực khoa học và phật giáo. Khoa học thì nhằm tìm hiểu những bí ẩn của cuộc đời và chinh phục thiên nhiên, trong khi Phật giáo nhằm hướng giải thoát con người ra khỏi những đau khổ bằng cách tìm hiểu bản chất chân thực của đời sống tinh thần và khuyến khích việc tu tập và thực hiện lòng từ bi. Đạo đức Phật giáo cũng đóng góp không những hữu ích trong nghiên cứu khoa học mà còn trong đời sống cá nhân của nhà nghiên cứu. Công trình nghiên cứu phải nhằm các công ich chung hơn là theo đuổi những tư lợi cá nhân, mà đạo đức cá nhân của nhà khoa học cũng không kém phần quan trọng. Những tính tình cá nhân của Newton, Philipp Lenard và Johannes Stark được nêu lên như những trường hợp xấu điển hình. Lòng quả cảm của Einstein trong việc phản đối chế độ Đức Quốc Xã, chống thả bom nguyên tử và chế độ phân biệt chủng tộc được ca ngợi về mặt công ích, trong khi đời sống cá nhân của ông cũng có đôi điều đáng nói. Công trình nghiên cứu Hisato Yoshimura đóng góp về lãnh vực khoa học môi trường, tuy được nhiều giải thưởng cao quý của Nhật, nhưng phương cách thử nghiệm của ông được coi là vô nhân đạo.

Tính vị tha và lòng trách nhiệm trong Phật giáo cũng là một định hướng cần thiết cho khoa học hiện đại: các công trình nghiên cứu và các thành quả khoa học không nên gây đau khổ cho tha nhân. Nhưng điều này thật ra quá khó khăn cho người nghiên cứu, ai có ngờ lý thuyết tương đối của Einstein lại áp dụng vào việc chế bom nguyên tử để tàn sát dân Nhật tại Hiroshima và Nagasaki. Mục tiêu của đạo đức không phải là kềm hãm lại các nghiên cứu khoa học, mà làm sao nêu lên được đức tính vị tha trong Phật giáo để làm nền tảng cho mọi hoạt động khoa học. Một thí dụ mới mẻ khác được nêu lên là việc lai tạo vô tính (le clonage). Nhiều tôn giáo khác đã phản đối việc nghiên cứu này chỉ vì lý do đơn giản hơn: giá trị thiêng liêng của Đấng Sáng Thế không còn nữa.

Trong khi đó thì vấn đề này được Phật giáo nhìn dưới một khía cạnh phóng khoáng, it giáo điều hơn, bởi vì trong Phật giáo không có vấn đề

281

Đấng Sáng Tạo. Theo tác giả, cũng nên chấp nhận việc lai tạo vô tính, khi nó nhằm mục tiêu trị liệu y khoa và làm giảm đi những đau khổ của con người. Ở cuối chương sách có đặt vấn đề nên cải thiện cá nhân trong đời sống đạo đức hàng ngày, hơn là âu lo đến các căn nguyên của vũ trụ hay cấu tạo vật chất. Sự tìm hiểu về ngoại giới cũng chỉ là phương tiện giúp đỡ đưa đến sự giác ngộ và giải thoát cá nhân mà thôi.Tất cả suy luận của Phật tử đều phải dựa trên sự quan sát thực tai và những kinh nghiệm cá nhân, trực tiếp: vấn đề không phải tin một cách giáo điều mà cần có một nhận thức làm khởi điểm cho niềm tin.

Chương 2 đặt vấn đề có hay không sự khai nguyên vũ trụ. Đây là một bận tâm lớn cho các khoa học và các tôn giáo. Sự hình thành và tiến hóa của vũ trụ được giải thích qua lý thuyết Đại bùng nổ (Big Bang). Theo cách nhìn của các nhà khoa học thì vũ trụ trước tiên được bùng nổ cách đây 15 tỷ năm, từ trong phân tử ở trạng thái cực nhỏ, nóng và dày bị dồn nén. Dần dà qua thời gian vũ trụ được bành trướng, liên tục tan loãng và đông lạnh. Trong khi đó căn nguyên của vũ trụ không là một đề tài lớn trong Phật giáo. Điểm chủ yếu người học đạo Phật là nên chuyên tâm tìm hiểu thực tế về những gì đã và sẽ đến trong cuộc sống để từ đó tìm ra một chân lý tối hậu cho đời sống cá nhân mình. Nỗ lực tìm kiếm này không liên hệ đến sự khai sinh hay tận thế của vũ trụ. Sự tương phản này nêu lên được tính cách hư ảo của thế giới hiện tượng theo cách nhìn của Phật giáo.

Những tư tưởng chính về triết học Tính Không và trạng thái vô thủy vô chung của vũ trụ được giải thích. Theo đó thì những ý niệm về khai nguyên và tận thế của vũ trụ là những vấn đề thuộc về chân lý tương đối mà thôi. Trong khi ta đi tìm kiếm giá trị tuyệt đối, thì vấn đề này không còn có ý nghĩa gì. Một điểm dị biệt được nêu lên là: khi nhà khoa học đề cập tới vũ trụ, phải được hiểu đây là một thực tại khách quan, độc lập với ý thức, trong khi đó Phật giáo không nhìn vũ trụ như một thành phần hoàn toàn độc lập với ý thức, mà đặt mối liên hệ này vòng luân hồi liên tục.

Chương 3 đề cập tới vấn đề có một nguyên lý tổ chức cho vũ trụ hay không. Câu hỏi là vũ trụ hoàn toàn vô nghĩã hay là trật tự cuả nó được xắp xếp một cách tuyệt hảo bởi một bàn tay vô hình nào đó, nhờ đó mà đời sống và ý thức mới có được.Theo quan điểm của Phật giáo thì vũ trụ là một luận điểm siêu hình và lý thuyết Đại bùng nổ chỉ giải thich được một giai đoạn trong một qúa trình liên tục của vũ trụ. Thế giới hiện tượng và ý thức cộng sinh nhau và cũng không loại trừ nhau trong thời gian theo nguyên lý vô thủy vô chung.

Chính vì thế mà vấn đề tìm ra lời giải thích cho sự dung hợp này không là điều không cần thiết. Vấn đề toàn năng và toàn trí của Thượng Đế trong việc sáng lập vũ trụ được hai tác giả thảo luận. Lập luận tin có Đấng Sáng Tạo thế gian rất đơn giản: vũ trụ cũng như một cái đồng hồ. Đồng hồ chỉ là công trình của người thợ làm đồng hồ, các bộ phận của đồng hồ tự nó không trở thành đồng hồ được. Lập luận khoa học

283

ngược lại đặt vấn đề sự tạo lập thế gian của Thượng Đế nằm trong quy luật cuả thời gian hay ngoài thời gian. Điều quan trọng là thời gian thì tương đối, như Einstein đã tìm thấy.

Như vậy, Thương Đế cũng phải chịu chi phối bởi quy luật thời gian. Điều này có nghĩa là Thượng đế không còn toàn năng nữa. Nếu cho rằng Thượng Đế ở ngoài thời gian thì Thượng Đế cũng sẽ không còn cứu rỗi được chúng ta bới vì hành vi của chúng ta bị hạn chế trong thời gian. Lý thuyết của Spinoza cũng được đề cập đến: nguyên tắc tạo lập vũ trụ chỉ chi phối ơ giai đoạn phôi thai và Đấng Sáng Thế cũng không thể được nhân cách hoá.

Vấn đề đặt ra ở cuối chương sách là làm sao Phật giáo có thể dung hoà với các tôn giáo khác, khi Phật giáo coi Đấng Sáng Thế là một ý niệm siêu hình. Tuy Phật giáo không chia sẻ những ý niệm này, nhưng luôn tôn trọng những giáo lý của các tôn giáo khác. Phật giáo cũng không mơ ước trộn lẫn các ý niệm cuả các tôn giáo khác nhau để mơ lập thành một tôn giáo đại đồng. Nếu như trong thực tế đời sống hằng ngày ai cũng đều mong tìm cho mình một thức ăn thich hợp khẩu vị cho cơ thể thì người ta cũng nên tìm tương tự như vậy cho đời sống tâm linh. Điều quan trọng là làm sao người ta tu tập để hướng thượng và trở thành những người lương thiện và đầy tính từ bi.

Câu hỏi trong *chương* 4 là sư tương thuộc và tổng thể của thế giới hiện tượng, cụ thể là các vật chất trong thế giới hiện tượng được hình thành hoàn toàn độc lập hay là liên kết và tương thuộc nhau trong một tổng thể. Theo Phật giáo, sự hình thành thế giới hiện tượng không bắt nguồn từ những nguyên nhân độc lập và những hoàn cảnh chuyên biệt. Sự cảm nhận này là một sai lầm. Kinh nghiệm thực tế của đời sống hằng ngày cho thấy vật chất là những thực tại độc lập khách quan, mỗi vật chất đều có một thực thể nội tại của nó.

Nhưng đây là một cách nhìn quá đơn giản, mà không thấy được mối liên hệ nhân quả trong thế giới hiện tượng một cách tổng thể. Tất cả mọi yếu tố đều tương thuộc lẫn nhau, cái này sinh thì cái kia sinh, cái này diệt thì cái kia sẽ diệt. Ý niệm tương thuộc này liên hệ đến triết học Tính Không trong Phật giáo. Cũng xin đừng hiểu Tính Không là hoàn toàn phủ nhận thế giới hiện tượng hay chỉ là hư vô chủ nghĩa của Tây phương. Phật giáo nhìn thế giới hiện tượng như là sự diễn biến tương thuộc nhau và liên tục theo mối liên hệ nhân quả.

Vấn đề tương thuộc này trong khoa học cũng được giải thích qua các luận thuyết của Einstein, Podolsky và Rosen (EPR), 1935. Những thí nghiệm của John Bell 1964 và gần đây Nicolas Gisin 1998 trong chức năng của quang tử đã soi sáng thêm vấn đề. Thí nghiệm về quả lắc của Foucault từ 1851 cũng đã đưa ra một ý niệm quan trọng: tất cả những gì xảy và diễn ra ở đây và hôm nay đều tùy thuộc vào toàn thể vũ trụ. Nguyên lý cuả Mach cũng bổ túc thêm là: khối lượng của một vật thể bắt nguồn từ những ảnh hưởng của vũ trụ. Hai khảo hướng khác nhau cùng đi chung một kết luận: sự tương thuộc lẫn nhau giữa con người và vũ trụ trong thế giới hiện tượng.

Từ đó con người có một nhận thức mới, đó là ý thức về trách nhiệm đại đồng trước mối liên hệ này. Có ý thức này thì con người mới dẹp bỏ lòng ích kỷ, hướng về tha nhân cùng xây đắp một hạnh phúc chung và đặt biệt là không gây đau khổ cho kẻ khác, thực hiện từ bi. Đó là một chuyển hoá nội tâm đưa lần đến giác ngộ. Vũ trụ quan này được diễn đạt qua lời thơ cuả William Blake dùng làm tựa đề cho tác phẩm như sau:

Voir un univers dans un grain de sable
Et un paradis dans une fleur sauvage
Tenir l'infini dans dans la paume de la main
Et l'éternité dans une heure

Dich xuôi:

Nhìn vũ trụ trong một hạt cát
Và thiên đàng trong một cành hoa hoang dại
Nằm giữ vô tận trong lòng bàn tay
Và vĩnh cửu trong phút giây

Dịch thơ:

Trong hạt cát ta ngắm nhìn vũ trụ
Nhìn thiên đàng giữa hoa dại hoang sơ
Ôi thiên thu lắng đọng chỉ một giờ
Giữ vô tận trong bàn tay bé nhỏ
(Bản dịch thơ của Lê Cao Bằng Calgary, Canada)

Chủ đề của *chương 5* là tìm ra lời giải thích cho sự hiện hữu của các phần tử sơ đẳng (les particules élémentaires) trong Phật giáo và Khoa học. Phật giáo cũng quan tâm tới vấn đề khoa học này nhưng những lời giải thích hầu như không gây được những hậu quả sâu xa. Khi tìm hiểu về những thực tại hay hư ảo của cuộc đời vây quanh, vấn đề là phải làm sáng tỏ đâu là bản chất của những gì đã cấu tạo nên những viên gạch nền móng này.

Để giải thích về tính cách tổng thể của thế giới hiện tượng một thí dụ được nêu lên: bản chất của ánh sáng. Nguyên tắc bổ sung (principe de complémentarité) của Niels Bohr được giải thích: ánh sáng vưa là làn sóng và vừa là phân tử. Ánh sáng không thể nào có một thực tại nội tại tuyệt đối hoặc là phân tử hoặc là làn sóng. Điều này tùy thuộc vào môi trường và phương thức thửnghiệm. Đó cũng là ý niệm chính trong nguyên tắc bất định (principe d'incertitude) của Heisenberg. Khi nghiên cứu về điện tử (electron), thì ông cho rằng không thể nào xác định tuyệt đối được vị trí và tốc độ của điện tử.

Những thành quả nghiên cứu của trường phái Copenhague được tóm lược qua kết luận: những nguyên tử tạo nên một thế giới của những tiềm năng hay những khả năng hơn là những thế giới của vật chất và những sự kiện. Ý niệm về nguyên tử được vay mượn để giải thích về thế giới hiện tượng. Bohr cũng xác nhận sự khó khăn khi làm sao vượt qua được những sự kiện và những kết qủa thử nghiệm: sự mô tả của chúng ta không nhằm soi sáng những đặc điểm thực tế của hiện tượng, mà phải tìm ra những tương quan của các khiá cạnh khác nhau trong cuộc sống của chúng ta càng nhiều càng tốt. Những

287

lập luận của Jacob, Schrödinger, Einstein và Stapp được giới thiệu, nhưng quan trọng nhất là của Nottale. Nottale xác nhận là Phật giáo từ 2500 năm trước đã tìm thấy sự hiện hữu cuả vật chất là tương đối, vấn đề là làm sao tìm ra những mối quan hệ trong thế giới này.

Chương 6 đề cập tính cách vô thường trong thế giới hiện tượng. Đây không chỉ là một đề tài để trầm tư mặc tưởng mà còn là một động lực giúp chúng ta sử dụng thời gian còn lại của đời mình hữu ích hơn. Sự tìm hiểu của chúng ta về thực tại tùy thuộc vào viễn kiến về thế giới và thái độ của chúng ta. Câu hỏi đặt ra: có hay không những thực thể thường hằng (les entités permanentes) trong vũ trụ? Nếu không có gì vĩnh cửu tại sao chúng ta lại có thể gọi những sự vật có một đời sống cố hữu (une existence intrinsèque)? Những ý niệm vô thường trong đời sống được đề cập. Sự thay đổi này được thể hiện qua quy luật sanh lão bệnh tử, trong thay đổi của cảm xúc. Điểm tinh tế nhất phải nhận ra là trong từng phút giây của đời sống cũng có sự thay đổi. Những biến dạng của những phân tử và về cách nhận dạng các phân tử này qua cách sử dụng 18 loại quarks khác nhau được giải thích. Lý thuyết tiêu chuẩn (theorie standard) nhằm chứng minh tính cách bất tử của các phân tử, đặc biệt là dương tử (proton) được đề cập. Tính bất tử này phải hiểu khi so sánh với đời sống của con người, nhưng nó có thể biến dạng qua thời gian. Trong nỗlực tìm ra một sự mô tả mới về những hiện tượng của vũ trụ thuyết siêu lực (théorie de superforce) được giải thích. Đây là một tổng hợp các giả thuyết trước đây. Theo đó thì những phân tử không phải là những phần tử sơ đẳng, mà chính là những chấn động trên những sợi dây được gọi là supercorde. Chính năng lượng của những chấn động này mới xác định được khối lượng của những phân tử. Đây còn là một luận điểm mơ hồ, cần được kiểm chứng bằng thực nghiệm.

Chương 7 đề cập tới vấn đề làm sao ta có thể hiểu thực tại của thế giới hiện tượng, khi nó được che đậy bởi những lớp màn chắn bên ngoài. Đối với khoa học thì vấn đề này được nhận chân bằng giả thuyết và thử nghiệm.Thật ra có ít nhà khoa học quan tâm sâu xa đến những nền tảng triết lý của những công trình mà họ đang theo đuổi. Những áp dụng thực tiễn trong đời sống về những thành tựu của lãnh vực cơ học lượng tử (la mécanique quantique) đã cho thấy vấn đề này. Chính d'Espagnat cũng xác nhận là khoa học có thể mô tả được những thực tại được thử nghiệm. Kết qủa này cũng chỉ là những khái luận về một thực tại độc lập không ghi lại được trong không và thời gian.

Một đặc điểm khác: đối tượng quan sát hoàn toàn lệ thuộc vào vị trí và thái độ của nhà quan sát, điển hình là sự quan sát cầu vòng. Cầu vòng là một hình ảnh mà Phật giáo hay dùng đến để diễn tả tính cách hư thực và tương thuộc cuả thế giới hiện tượng. Ai cũng thấy cầu vòng chiếu sáng nhưng không ai có thể bắt lấy được, nên nó vừa là hư vừa là thực. Cầu vòng chỉ là một trùng hợp ngẫu nhiên của hai yếu tố: lớp màn mưa và ánh sáng mặt trời, nếu thiếu một, thì cầu vòng sẽ biến mất, nên nó tương thuộc. Vấn đề nhận chân ra thế giới hiện tượng có hai khía cạnh: bản chất tối hậu của hiện tượng và phương cách mà chúng ta cảm nhận được hiện tượng này. Khi ta nhận ra được đâu là bản chất tối hậu của hiện tượng thì sự dị biệt của thế giới hư ảo và hiện thực sẽ không còn nữa.

Chương 8 đặt vấn đề định mệnh để thảo luận, thí dụ như có hay không có định mệnh, định mệnh cá nhân và định mệnh tập thể, ý nghĩa về nghiệp (karma), đâu là mối liên hệ nhân quả và định mệnh. Một câu hỏi khác: nếu con người và bản ngã chỉ là hư ảo thì làm sao có thể chuyển hoá được cuộc sống trong hiện kiếp? Karma theo tác giả phải được hiểu là hành động. Những gì chúng ta suy nghĩ, nói và hành động sẽ tạo nên khuôn mẫu của cuộc đời chúng ta. Điều này bắt nguồn từ sự cảm nhận của chúng ta đối với cuộc đời, nó đến từ ý thức, kinh nghiệm cá nhân về đời sống.

Dĩ nhiên, sự cảm nhận này hoàn toàn khác biệt trong từng cá nhân. Một người đạt đạo rồi sẽ thấy những ràng buộc trong thế giới hiện tượng là điều hư ảo. Nghiệp cũng không phải là định mệnh, nó chỉ là một phản ảnh về mối quan hệ nhân quả, không chỉ trên hành động mà có ý hướng đưa tới hành động. Chúng ta không bao giờ hoàn toàn lệ thuộc vào định mệnh như những tù nhân, mà trong đó quá khứ và tương lai làm thành một khối liền chắc. Bằng tự do và ý thức người ta có thể chuyển nghiệp này. Chúng ta là kết quả của những quyết định mà chính chúng ta chọn lựa, dĩ nhiên là rất khó khăn khi nỗ lực thoát ra khỏi căn nghiệp. Ý niệm này được Norbert Wiener cha đẻ của khoa học cybernétique diễn đạt như sau: Chúng ta chỉ là những ổ xoáy nước trong một dòng sông vô tận.

290

Chúng ta không là những bản thể trường tồn, nhưng những dấu vết sẽ còn lưu lại mãi.

Chủ đề của *chương 9* là ý niệm về thời gian qua các lăng kính. Theo Galilée thì thời gian là một dụng cụ chủ yếu để xếp đặt và nối kết các sự đo lường về các chuyển động trong các đối tượng nghiên cứu một cách toán học. Nhưng Newton với quy luật về cơ học đã đưa ra một định nghĩa chính xác về thời gian. Theo Newton sự chuyển động các vật thể trong không gian xác định được vị trí và tốc độ của nó nhờ vào những khoảnh khắc thời gian tiếp nối nhau. Qua định nghĩa này thì đặc điểm của thời gian là độc nhất, tuyệt đối và phổ quát.

Lý thuyết này bị đánh đổ bởi lập thuyết tương đối của Einstein. Thời gian thì theo Einstein co dãn và tuỳ thuộc không gian. Ngoài ra Einstein còn cho rằng không gian và thời gian không thể sống tách rời nhau, cả hai là một cặp kết hợp nhau. Einstein còn phát hiện thêm trong lý thuyết tương đối tổng quát của ông: Thời gian không những chậm lại bởi vận tốc mà còn chậm lại bởi trọng lực. Phật giáo nhìn vấn đề thời gian khác hơn. Thời gian vật lý chỉ là một phương cách để tìm hiểu về thế giới hiện tượng thôi. Ý niệm thời gian và không gian chỉ có trong thế giới hiện tượng và có mối quan hệ với những kinh nghiệm với những hệ thống đối chiếu với nó. Thời gian trôi là một điều không nắm bắt được trong phút giây hiện tại. Trong phút giây hiện tại thí quá khứ đã chết và tương lai thì chưa xảy ra. Theo cách nhìn này thì làm sao mà hiện tại có thể hiện hữu hoặc ngưng đọng ở giữa cái không còn nữa và cái chưa thể xảy ra. Ý niệm về

thời gian chỉ là chân lý tương đối trong thế
giới hiện tượng mà thôi.

Những ý niệm khác nhau về thời gian qua quan
điểm của Heraclite, Saint Augustin, Aristote,
Kant và Husserl được hai tác giả đưa ra giải
thích. Nhiều kinh điển Phật giáo được trích dẫn
trong trong chương này để giải thích về ý niệm
thời gian. Phật giáo dùng thời gian như một quan
điểm tâm lý nhằm chế ngự những nỗi lo âu về
cái chết và khuyến khích người ta nên chuyên
cần tu tập. Ý thức được thời gian trôi là quí giá
nên người học Phật sẽ luôn luôn tập trung để tu
tập, nhưng cũng không sống trong nỗi ám ảnh
về cái chết, mà chỉ suy tưởng không ngừng về
việc này nhằm chuẩn bị đón nhận nó đến trong
thanh thản an lạc.

Chương 10 giải thích thuyết nhân quả theo Khoa
học và Phật giáo. Lý thuyết tương đối của
Einstein đã đưa ra nhiều luận điểm mới, mà theo
đó nguyên tắc về nhân quả cũng cần được xét
lại. Không có gì đi nhanh hơn ánh sáng và chính
ánh sáng cũng là một phương tiện truyền thông
nhanh nhất trong vũ trụ, theo Einstein. Hai biến
cố chỉ có liên hệ nhân quả với nhau khi mà ánh
sáng có đủ thời giờ mang biến cố thứ nhứt đến
biến cố thứ nhì trong khi sự cách biệt của thời
gian làm tách biệt chúng ra. Điều này giải thích
được mối liên hệ nhân quả của hai biến cố và
đồng thời cũng giải thích được tốc độ của ánh
sáng.

Một thí dụ được nêu lên để soi sáng vấn đề. Một
tia sét đánh trên hai đầu toa xe lửa đang chạy,
ba người A, B và C quan sát hiện tượng này sẽ

292

giải thích ba cách khác nhau, tùy thuộc vào vị trí mà họ đang theo dõi. Nếu A đứng yên trên sân ga thì A sẽ thấy tia sét đánh cùng một lúc phía trước và phía sau của toa xe, nếu B ngồi trong toa xe đang chạy thì B trước tiên sẽ thấy tiếng sét đánh phía trước của xe rồi liền sau đó sẽ thấy tiếng sét đánh phía sau. Lý do giải thích hiện tượng này là xe đang di chuyển, ánh sáng của tia chớp phía trước ít khoảng cách hơn tia sáng phía sau. Vận tốc của ánh sáng thì không thay đổi, nhưng ánh sáng đến phía trước thì cần ít thời gian hơn phía sau. Còn nếu C ngồi trên một xe chạy ngược chiều thì sẽ thấy ngược lại điều B chứng kiến. Thí dụ này cho thấy là những biến cố khi xảy diễn qua sự liên tục của thời gian có thể bị biến dạng do những chuyển động.Theo đó thì kết quả có thể đi trước nguyên nhân.

Những ý kiến liên quan đến thuyết tất định trong khoa học (le déterminisme scientifique) qua ý kiến của Heisenberg, Foucault, Newton Laplace, Poincaré và Hegel được đề cập tới. Khó khăn lớn nhất của khoa học là không thể nào tiên đoán tương lai một cách chính xác bởi vì sự mô tả cũng như hiểu biết về điều kiện ban đầu của hiện tượng không bao giờ đầy đủ. Trong khoa học cũng không có sự tình cờ hay tất yếu, mà chính ra những nguyên nhân hay điều kiện thì vô kể mà ta không biết trước được. Theo Phật giáo thì thuyết nhân quả là điều hiển nhiên và quy luật được diễn biến qua bốn hình thái phát sinh như sau: một vật có thể sinh ra (1) bởi tự nó, (2) bởi sự vật khác, (3) bởi tự nó và bởi sự vật khác hoặc (4) không bởi tự nó hoặc không bởi sự vật khác. Dù dạng thái nào thì nhân và quả phải

293

có một điểm nối kết nhau để tạo thành mối quan hệ, chớ không thể nào là những thực tại độc lập.

Chương 11 xoay quanh vấn đề mối quan hệ giữa tinh thần và vật chất qua Khoa học và Phật học.Theo khoa Sinh học thần kinh (la neurobiologie) thì tinh thần nảy sinh từ sự tác động lẫn nhau giữa cơ thể và thế giới bên ngoài và là kết quả của một tổ chức cực kỳ phức tạp từ những phần tử bất động (les particules inanimées). Như vậy phải chăng là tinh thần chỉ là một sự phản ảnh của vật chất.

Trả lời câu hỏi này Phật giáo có một lối giải thich khác hơn. Có ba trạng thái của tinh thấn: tinh thần ở trình độ thứ nhất thì thô sơ, chỉ thuần túy là sự vận động của não bộ, ở trình độ thứ hai thì tinh thần có khả năng phản tĩnh bằng suy luận và trực giác để quyết định vấn đề và ở trình độ thứ ba thì tinh thần đạt được sự hiểu biết thuần khiết không dựa trên phương thức phân biệt chủ quan và khách quan hay trên những tư tưởng suy lý. Đây là trang thái cao nhất của tinh thần còn được gọi là sự minh mẫn. Ba trạng thái này không hoạt động độc lập mà ảnh hưởng nhau qua mối liên hệ nhân quả trong thể xác. Một trạng thái tinh thần này đều bắt nguồn từ một trạng thái tinh thần khác xảy ra trước đó. Từ nhân sinh ra quả là một quá trình nảy sinh được kết hợp qua mối liên hệ chủ yếu và những yếu tố phụ thuộc. Thí dụ hạt giống được sinh ra là kết qủa của việc nẩy mầm, đây là mối quan hệ chủ yếu, nhưng cũng đừng quên những yếu tố phụ thuộc là thời tiết và độ ẩm.

Tinh thần nhị nguyên theo lý thuyết của Descartes cũng được đem ra so sánh với quan điểm của Phật giáo và nguyên tắc bổ sung của Niels Bohr cũng là một lối giải thích. Ý niệm về một thế giới vô hình và hữu hình cũng được đề cập tới. Phần quan trọng nhất của chương này là bàn về vai trò của tinh thần trong đời sống, đặc biệt là những kinh nghiêm về cận tử (near death experience) và một câu chuyện có thật về luân hồi cuả Shanti Dévi tại Ấn Dộ được dẫn chứng.

Chương 12 đặt vấn đề so sánh giữa người máy (robot) và máy vi tính (ordinateur) với não bộ của con người. Vấn đề khả năng phản tĩnh của con người được đưa ra để so sánh với những tiến bộ của ngành sinh học hiện đại cũng như những luận điểm mới trong lãnh vực thông minh nhân tạo (intelligence artificielle). Theo các nhà sinh học thì bộ óc chỉ là một bộ máy suy nghĩ được cấu tạo bởi những hoạt động trong một hệ thống thần kinh tổng hợp. Những gì gọi là tinh thần đều đến từ những tổ chức càng ngày càng phức tạp hơn của não bộ. Những gì được gọi là ý thúc, tư tưởng hay tình yêu và những cảm xúc trong cuộc sống đều là những kinh nghiệm sống trải.

Trong khi đó thì Francisco Valera chú ý đến sự tương tác của não bộ và thế giới bên ngoài. Chính sự tác động thường xuyên của môi trường mới là quan trọng. Hoạt động của hệ thần kinh được đem ra so sánh với cấu trúc của một máy vi tính (ordinateur) và được xem như là cương liệu (hardware) trong khi tinh thần được coi như là nhu liệu (software). Điểm dị biệt chủ yếu vẫn là máy móc chỉ tính toán và làm việc theo những chương trình đã quy định do nhà thảo chương cung cấp không hơn không kém, mà nó không có ý thức phản tỉnh để trả lời câu hỏi tại sao mình có thể đưa đến kết quả như vậy.

Điều đáng kinh ngạc ở đây là khả năng tính toán của máy móc vượt hẳn xa con người. Trong trận đánh cờ cuả vô địch thế giới Garry Kasparow và người máy Deep Blue trong năm 1997 đã cho thấy vấn đề này. Deep Blue thắng được là nhờ có thể nghĩ ra 200 triệu vị thế cờ trong một giây và từ đó tổng hợp ra được 10 thế cờ liên tiếp, trong khi bộ óc của con người với kinh nghiệm và sự tính toán, đặc biệt là trực giác chỉ tìm được vài nước cờ trước mà thôi. Nhưng cuộc thắng cờ cũng chỉ là sự tuân lịnh mù quáng của Deep Blue qua những chương trình đã soạn trước của các chuyên viên. Deep Blue cũng không vui khi thắng, không buồn khi thua, không hồi hộp khi tính toán và cũng không nuối tiếc khi đi sai một thế cờ, vì Deep Blue dầu sao đi nữa cũng chỉ là máy mà thôi.

Jean- Pierre Cheanguex cho rằng máy móc chưa có cảm xúc như con người vì chính ra con người chưa đủ khả năng tạo ra được một bộ óc phức tạp cho máy như hệ thần kinh con người. Bộ óc con người hiện nay là kết quả của một sự tiến hoá hơn một tỷ năm trong khi máy vi tính chỉ xuất hiện từ thập niên 50 cuả thiên niên kỷ trước. Alain Turing đã đưa ra cách thí nghiệm mới về sự thông minh của người máy. Ông cũng tiên đoán rằng trong tương lai người máy có thể đánh lừa được người đối thoại với mình trong 5 phút. Các nhà nghiên cứu trong lãnh vực này cho là một ngày nào đó không xa máy vi tính và người máy cũng sẽ có cãm giác thương yêu buồn giận như con người. Nhưng những câu hỏi nền tảng như: tôi từ đâu đến, sống để làm gì và chết sẽ ra sao thì người máy khộng thể tự hỏi và trả lời được. Một câu hỏi dễ hiểu nhất mà người máy cũng không biết được là thân phận mình sẽ ra sao khi cúp điện. Sự tiến hóa của ý thức qua hai dạng thái: ý thức sơ khởi và ý thức phản tỉnh, luận điểm này được hai tác giả bàn đến trong mối quan hệ với Phật giáo ở cuối chương.

Những kinh nghiệm mà chúng ta có được về tinh thần, những khả năng mà chúng ta có thể hiểu được bản chất cuả tinh thần qua phương pháp nội suy hay chế ngự tinh thần bằng cách coi nó như một đối tượng nghiên cứu nội quan vẫn chưa được khoa học giải thích thoả đáng. Những điều bàn đến chỉ nằm phản ảnh được vấn đề trong chân lý tương đối mà thôi. Những suy lý, hy vọng hay lo âu đưa chúng ta tới quyết định này hay quyết định khác vẫn nằm trong phạm vi cùa thế giới vô minh và mê ảo. Chúng ta vẫn còn lầm lạc trong những luồng tư tưởng mà chúng ta cho là thực tại. Chính Giác ngộ mới là kiến thức duy nhất vượt qua sự lầm lẫn này, không có căn cứ trên ý niệm, vì ý niệm hoàn toàn bất lực trước những bản chất tối hậu của tinh thấn.

Chương 13 đề cập tới ý niệm về tinh thần trong mối quan hệ với vũ trụ qua Khoa học và Phật giáo. Theo Phật giáo tinh thần và vũ trụ cộng sinh và cộng hưởng nhau, không thể nào có một cuộc sống riêng biệt, cả hai chỉ hiện hữu trong thế giới hiện tượng và chỉ có gía trị chân lý tương đối. Theo ý kiến của các nhà sinh học hiện đại thì tinh thần được trải qua hai giai đoạn từ không ý thức đến có ý thức. Phật giáo cũng không hẳn đi ngược lại lý thuyết về tiến hoá, nhưng lại nhưng qua sự tiến hoá của thế giới súc vật đến thế giới của con người thì khả năng phản tỉnh của con người là ở mức độ cao nhất, đặc biệt là khả năng cảm nhận hạnh phúc và đau khổ trong cuộc đời.

Phật giáo chia thế giới làm ba loại: ước vọng, hữu hình và vô hình. Yếu tố quan trọng làm chuyển hóa đời sống con người là điều kiện tinh thần. Chính sự thù ghét, tham lam, ích kỷ làm cản trở sự chuyển hoá đó. Đó chính là màn chắn lại để cho chúng ta thấy không được bản chất thực của tinh thần. Sau đó ý niệm về giác ngộ được giải thích. Đó là giai đoạn đạt đạo, vượt qua khỏi vô minh và phiền não, thoát khỏi vòng lẩn quẩn luân hồi.

Tuy nhiên vì tình từ bi, người đạt đạo vẫn có thể đầu thai trở lại thế gian để giúp người đồng loại. Vấn đề vai trò của tiềm thức và ý nghĩa của chiêm bao theo Tâm lý học được đem ra đối chiếu với Phật giáo ở cuối chương. Phật giáo hiểu tiềm thức theo nghĩa khuynh hướng (tendance) hay sự tiêm nhiễm (imprégnation) và chia làm ba loại. Loại thứ nhứt là những tích lũy tiềm tàng và tạo cho chúng ta thành một thói quen, gây ảnh hưởng đến phương cách suy nghĩ và hành động. Loại thứ hai là những suy gẫm về những tính cách hư ảo của những khuynh hướng hay những động lực này. Những trầm tư giúp chúng ta vượt thoát trạng thái nêu trên bằng cách tìm ra căn cơ của vấn đề. Loại thứ ba đặc biệt dành cho người có khả năng, biết dùng khuynh hướng này như một chất xúc tác làm chuyển hoá được tâm linh mình. Phật giáo chia trạng thái tỉnh đến ngủ mê làm 4 giai đoạn, giấc mơ là chỉ ở giai đoạn thứ nhì. Giấc ngủ mê được coi như là sự lập đi lập lại của cái chết, trong khi đó thì giấc mơ được coi như là sự lập đi lập lại của một trạng thái trung gian giữa chết và tái sinh.

Chương 14 đặt vấn đề quy luật khoa học để thảo luận. Quy luật khoa học được hiểu theo nghĩa là những lời giải thích khách quan và tổng quát về những mối tương quan của các hiện tượng và tìm ra những quy cách vận hành cuả nó. Những ý niệm về quy luật khoa học tại Tây phương từ thời Tiền sử đến Phục hưng được đề cập sơ lược. Đối với người Hy Lạp từ thế kỷ thứ VI trước Thiên Chúa thì thiên nhiên vừa là một đề tài suy tưởng và cũng vừa là lý thuyết. Thiên nhiên được sắp đặt bởi những quy luật mà loài người có thể hiểu được và cũng không là một vật cố hữu cuả Thượng đế.

Aristote đề ra nguyên lý nhân quả qua 4 dạng thức của nguyên nhân: hình thức, nội dung, hiệu năng và cứu cánh. Để trả lời câu hỏi tại sao trời mưa thì Aristote đã dùng phương thức cứu cánh để giải đáp. Trơi mưa bởi vỉ loài người và cây cối cần nước mưa để sinh tồn và tăng trưởng, chứ không phải hội tụ của hơi nước và thuyết trọng lực như chúng ta biết hiện nay. Nhiều nhà nghiên cứu khoa học như Kepler và Newton, dù có niềm tin vào những quy luật của khoa học, nhưng cũng đồng thời ngợi ca Đấng Tối Cao trong việc tạo lập vũ trụ. Theo Phật giáo thì vấn đề quy luật nằm ở chỗ phân chia chân lý tương đối và chân lý tối hậu. Chân lý tương đối thí nhằm tìm hiểu thế giới hiện tượng qua quy luật nhân quả. Nhưng ngoài ra nghiệp báo (*karma*) cũng đóng một vai trò chủ yếu để giải thích những đau khổ và hạnh phúc.

Tuy nhiên *karma* chỉ là một khía cạnh trong luật nhân quả và cũng không là một toà án tối cao để phân xử những hành vi của chúng ta. Chân lý tuyệt đối thì nhằm tìm hiểu những vấn đề tối hậu. Một câu hỏi khác được nêu lên là tại sao nền tảng của khoa học đều bắt nguồn từ Tây phương, mả không là Trung Hoa, dù nước này có nhiều phát minh sớm nhất như la bàn và thuốc súng. Lời giải thích cho vấn đề được đưa ra là không phải là người Trung Hoa không có khả năng phân tích những hiện tượng khoa học, nhưng họ có những nhu cầu ưu tiên tìm hiểu cho những vấn đề quan trọng khác như đạo đức, hạnh phúc hay cái chết. Ngoài ra theo họ thì thiên nhiên cũng không thể tách rời ra tửng những thành phần biệt lập để nghiên cứu riêng biệt như tại Tây phương, vì mọi thành phần trong thiên nhiên hoà hợp với nhau theo một thể thống nhất. Phương thức suy lý làm nền tảng cho khoa học tây phương cũng không được người Trung Hoa chú trọng.

Thực ra, phương pháp suy lý cũng có giới hạn của nó khi chỉ tìm hiểu một thành phần riêng lẻ mà quên đi tổng thể cuả đối tượng nghiên cứu. Những thành quả khoa học của thuyết 4 động lực cơ bản được giới thiệu ở cuối chương.

Chương 15 bàn tới những bí ẩn của toán học. Vấn đề đặt ra là toán học phải chăng chỉ là những sản phẩm của tri thức hay còn tạo nên

300

những biến thiên vô hình trong thực tại. Với niềm tin vào những quy luật khoa học, đặc biệt là toán học, làm nền tảng, hầu hết các nhà khoa học cho rằng chỉ có những quy luật của khoa học có thể giải thích được những quy cách vận hành lệ thuộc vào thiên nhiên.

Descates und Leibnitz còn đi xa hơn khi kết luận rằng những giải thích không diễn đạt được bằng ngôn ngữ toán học thì không thể gọi là khoa học được. Những đề cao vai trò của toán học qua Galilée, Pythagore và Wigner được trích dẫn và giải thích. Những thành tựu Einstein trong việc không sử dụng hình học Euclide, những công trình của Riemann vào thế kỷ XIX về hình học cong và đặt biệt gần đây ý niệm mới về toán học của Mandelbrot (dimension fractionnaire) được tác giả giải thích. Bàn về bản chất của Toán học có hai quan niệm đối kháng nhau, theo trường phái của các nhà Constructivistes thì cho là toán học không có thực. Tất cả những ý niệm tóan học đều là những sao chép từ những cãm tưởng như David Humes nói. Những dạng của hình học không thể tìm thấy trong các dạng của thiên nhiên.

Trường phái duy thực của các nhà Réalistes thì ngược lại cho rằng chính toán học mới có một thực tại độc lập với tư tưởng của chúng ta. Bằng lý trí chúng ta có thể tìm kiếm và khám phá chân trời bao la của toán học. Dù chúng ta có ý thức hay không thì toán học là một phạm vi rộng lớn đã có sẵn. Những ý kiến về toán học cuả Descates, Penrose và Hertz được dẫn giải. Vai trò của trực giác trong toán học được đem ra thảo luận bằng những thì dụ của Archimède và Poincaré.

Những thành tựu của thiên tài toán học Ấn độ Ramanu-jan được giới thiệu. Ngoài ra những khám phá mới trong của các nhà sinh học não bộ đã cho thấy mối tương quan giữa hoạt động của não thùy vả trực giác toán học. Để giải thích hiện tượng thiên tài Einstein các nhà sinh học não bộ tại Canada trong năm 1999 đã cho là dung lượng hai não thùy thuộc về xương đỉnh của Einstein hơn một người bình thường là 15%.

Còn Phật giáo thì nghĩ sao về toán học? Theo Phật giáo thì toán học chỉ là những ý niệm của con người áp dụng vào trật tự của thiên nhiên. Trật tự này là một phản ảnh về sự tương thuộc của và những qui luật nhân quả. Theo Phật giáo thì những sự minh mẫn không nhất thiết là sự thông minh thuộc về toán học hay là các loại khác. Đó chẳng qua chỉ là sự tỉnh thức, một khả năng chủ yếu nhằm tạo cho tinh thần có một ý thức. Đặc điểm chiếu sáng của tinh thần này được so sánh tương phản với sự vô tri của đá cuội. Những ý niệm về toán học đã đem lại những dẫn chứng về mối tương thuộc trong thế giới hiện tượng, trong khi đó thì thi sĩ cảm nhận mối tương quan này qua thẩm mỹ và diễn đạt bằng một loại ngôn ngữ khác. Khả năng cảm nhận được sự hòa điệu của con người trong vũ trụ là một đặc điểm có sẵn trong tinh thần của chúng ta. Nhưng sự diễn tả qua những quy luật của toán học, những dạng thức, phương trình chỉ là một sản phẩm về ý niệm trong tư tưởng.

Câu hỏi chính của *chương 16* là lý trí hay suy niệm có thể giúp chúng ta tìm hiểu thế giới như thế nào. Vấn đề đặt ra là người ta có thể so sánh hai phương thức thu thập kiến thức bằng khoa học và tôn giáo không và phải dựa trên cơ sở nào để kiểm chứng những giá trị về những kiến thức do tôn giáo mang lại. Phật giáo nghĩ gì về kiến thức khi mà kiến thức thuần lý bắt nguồn từ những ý niệm trừu tượng, được quan sát, thử nghiệm và diễn đạt bằng ngôn ngữ khách quan của toán học. Một loại kiến thức dựa trên kinh nghiệm suy niệm của cá nhân có đáng được xem là thuần lý không.

Theo Phật giáo thì thuần lý có nghĩa là một phương tiện kiến thức chính xác. Ý niệm này bao gồm mọi khía cạnh của luận lý, thực nghiệm cũng như suy niệm. Theo đó người ta phân biệt hai loại kiến thức một loại có giá trị theo quy ước hay tương đối và một loại có giá trị tối hậu hay tuyệt đối. Chỉ là giá trị tương đối khi nó giúp chúng ta hiểu biết ngoại hình của sự vật và có giá trị tuyệt đối khi nó giúp chúng ta hiểu được bản chất của hiện tượng. Nhưng suy niệm cũng cần đến luận lý và lý trí như là dụng cụ phân tích. Suy niệm giúp chúng ta phát triển những điều tốt đẹp như thiện tính, tính từ bì. Kết hợp với kinh nghiệm suy niệm còn giúp chúng ta mở mắt thấy được những hậu quả tai hại của những hận thù và những thuận lợi khi ta có lòng kiên nhẫn trong đời sống hằng ngày.

Cũng cần phân biệt ở đây về kiến thưc và Giác ngộ. Giác ngộ là một trạng thái cao cả nhất của kiến thức, khi mà người tu tập không còn phân biệt chủ thể và khách thể trong ý niệm và tri

303

thức thuần lý nhường chỗ cho ý thức trực tiếp, trong sáng và bừng tỉnh. Tây phương thường giải thích Giác ngộ như là một trạng thái tâm lý của trực giác và thần bí, nhưng thật ra lối giải thích này không thể diễn đạt được hết ý niệm Giác ngộ trong thế giới suy niệm của Phật giáo, vì Giác ngộ vượt qua mọi giới hạn của những ý niệm thông thường.

Còn Kiến thức khoa học thì sao? Một lý thuyết khoa học thực ra chỉ giải thích được một vài khía cạnh của thực tai, chứ không toàn diện. Định lý nổi danh về sự bất toàn (le théorème d'incomplétude) của Gödel vào năm 1931 là một thí dụ điển hình. Gödel đã minh chứng rằng trong hệ thống số học vẫn có nhiều điểm không thể dùng luận lý xác định đúng hay sai. Người ta cũng không thể chứng minh một hệ thống mạch lạc và không tương phản dựa trên những công lý (những điều đề nghị ban đầu được chấp nhận mà không cần chứng minh).

Theo Gödel, người ta nên ra khỏi hệ thống và cũng phải đặt ra những công lý phụ để giải quyết vấn đề. Sự chính xác của toán học được phép nghi ngờ. Trong tinh thần đó không những mục tiêu của khoa học cần xác định lại, mà chỉ những phương tiện khảo cứu cũng luôn được kiểm chứng. Vấn đề được đặt ra ở cuối chương để thảo luận là những kiến thức thu thập được đến từ những kinh nghiệm suy niệm sẽ không có tính phố quát, bởi vì nó là thuần túy cá nhân và cũng không kiểm nghiệm được.

Tây phương thường có thành kiến về kiến thức đến đến từ suy niệm này và cho rằng tinh thần này không là một dụng cụ đáng hãnh diện và những kinh nghiệm này cũng không bổ ích. Thực ra kinh nghiệm nội tại là một điều không thể phủ nhận được. Sự tu tập giúp cho người ta chuyển hoá được con người với nhiều đức tính tốt như: vị tha, khoan dung, kham nhẫn, thanh thản, buông bỏ mọi ràng buộc và tăng thêm nghị lực. Kết quả này có đạt được hay không là do khả năng và lòng trì chí của từng cá nhân. Về lâu dài người ta mới có thể đánh giá kết quả những kinh nghiệm này một cách khách quan hơn.

Chương 17 tiếp tục tìm hiểu về thế giới qua sự tương quan giữa nhà nghiên cứu khoa học và đối tượng nghiên cứú. Những định kiến siêu hình của nhà khoa học có gây ảnh hưởng đến viễn kiến khoa học hay không và người ta có thể hiểu được thực tại với một kiến thức tuyệt đối hay không, đó là câu hỏi chính.

Trong đó hai phương cách thu thập kiến thức của Khoa học và Tôn giáo được nêu lên: nhà khoa học thì nghiên cứu thế giới ngoại quan trong khi người tu học phân tích hiện tượng bằng suy tưởng hướng nội. Vấn đề không thể quên được nhà khoa học cũng là một con người với tính chủ quan và với những định kiến. Không phải ai thấy được hình ảnh của sự vật thì người ta có thể có khả năng giải thích được mà còn cần đến trí tưởng tượng và khả năng chuyên môn.

Nhà nghiên cứu Tây phương thường có khuynh hướng đưa ra trước một giả thuyết là có một chân lý vững chắc đằng sau những giá trị biểu kiến để làm việc. Họ luôn luôn có một mục tiêu xác định , một gía trị để theo đuổi và kiến thức về vấn đề đặt ra, nhờ đó mà họ có thể soạn lọc những điều cần thiết cho công việc. Trong khi đó nhà nghiên cứu Đông phương nhờ thấm nhuần văn hoá Đông phương nên có một phương cách khác hơn. Họ đặt chân lý trong một thế giới vô thủy vô chung và tìm ra mối quan hệ nhân quả và tương thuộc trong thế giới hiện tượng. Những kinh nghiệm của Enstein, Darwin, Harson và Newton được đưa ra. Việc quan sát ánh sáng bằng mắt thường và viễn vọng kính được diễn giải và đưa tới kết luận là chính sự quan sát giúp người ta đạt được ý thức vấn đề và giải thích nó theo quan sát của mình.

Làm thế nào người ta có thể đạt được một thực tại khoa học, câu hỏi này được giải thích theo trường phái duy thực (Réalisme scientifique) và được Wallace tóm tắt như sau: Ta phải chấp nhận một số tiền đề sau đây để tìm hiểu khoa học

1/ Thế giới vật chất hiện hữu độc lập với kinh nghiệm con nguới.

2/ Thế giới này có thể đạt được bằng ý niệm của con nguới (bằng toán học hay các khoa học khác).

3/ Trong muôn nghìn phương cách của hệ thống các ý niệm nhằm mô tả các hiện tượng quan sát thì chỉ có một cách duy nhất là đúng với thực tế.

4/ Khoa học phải khám phá được lý thuyết duy nhất được cho là chân lý này.

5/ Nhà khoa học sẽ không thiếu được phương cách để nhận ra lý thuyết này.

Trường phái duy thực vẫn có nhiều hạn chế mà Phật giáo có thể bổ sung được. Theo Phật Giáo thì thế giới hiện tượng luôn luôn biến đổi qua thời gian và có mối quan hệ với ý thức con người hơn là một thực tại độc lập. Ngoài ra không thể nào nhận chân ra một thực tại tuyệt đối, bản chất tối hậu của hiện tượng chỉ là một khía cạnh trong thể liên hợp của thế giới, không có sự cách biệt giữa nhà nghiên cứu và đối tượng nghiên cứu, cả hai bổ sung cho nhau. Theo Phật Giáo, thực tại tối hậu vượt qua mọi hiện tượng thông thường như hình dạng, khuôn khổ và sức nặng v.v.. mà khoa học tìm ra.

Chương 18 nêu lên vấn đề thẩm mỹ trong Khoa học và Phật học. Câu hỏi đặt ra là có một ý niệm thẩm mỹ trong nghiên cứu khoa học và trong Phật giáo không. Khi nói tới hoạt động khoa học, người ta liên tưởng đến những gì khô khan, lạnh lùng, thuần lý dĩ nhiên thiếu cảm xúc và thẩm mỹ.

Thực ra, trong việc quan sát hiện tượng thiên nhiên và đề xướng lý thuyết có một mối quan hệ với thẩm mỹ. Trong nét đẹp cuả các hiện tượng thiên nhiên và nét đẹp trừu tượng trong lý thuyết khoa học có 3 đặc điểm chính: cần thiết, đơn giản và chân lý. Những đặc điểm này được tìm thấy qua các kinh nghiệm của Newton, Copernic và Einstein.

Theo Phật giáo, ý niệm về thẩm mỹ bắt nguồn từ những bản chất sâu xa trong con người. Nói

307

một cách đơn giản nhất, nét đẹp là những gì đem đến cho chúng ta một cảm giác viên mãn, và tuỳ theo trường hợp cũng có thể gọi là hạnh phúc. Dĩ nhiên nét đẹp cũng có những mức độ khác nhau, tùy thuộc vào sự viên mãn. Có thể gọi là một nét đẹp tương đối khi nó đem lại cho ta những thỏa mãn nhất thời, trong khi một nét đẹp tuyệt đối đem lại cho chúng ta một hạnh phúc vĩnh cửu. Một nét đẹp tâm linh được thể hiện rõ nét qua việc chiêm ngưỡng dung mạo Đức Phật. Nhìn Ngài sẽ gợi lên trong ta một hạnh phúc về sự Giác ngộ và khả năng có thể đạt đến sự tỉnh thức này.

Dĩ nhiên, sự cảm nhận hạnh phúc này tuỳ thuộc vào từng hoàn cảnh trình độ của từng cá nhân cũng như xã hội. Khi chúng ta sống càng hoà điệu với bản chất sâu xa của mình, thì chúng ta càng khám phá ra những nét đẹp nội tại trong chúng ta. Một nét đẹp tối hậu chỉ đạt được khi nào chúng ta đã sống trong Phật tánh và đạt được Giác ngộ.

Chương 19 chương cuối cùng của cuốn sách, nêu lên vấn đề hành động theo Phật giáo. Tây phương thường cho là sự hành thiền là một biểu hiện tiêu cực, trốn chạy cuộc đời và làm sao đem lối sống từ trầm tư suy niệm này đến tích cực hơn. Phương châm của người học Phật là hãy tự chuyển hoá mình trước khi cải thiện cuộc đời, hạnh phúc cuộc đời đến từ trái tim vị tha và bất hạnh đến từ trái tim vị kỷ, nên dẹp bỏ mọi vị kỷ cá nhân, nó là thần được làm giảm bớt khổ đau. Nhưng từ bi suông mà không hành động chỉ là đạo đức giả. Hạnh phúc của từng cá nhân đều có mối quan hệ với người khác và cũng khộng thể xây đắp hạnh phúc cá nhân mình trên sự bất hạnh của kẻ khác. Muốn thực hiện điều này dĩ nhiên đây là một sự nỗ lực lâu dài, có bước chuẩn bị, hành động trong ngắn hạn và trong trường kỳ. Phương cách có vẻ quá lý tưởng này được đưa ra thảo luận.

Những câu hỏi được đặt ra là làm sao chờ đợi sự chuyển hóa trong trường hợp bạo tàn của Hitler, Stalin và Polpote. Bất bạo động có còn là một giải pháp chính trị thích hợp cho trường hợp Tây tạng nữa không; ngoài sự ngây thơ, yếu đuối và cả những tính toán kinh tế của các nhà lãnh đạo tây phương trước thị trường Trung hoa, thì những nỗ lực giải quyết vấn đề tù cải tạo tập trung và việc mưu tìm một giải pháp cho Tây tạng cũng được hai tác giả thảo luận.

Trở lại vấn đề hành động trong cuộc đời thì suy niệm có một giá trị đặc biệt. Nó giúp cho người tu tập tìm thấy một sự bình an trong tâm hồn đồng thời mở liên hệ đến thế giới chung quanh. Từ nhận thức này mỗi người sẽ có một thế giới quan khác và sẽ giúp tìm ra một phương thức hành động thích hợp với hoàn cảnh cá nhân mình.

Nhận Xét

Đây là một tác phẩm quan trọng chứa đựng nhiều vấn đề mà người đọc không thể nào đi sâu vào chi tiết trong khuôn khổ của một bài giới thiệu sách, nên chỉ xin được tóm lược trong những ý chính như sau:

Trước đây đã có những tác phẩm đề cập đề vấn đề này, nhưng tác phẩm trình bày ở đây là một công trình đầu tiên quy mô và nghiêm túc nhằm đối chiếu những thành tựu khoa học hiện đại với những luận điểm liên hệ theo Phật giáo. Qua 19 chương sách hai tác giả đã cho thấy một kiến thức uyên bác về vấn đề chuyên môn và khả năng giải thích. Bằng một lối văn trong sáng hai tác giả đã diễn đạt thành công những ý niệm thật phức tạp, giúp cho độc giả không có kiến thức chuyên môn có thể theo dõi được vấn đề. Phần chú thích thuật ngữ Phật giáo và Khoa học giúp dễ hiểu những ý niệm cơ bản. Phần trích dẫn tài liệu có thể giúp người đọc có nguồn tài liệu tra cứu thêm. Với hình thức thảo luận và đối chiếu làm cho vấn đề sống động và sáng tỏ hơn.

Qua nội dung đề cập thì hai tác giả đưa ra nhiều điểm tương đồng và bổ sung giữa Khoa học và Phật giáo hơn là tương phản.

Để đi tìm một giới hạn đạo đức cho việc nghiên cứu khoa học, đặt biệt là việc lai tạo vô tính đang được bàn cãi tại các nước tiền tiến và hiện vẫn chưa chấm dứt. Nếu việc nghiên cứu này chỉ giới hạn trong phạm vi trị liệu y khoa thì sẽ được dễ dàng chấp nhận hơn. Đó cũng là ý kiến phù hợp với quan điểm Phật giáo, khi công trình này nhằm làm vơi đi nỗi khổ của con người. Nhưng vấn đề ở đây không thuần túy trị liệu mà phức tạp hơn nhiều. Nỗi đau khổ của con người là một ý niệm tôn giáo hơn là định chuẩn khoa học (kể cả luật học). Do đó khó lòng thuyết phục dùng nó làm một định hướng cho tương lai. Trị liệu và lạm dụng trị liệu vào mục tiêu khác là một đề tài quen thuộc mà chưa ai giải quyết được. Về phía Phật giáo thì đến nay vẫn chưa có một công trình nghiêm túc nào để soi sáng vấn đề này.

Thực ra, Einstein không cảm nhận luồng tư tưởng phật giáo trực tiếp. Hai hai triết gia Schopenhauer và Spinoza đã ảnh hưởng sâu đậm vào thế giới quan của Einstein. Tư tưởng phật giáo bàng bạc trong các tác phẩm của Schopenhauer và đặc biệt là Substanz theorie của Spinoza là một một điều không thể phủ nhận và cũng khởi điểm suy tư của Einstein. Một điều đáng tiếc là luận đề của Spinoza không được đề ra thảo luận.

Nghi ngờ về về khả năng chính xác tuyệt đối của toán học không phải là một khám phá cuả Gödel, thật ra trước đó Georg Cantor (1845-1918) với luận thuyết Mengenlehre đã đặt thành vấn đề gây nhiều ảnh hưởng sâu xa cho hậu bán thế kỷ XIX. Sự tương phản trong toán học tạo nên một cuộc khủng hoảng về nền tảng của ngành này, khiến nhiều trường phái toán học ra đời nhằm cố đưa ra những giải thich mở tiêu chuẩn hoá cho toán hoc. Đó là các trường phái Logizismus (J. G. Frege, B. Russel, A. N. Wheitehead), Institutionismus (L.E.J. Brouwer) và Formalismus (D. Hilbert, H. Weyl). Cho đến ngày nay vấn đề cũng chưa được giải đáp thỏa đáng.

Triết lý về tánh không và vấn đề phân biệt chân lý tuyệt đối và tương đối là tư tưởng nền tảng của Phật giáo đã có mặt trong suốt cuộc thảo luận. Độc giả tây phương với một khả năng phân tích thuần lý sẽ khó khăn vì tính cách hư ảo sắc không được diễn đạt qua những ẩn dụ đầy thi vị và màu sắc của Á Đông. Thiết tưởng trọng đề này cần đặt lại trong đối chiếu tương phản với chủ nghiã Hư vô (Nihilismus) của Nietzsche và đặc biệt là Thuyết hiện sinh vô thần (Existentialistische Atheismus) của J. P. Sartre, thì sẽ đạt kết quả cao hơn.

Ngày nay, nhu cầu tìm hiểu về Phật giáo càng ngày càng tăng lên, đặt biệt là tại Âu châu. Tác phẩm giá trị này là một đáp ứng kịp thời cho các độc giả, mà điển hình là nó được liệt vào hạng thứ nhì trong loại sách bán chạy nhất (best-seller) trong năm qua tại Pháp và hiện nay đã được dịch ra nhiều ngôn ngữ trên thế giới. Ước mong sao trong tương lai một bản dịch Việt ngữ* cũng sẽ ra đời nhằm giúp độc giả người Việt có cơ hội theo dõi vấn đề quan trọng này.

XIV

Trào Lưu Cuồng Tín Và Khủng Bố

Phỏng vấn Jürgen Habermas do Giovanna Borradori thực hiện

Đỗ Kim Thêm dịch

Jürgen Habermas sinh năm 1929 là giáo sư Triết học tại Đại họcFrankfurt (Đức) mà tên tuổi cuả ông gắn liền với Trường phái riết học Frankfurt. Ông nổi danh với các luận thuyết về các Thay đổi Cấu trúc của Công luận (Strukturwandel der Öffentlichkeit, 1962) và Lý thuyết về Hành vi Thông đạt (Theorie des kommunikativen Handeln, 1981). Với nhiệt tình tham gia tranh luận trong các vấn đề chính trị sôi bỏng, ông được nể trọng là một trí thức can đảm dấn thân và nhận nhiều giải thưởng cao quý. Hiện nay, ông là một trong những triết gia hàng đầu tại châu Âu.

Giovanna Borradori, Giáo sư Triết học tại Vassar College (US). Bà là tác giả The American Philosophie, University of Chicago Press và Biên tập viên cuả Recoding Metaphysics:The New Italian Philosophy.

***

Ông có xem biến cố mà chúng ta hiện nay thường gọi là "11 tháng 9" là chưa từng có không, một sự kiện đã làm thay đổi triệt để sự hiểu biết của chúng ta không?

Trước tiên, xin bà cho phéptôi nói là tôi sẽ trả lời câu hỏi này của bà trong ba tháng sau biến cố[1]. Tuy thế, khi đề cập đến những kinh nghiệm của tôi liên hệ đến biến cố này, có lẽ

314

cũng là điều hữu ích. Từ đầu tháng 10 tôi lại đến ở tại Manhattan khoảng 2 tháng. Nếu so với các lần lưu ngụ trước, tôi phải thú nhận là trong lần này, tôi cảm thấy xa lạ hơn trong một "Thủ đô của Thế kỷ XX", nơi mà tôi đã từng say đắm trong hơn ba thập niên qua. Không phải chỉ là lòng ái quốc kiên cường dưới lá cờ bay "Hãy đoàn kết chúng ta cùng đứng lên" làm cho không khí thay đổi, không phải chỉ lời đòi hỏi đoàn kết bất thường và những cảm xúc ràng buộc để chống lại "chủ trương bài Mỹ".

Lòng hào hiệp đầy ấn tượng của người Mỹ đối với người ngoại quốc, sự thu hút của họ khi giao tiếp bằng cách ôm nhau nồng nhiệt, đôi khi có cả tự ý thức– nhiệt tình cao cả này đã nhường chỗ cho mối nghi ngờ ít nhiều. Liệu chúng ta, cho dù lúc đó không có mặt, hiện tại có nên tỏ tình đoàn kết không điều kiện với người Mỹ chăng? Ngay cả những người đã được các người bạn Mỹ không có chút nghi ngờ gì, trong đó có tôi, cũng cần phải cẩn trọng khi phê phán. Từ khi có vụ can thiệp tại Afghanistan, chúng ta đột nhiên nhận ra rằng trong các cuộc tranh luận chính trị, chúng ta chỉ nói chuyện giữa châu Âu với nhau, (hoặc chỉ với Israel).

Mặt khác, tôi cảm nhận được tầm quan trọng của biến cố này ngay tại chỗ. Tôi nhận ra rằng biến cố kinh hoàng từ trời xanh rớt xuống, ý nghĩa của một việc tấn công bất chợt cũng như tinh thần sa sút trong cơn giận dữ của toàn thành phố, tất cả cảm nhận hoàn toàn khác hẳn với lúc tôi còn ở nhà. Mỗi người bạn và đồng nghiệp đều nhớ lại rõ ràng về hoàn cảnh của mình vào buổi sáng ngày này lúc sau 9 giờ. Tóm lại, chỉ có ở tại chỗ, tôi mới hiểu rõ hơn về tâm trạng đầy linh tính cho định mệnh này mà câu hỏi của Bà đặt ra.

Ngay trong chính giới cánh tả cũng đã có một ý thức lan rộng về một thời kỳ chuyển biến. Tôi không rõ là chính phủ có mắc bệnh hoang tưởng không hay là họ chỉ sợ nhận trách nhiệm. Trong mọitrường hợp thì các loại cảnh báo cứ lập đi lập lại và không cụ thể là sẽ có đợt khủng bố mới và những lời kêu gọi vô nghĩa "Hãy báo động" – nó dấy lên một mối sợ hải mơ hồ và một tình trạng sẵn sàng báo động trong bất định - chính vì thế, tất cả nằm trong ý định của bọn khủng bố. Tại New York, người ta đang lo gặp phải chuyện trầm trọng hơn nữa sẽ xãy đến, họ quy kết các cuộc tấncông bằng bom than (hoặc là chuyện rớt máy bay tại khu phố Queen)[2] là thuộc về hoạt động của nhóm người Osama bin Laden và xem đó như là chuyện hiển nhiên.

Trước hoàn cảnh này, Bà sẽ thông cảm cho một sự ngờ vực nhất định. Những gì mà chúng ta, những người đương thời, đang cảm nhận được trong phút giây này, liệu nó có là quan trọng đối với những tiên đoán lâu dài không? Như nhiều người lập luận là cuộc tấn công của bọn khủng bố vào ngày 11 tháng 9 tạo ra một cột móc cho ịch sử thế giới, họ phải so sánh với các biến cố khác củalịch sử thế giới. Để so sánh như vậy, họ đem trận chiến Trân Châu Cảng, mà đúng hơn hết là nên đem tháng 8 năm 1914. Với sự bùng nổ của Thế chiến thứ nhất, một thời kỳ yên bình đã kết thúc, nhưng nhìn trở lại, đó là một giai đoạn vô tư. Đó là thời kỳ mở ra một cuộc chiến tranh toàn diện,đàn áp một cách độc tài, man rợ theo một cơ chế, tàn sát tập thể theo hệ thống. Lúc đó, người ta có linh tính báo trước là có một cái gì đó đang lan rộng.

Nhưng về sau này khi nhìn trở lại, chúng ta có thể nhận ra rằng liệu sự sụp đổ mang tinh biểu tượng của thành trì của chủ nghĩa tư bản tại phía nam của thành phố Manhattan có hàm chứa một thay đổi sâu xa không, hoặc liệu là tai hoạ này chỉ xác nhận về một tình trạng tổn thương có ý thức từ lâu của nền văn minh phức tạp của chúng ta một cách bi thảm và vô nhân đạo không. Khi biến cố này không phải là Cách mạng háp - mà Kant sau đó cho là "một dấu hiệu lịch sử", cho thấy một khuynh hướng đạo đức cho oài người – thì vấn đề rõ rệt là các ảnh hưởng về tầm vóc của biến cố lịch sử này sẽ được nhận đinh về sau.

Có lẽ với thời gian, người ta sẽ tìm ra dấu tích của những chuyển biến quan trọng của ngày 11 tháng 9. Nhưng chúng ta không biết những kịch bản nào mà chúng ta tô điểm hôm nay sẽ thực sự xãy ra trong tương lai. Một liên minh do chính quyền Mỹ khôn ngoan kết hợp để chống lại bọn khủng bố, cho dù mong manh, nhưng có thể hỗ trợ làm chuyển tiếp vai trò của luật quốc tế cổ điển sang một tình trạng luật pháp có tính địa phương, nếu có điều kiện thuận lợi.

Hội nghị về Afghanistan tại Peterburg (Bonn) đặt dưới sự bảo trợ của Liên Hiệp Quốc đề ra cách mềm dẻo về một phương hướng đúng đắn, ít nhất đó là một dấu hiệu đầy hy vọng[3]. Nhưng các chính phủ châu Âu đã hoàn toàn thất bại. Hiển nhiên, họ không có khả năng để nhìn quyền lợi riêng ra khỏi phạm vi quốc gia, nhưng tối thiểu họ là người châu Âu, họ dựa sức mạnh của Ngoại trưởng Powell để chống lại thành phần cứng rắn. Dường như chính quyền Bush tiếp tục theo một đường lối tự tập trung của một chính sách siêu cường kiên quyết. Trước cũng như sau, họ chống lại việc sử dụng Toà án Hình sự Quốc tế. Thay vì thế, họ lại quen thuộc hơn với Toà án Quân sự Hoa Kỳ, cho dù Toà này phạm luật quốc tế. Họ từ chối ký kết Hiệp ước Vũ khí Sinh học. Hoa Kỳ đơn phương hủy bỏ Hiệp ước ABM và cảm thấy là mình làm đúng đắn, khi qua vụ ngày 11 tháng 9, mà họ lập một mạng lưới chống hoả tiễn, đó là một kế hoạch vô nghĩa. Đối với một chủ thuyết đơn phương không che đậy, thế giới này trở nên quá phức tạp.

Ngay cả khi châu Âu không trỗi dậy để tự nắm vai trò cường quốc khai hoá văn minh, thì quyền lực đang trỗi dậy của Trung Quốc và tình trạng suy tàn của Liên Xô không thể thích nghi một cách đơn giản trong khuôn mẫu Hoà Bình theo kiểu Mỹ. Thay vì theo đuổi hoạt động trị an của cảnh sát mà chúng ta hy vọng trong cuộc chiến Kosovo, lại có một loại chiến tranh với tình trạng kỷ thuật mới, nhưng lồng trong phong cách củ.

Sự bất hạnh của Afghanistan bị chiến tranh tàn phá gợi lại những hình ảnh của cuộc chiến 30 năm. Dĩ nhiên, cũng có những lý do tốt đẹp, kể cả có các lý do luật pháp, là dùng bạo lực để thay đổi chế độ Taliban, một chế độ đàn áp dân chúng, không phải là họ chỉ có tàn bạo với phụ nữ. Đó là lý do chính đáng chống lại việc dẫn độ bin Laden

Nhưng so giữa sức công phá tập trung của các vũ khí trong không gian và sự tàn bạo của các lãnh chúa vô chính phủ gây chiến trong bộ tộc trên đất liền là không đối xứng, nó tạo nên một sự vi phạm về mặt đạo đức. Người ta cảm nhận điều này khi nhớ lại lịch sử thời thuộc địa do bạo lực dày xéo, tự quyền chia cắt lãnh thổ, biến đất nước thành một trò chơi cho các cường quốc. Nhưng Taliban cũng đã thuộc về lịch sử.

Vâng, đề tài của chúng ta là trào lưu khủng bố mang lại một ý nghĩa mới vào ngày 11 tháng 9...

Mới vì đó là một hành vi cực kỳ tàn bạo. Tôi không chỉ đề cập tới cách của các tên sát nhân cảm tử, những người biến một chiếc máy bay cùng với các con tin thành một loại vũ khí sống động, không phải chỉ với số lượng nạn nhân quá mức, và với mức độ hủy diệt kinh hoàng. Chuyện mới làsức mạnh biểu tượng của mục tiêu đạt được. Cảm tử quân không những làm tan hoang từng cao nhất của Mahattan thành hố thẳm, mà còn phá hủy hình ảnh biểu tượng của nước Mỹ. Trước hết do sôi sụt lòng ái quốc, người ta mới nhận ra sau đó giá trị chủ yếu; nhìn qua bóng đen của Manhattan, người ta mới nhận ra được biểu tượng hùng mạnh của tiềm năng kinh tế và ý chí thuộc về tương lai, để từ đó mà hình dung ra toàn thể dân tộc.

Tuy nhiên, điều mới lạ cũng là sự có mặt của các ống kính và truyền thông, nó biến một biến cố địa phương cùng lúc thành toàn cầu, và dân chúng toàn thế giới thành những nhân chứng sững sờ. Trong một ý nghiã nghiêm túc, người ta có thể nói ngày 11 tháng 9 là một biến cố đầu tiên trong lịch sử thế giới. Sự cọ sát, bùng nổ và sụp đổ từ từ, không phải là hình ảnh trong phim Hollywood, không có thực, mà chính là một thực tế tàn nhẫn, xãy diễn rõ ràng trước mắt của công luận thế giới. Một bạn đồng sự của tôi ngồi trên sân thượng trong nhà của ông ta ở phố Duane, chỉ cách World Trade Center mấy mét, ông thấy chiếc máy bay thứ hai đụng tầng trên của mái nhà nổ tung, ông có cảm giác sống thực khác như tôi thấy trước khung kính truyền hình tại nước Đức, nhưng ông cũng không nhìn thấy có gì là khác hơn tôi.

Những quan sát về một biến cố độc nhất chưa đủ để giải thích tại sao trào lưu khủng bố đạt được một ý nghiã mới. Trong nhãn quan này, trước hết, đối với tôi, dường như có một tình trạng liên quan tới vấn đề. Người ta thực sự không biết ai là kẻ thù. Cá nhân của Osama bin Lasen chỉ đóng một vai trò của người đại diện.

Khi nói về Isarel, chúng ta so với quân kháng chiến hay quân khủng bố thông thường. Những người này thường chiến đấu không tập trung trong những đơn vị nhỏ và họ tự quyết định. Cũng trong những trường hợp này, họ không tập trung vào một lực lượng hay một trung tâm tổ chức, có thể họ tạo ra một mục tiêu tấn công dễ dàng. Quân kháng chiến đấu tranh trong trong một lãnh thổ quen thuộc với mục tiêuchính trị đặt ra là để chiếm quyền lực.

Có sự khác biệt giữa họ với mạng lưới của bọn khủng bố theo nguyên tác bí mật, mà trong mọi trường hợp chúng ta nhận ra có các động lực cuồng tín tôn giáo, nhưng họ không theo một chương trình nào ngoài việc phá hủy và gây bất ổn. Quân khủng bố mà chúng ta gắn liền tên tuổi với Al Quada, làm chúng ta không thể xác định danh tánh của kẻ thù và ước lượng thực tế về mối nguy hiểm. Có một đặc điểm mới dành riêng cho quân khủng bố là chúng ta không thể tấn công họ.

Chắc một điều là các mối nguy hiểm là bất định, nó thuộc về bản chất của khủng bố. Nhưng những kịch bản do truyền thông Mỹ tô vẽ chi tiết về một cuộc chiến có vũ khí sinh học hay hoá học, suy đoán các loại khủng bố bằng vũ khí hạt nhân làm lung lạc các khả năng cuả chính quyền, tối thiểu là việc không xác định được tầm vóc quy mô của các nguy hiểm. Người ta không biết rõ có nguy hiểm nào không.

Ở Isarel, người ta biết rõ cái gì sẽ xãy ra khi đi hay bước vào trong một trung tâm thương mại, dừng lại nơi một quán khiêu vũ nhạc hay một địa điểm công cộng và người ta biết nguy hiểm thường xãy ra như thế nào. Ở Mỹ và châu Âu người ta không thể giới hạn các mối nguy hiểm như vậy, không thể ước lượng xác thực về các loại tầm vóc nguy mô, xác suất của các nguy hiểm, và cũng không hề xác định giới hạn các khu vực bị ảnh hưởng.

Điều này làm cho đất nước bị đe doạ, khi phản ứng chống lại các nguy hiểm không thể xác định bằng phương tiện quyền lực do tổ chức của nhà nước; trong tình trạng không may, có thể có phản ứng quá mức, vì không thể biết được tin tình báo để liệu xem sẽ có phản ứng quá mức không. Do đó, nhà nước ở trong tình trạng nguy hiểm, tự làm hại mình khi dùng các biện pháp không thích hợp, thí dụ như quân sự hoá mọi biện pháp nội an, điều này tác hại đến nhà nước trọng pháp, hoặc huy động đến khả năng kỹ thuật quân sự quá mức mà không hữu hiệu.

Vào giữa tháng chạp, trong một hội nghị của cơ quan Liên Minh Phòng Thủ Bắc Đại Tây Dương (NATO), do những động lực rõ rệt mà Bộ trưởng Quốc phòng Rumsfeld lại cảnh báo về những đợt tấn công mới. nhưng không thể xác định là của quân khủng bố: "Khi chúng ta nhìn về sự phá hủy gây ra tại Mỹ, chúng ta có thể hình dung rằng khủng bố sẽ xãy ra tại New York, Luân đôn hay Paris với vũ khí sinh học hay hoá học."[4] Điều khác biệt là chính quyền Mỹ thực hiện ngay sau khi bị tấn công các biện pháp hữu hiệu dâu lài và tất yếu, đó là xây dựng một liên minh toàn cầu các quốc gia để chống khủng bố, kiểm soát hữu hiệu các luồng tài chánh nghi ngờ và các liên hệ với ngân hàng quốc tế, xây dựng mạng lưới về các luồng thông tin liên quan của các cơ quan tình báo quốc gia cũng như phối hợp quốc tế về các cuộc điều tra cảnh sát liên hệ.

Trí thức là khuôn mặt chính trong tiến trình đặc biệt của lịch sử, nếu đúng như vậy, thì giới này có đóng một vai trò đặc biệt gì trong bối cảnh hiện tại của chúng ta không?

Tôi sẽ không nói như vậy. Các văn sĩ, triết gia, học giới thuộc khoa học xã hội, nghệ sĩ cũng đã có lên tiếng trong các trường hợp khác và họ cũng phản ứng trong trường hợp này. Các quan điểm thường tình về chống đối và ủng hộ, các xáo trộn với sự dị biệt quen thuộc trong phong cách và âm vang trong công chúng - cũng không khác nhiều hơn so với cuộc chiến vùng Vịnh và Kosovo. Có lẽ ý kiến của Mỹ được người ta nghe nhanh hơn và rõ hơn bình thường, rút cục cũng có các ý kiếntheo chính phủ và nặng lòng ái quốc. Ngay cả chính giới theo tự do cánh tả hiện nay cũng có vẻđồng ý với chính sách của Bush. Nếu như tôi không lầm, quan điểm của Richard Rorty bày tỏ minh bạch cũng là tiêu biểu.

Mặt khác, giới phê bình đã có những tiên đoán sai lầm về triển vọng thành công trong việc tham chiến ở Afghanistan. Lần này, không phải chỉ đòi hỏi các kiến thức thuộc về nhân chủng và lịch sử, mà còn cần có các hiểu biết về địa chính trị và quân sự nữa. Tôi không có quy kết các định kiến chống trí thức theo quan điểm là giới trí thức thường thiếu hiểu biết về chuyên môn. Khi người ta không phải là nhà kinh tế học, người ta cũng dè dặt về việc nhận xét các mối quan hệ kinh tế phức tạp. Nhưng trước các vấn đề quân sự, hiển nhiên, giới trí thức thường bày tỏ thái độ không khác gì các nhà chiến lược xa lông.

Trong diễn từ đọc tại Paulkirche[5], tại sao ông gọi trào lưu cuồng tín là một hiện tượng hiện đại đặc thù?

Vấn đề còn tùy thuộc vào việc người ta muốn dùng thuật ngữ như thế nào. "Cực đoan cuồng tín" có một hàm ý xâu. Với thuộc từ này, chúng ta ám chỉ một thái độ tinh thần, mà từ một niềm tin riêng và các lý do riêng, họ kiên quyết thực hiện yêu sách chính trị, thái độ này là khác hẳn và không đượccông luận chấp nhận.

Đặc biệt điều này cũng đúng cho chân lý thuộc về niềm tin tôn giáo. Chúng ta không được phép tùy tiện lầm lẫn giữa Giáo điều và niềm tin với cuồng tín cực đoan. Mỗi lý thuyết tôn giáo dựa trên điểm cơ bản tín điều do chân lý tôn giáo. Và đôi khi cũng có một đấng quyền năng như Đức Giáo Hoàng hay Bộ Truyền giáo của Giáo hội La Mã, họ có quy định quan điểm nào là đúng theo Giáo điều và xa rời quan điểm Chính thống. Chủ thuyết cực đoan là một loại chính thống như vậy, khi mà các Đấng đại diện cho đức tin xem thường tình trạng lý giải để khai minh trong một xã hội đa nguyên về các thế giới quan. Họ sử dụng kể cả bạo lực để kiên quyết đạt được về mặt chính trị và tạo mọi ràng buộc chung về niềm tin này.

Những lý giải tiên tri phát sinh trong thời xưa cũng còn tồn tại mãi cho đến khi các tôn giáo thế giới hiện đại du nhập, các giáo lý này cũng có thể mở rộng chân trời kiến thức vì được xem như là một thế giới bao trùm mọi lĩnh vực. Lĩnh vực này có tính cách phổ quát, dường như trọng tâm cuả nó làm xoá nhoà các biên giới, nó đem lại một nền tảng đúng đắn cho một yêu sách độc quyền về tôn giáo thế giới. Nhưng trong điều kiện của sự phát triển về tính phức tạp với gia tốc của thời hiện đại,chúng ta không thể duy trì một yêu sách dành độc quyền chân lý như thế một cách ngây thơ.

Tại châu Âu, sự phân hoá đức tin và thế tục hoá xã hội buộc các tôn giáo phải suy gẫm lại về vị thế không còn độc tôn cuả mình trong tiến trình thảo luận, để chia sẽ cùng với các tôn giáo khác về mức giới hạn cuả các kiến thức thế tục. Hiển nhiên, ý thức nền tảng của việc tương đối hoá về vị thế riêng không hàm chứa việc tương đối hoá chân lý tôn giáo của mình. Khi thành quả suy tưởng về tôn giáo là do việc học hỏi qua cách nhìn của người khác, nó sẽ có những ảnh hưởng chính trị quan trọng. Từ đó, tín đồ có thể nhận ra tại sao họ phải từ bỏ bạo lực chung và bạo lực của nhà nước, để đòi yêu sách theo chân lý của riêng mình. Trước tiên, những nhận thức thúc đẩy tạo điều kiện cho sự thành hình các khoan dung tôn giáo và phân chia tôn giáo theo quyền lực nhà nước qua một thế giới quan trung dung.

Khi một chế độ đương thời như Iran từ chối việc tách rời giáo quyền và thế quyền, hoặc có những phong trào bắt nguồn từ tôn giáo nỗ lực làm hồi sinh các hình thức Hồi giáo trong giáo quyền, chúng ta nên xem họ như là cuồng tín cực đoan. Tôi muốn giải thích thái độ cực đoan này là do sự cố dồn nén các phân biệt về hiểu biết. Điều này sẽ cần thiết, nếu như có những điều kiện hiểu biết về thế gian trong tinh thần khoa học và đa nguyên về thế giới quan, nhưng người ta vẫn còn truyền bá tinh thần độc tôn về quan điểm tôn giáo trước đây được tái diễn, sau khi họ mất đi các kiến thứcvề viễn cảnh toàn diện cuảthế giới.

Quan điểm này phát sinh sự phân biệt sai lệch về nhận thức, bởi vì hoàn cảnh sống phức tạp trong những xã hội đa nguyên, mà về phương diện luật pháp, người ta chỉ nên theo một nguyên tắc chặt chẽ, phổ quát và phù hợp, đó là nguyên tắc tôn trọng mọi người là bình đẳng, dù họ là theo Công giáo hay Tin lành, Hồi giáo hay Do thái giáo, Ấn độ giáo hay Phật giáo, dù họ có tín ngưỡng hay không.

Làm thế nào để phân biệt được trào lưu cuồng tín Hồi giáo, như chúng ta chứng kiến hiện nay, với các trào lưu và cách thực hành cực đoan từ xa xưa, thí dụ như việc truy lùng quỷ sứ trong lúc đầu của thời ký mới?

Có lẽ động lực nối kết hai hiện tượng mà Bà vừa trình bày, mà cụ thể là có một phản ứng chống lại trước một sự sợ hải về tình trạng buộc phải mất gốc, không còn có thể sống theo truyền thống. Thời kỳ đầu của trào lưu hiện đại hoá kinh tế và chính trị tại một vài khu vực tại châu Âu đã gây nên sự sợ hải này. Với việc toàn cầu hoá thị trường, mà đặc biệt nhất là thị trường tài chính và đầu tư trực tiếp, tất nhiên, hiện nay chúng ta đang sống trong một thời kỳ hoàn toàn khác hẳn. Sự thể thay đổi, khi xã hội thế giới bị phân phân hoá thành các quốc gia chỉ tính bằng cách là kẻ thắng, giới trục lợi và người thua.

Đối với thế giới Á Rập, Hoa Kỳ là một lực đẩy của việc hiện đại hoá theo chủ nghĩa tư bản. Hoa Kỳ có ưu thế phát triển mà không ai vượt qua, ưu tiên trong chính trị, quân sự, kinh tế và cộng nghệ, nhưng cùng lúc họ có một cảm giác bị thương tổn do tự ý thức và một khuôn mẫu đáng hãnh diện đầy bí mật.

Nhìn chung, phương Tây bị xem là nơi chứa chấp mọi tội lỗi, vì dân chúng phải kinh qua chịu đựng các mất mát thực sự to tát về truyền thống văn hóa trong tiến trình hiện đại hoá gia tốc. Châu Âu ở trong tình trạng may mắn hơn, những gì mà họ tiếp thu được trong tiến trình phá hủy có tính sáng tạo, thì tại các nước khác, trong cách biệt thế hệ lại không có hứa hẹn sẽ có được đền bù cho những thương đau do những đổ vỡ các lối sống quen thuộc.

Về phương diện tâm lý, người ta có thể hiểu ra rằng các phản ứng tự vệ bắt nguồn từ giá trị tâm linh, dường như nó đang chuyển động để chống lại quyền lực thế tục hoá của phương Tây, mà những tiềm năng quyền lực này đang mất dần.

Khi trào lưu cực đoan đầy thịnh nộ dựa vào một niềm tin tôn giáo, người ta trong thời hiện đại không cần đến một tiến trình học hỏi để tự tư duy mà cũng không cần phân biệt giữa về ý nghĩa của thế giới bị tách rời do chính trị, họ có thể thuyết phục được là họ có một bản chất, mà phương Tây dường như thiếu thốn.

Phương Tây đang đối phó với các nền văn hoá khác, mà đặc điểm chính của họ là nhờ thấm nhuần trong các tôn giáo lớn trên thế giới, nên họ đề kháng trước một nền văn hoá thuần tiêu thụ vật chất. Chúng ta phải thú nhận là phương Tây, về mặt quy phạm, họ tự biểu hiện như là một khuôn mẫu bị tướt mất hết các nền tảng, khi họ quan tâm đến ý nghĩa vấn đề nhân quyền không nhiều hơn là việc mở rộng các quyền tự do của thị trường. Và ngay trong nước, trong sự phân chia công việc của giới bảo thủ mới có hai trào lưu đang cạnh tranh nhau: cuồng tín tôn giáo và thế tục hoá không còn nội dung.

Nhìn theo phương diện triết học, ông có xem khủng bố là một sự đã rồi, chung cục, chỉ là một hành vi chính trị?

Không trong ý nghĩa chủ quan mà Mohamed Atta, người Ai cập đến từ Hamburg, ông ta là người đầu tiên lái một trong hai chiếc phi cơ gây thảm hoạ, ông là người đem lại một câu trả lời chính trị cho bà. Nhưng trào lưu cuồng tín cực đoan Hồi giáo hiện nay hiển nhiên là có một động cơ chính trị.

Trong mọi trường hợp, người ta không nên xem thường các động cơ chính trị mà hiện nay chúng ta đang đương đầu trong một hình thức cực đoan tôn giáo. Điều này giải thích là khi có thông tin cho là một vài kẻ khủng bố nằm trong cuộc thánh chiến hiện nay, trong một vài năm trước đây, họ là những thành phần theo chủ nghĩa dân tộc thế tục. Khi tìm hiểu về lai lịch của các người này, chúng ta ghi nhận là có một sự liên tục. Sự thất vọng về chế độ toàn trị theo tinh thần dân tộc làm cho tôn giáo là một hình thức đem lại sự chuyển hướng trong phương diện chính trị lỗi thời với một loại ngôn ngữ chủ quan thuyết phục hiển nhiên hơn và mới lạ hơn.

Ông định nghĩa thế nào là trào lưu khủng bố? Có thể nào phân biệt ý nghĩa rõ rệt giữa khủng bố quốc gia và quốc tế không?

Theo một chiều hướng, trào lưu khủng bố của người Palestine có một cái gì đó chắc hẳn là lỗi thời. Ở đây, vấn đề là giết người, tàn sát mà không hề phân biệt kẻ thù, đàn bà và trẻ con. Giành mạng sống để đổi mạng chết. Điều này phân biệt với quân khủng bố trong một hình thức bán quân sự của một cuộc đấu tranh du kích. Đó là một hình thức trong nhiều phong trào đấu tranh giải phóng dân tộc trong hậu bán thế kỷ XX và hiện nay hằn sâu trong công cuộc đấu tranh dành độc lập của Tschetschen, đó là một thí dụ.

Ngược lại, trào lưu,khủng bố toàn cầu mà cuộc tấn công vào ngày 11 tháng 9 lên đến đỉnh điểm, đó là một tiến trình vô tổ chức của một cuộc phản kháng bất lực nhắm tới một kẻ thù, mà các hành động hướng về mục tiêu này có một ý nghĩa thực tiễn là họ không thể đánh bại chính quyền. Một hiệu ứng duy nhất có thể xãy ra là tạo nên cú sốc và bất ổn cho chính quyền và dân chúng.

Nhìn về phương diện kỷ thuật, sự động loạn cao độ dễ gây ra tai hoạ trong xã hội phức tạp của chúng ta, nó chỉ tạo cơ hội làm ngăn chận mọi sinh hoạt thông thường. Chỉ cần một ít trở ngại nhỏ, với chi phí tối thiểu cũng có những hậu quả tác hại nghiêm trọng. Trào lưu khủng bố toàn cầu đưa tới hai chuyện cực đoan, sai lầm trong mục tiêu thiết thực, tận dụng về khả năng tổn thương của một hệ thống phức tạp theo một cách đạo đức giả.

Chúng ta có nên phân biệt trào lưu khủng bố với các tội phạm hình sự thông thường do việc sử dụng các loại bạo lực khác không?

Có và không. Về phương diện đạo đức, không thể có một lời biện minh nào cho bất cứ một hành vi khủng bố nào, bất kể là trong động lực nào và trong hoàn cảnh nào để cho họ hành động. Chúng ta không có quyền chấp nhận đổi lấy cuộc đời và đau khổ của người khác và chọn đó làm cho mục tiêu của mình. Mỗi tội sát nhân đã là quá nhiều.

Về phương diện lịch sử, trào lưu khủng bố đặt trong một khung cảnh khác gồm có các tội phạm, mà giải quyết vấn đề này có liên hệ đến vị chánh án tòa hình. Không giống như một vụ việc vi phạm riêng tư, vấn đề có quan tâm của công luận nên đòi hỏi một loại phân tích tội giết người khác hơn là lòng ganh tị. Nếu không, chúng ta sẽ không có cuộc phỏng vấn này.

Khi phân biệt giữa khủng bố chính trị và tội phạm hình sự thông thường, ta sẽ thấy rõ hơn trong việc thay đổi chế độ, khi kẻ khủng bố xưa kia, nay lên nắm quyền và trở thành người đại diện khả kính của đất nước. Trong sự chuyển tiếp sinh hoạt chính trị như vậy, người ta hy vọng là kẻ khủng bố sẽ theo đuổi các mục tiêu chính tri một cách thực tiễn có thể hiểu được, và khi nhìn trở lại, họ cũng có thể tìm ra lý do chính đáng cho các hành vi tội phạm của họ để nhằm san bằng một tình trạng bất công hiển hiện. Tuy nhiên, hiện nay, tôi không thể hình dung ra một khung cảnh nào đó mà từ một tội ác kinh tởm của ngày 11 tháng 9 người ta biến thành một hành vi chính trị có thể hiểu được.

330

*Ông có nghĩ là khi lý giải hành vi 11 tháng 9 như
là một hình thức tuyên chiến, liệu nó có đúng
không?*

Ngay khi gọi đó là một cuộc chiến, nó ít gây ra
hiểu lầm và về phương diện đạo đức, nó ít gây
tranh cải hơn là như khi gọi đó là "thánh chiến".
Khi Tổng thống Bush kêu gọi "một cuộc chiến
chống khủng bố", tôi xem quyết định này là sai
lầm nặng nề về phương diện luật pháp và thực
tế. Về phương diện luật pháp, ông nâng cao các
phạm nhân thành một đối thủ chiến cuộc, về
phương diện thực tiễn, chúng ta không thể khai
diễn cuộc chiến chống lại một mạng lưới khó có
thể nắm bắt được, cho dù danh từ chiến tranh có
một ý nghĩa nào đó nhất định.

*Phương Tây cần phải tỏ ra nhạy cảm hơn và tự
phê nhiều hơn trong mối quan hệ với các nền
văn hoá khác; nếu đúng như vậy, thì phương
Tây phải làm gì? Trong mối quan hệ này, ông có
nói tới việc tìm kiếm một ngôn ngữ chung và vấn
đề phiên dịch? Điều này có nghĩa là gì?*

Sau ngày 11 tháng 9, tôi thường được hỏi là
trước một hiện tượng bạo lực như thế thì toàn bộ
khái niệm về những hành vi tạo nên cảm thông
mà tôi trình bày trong luận thuyết thông đạt cuả
tôi liệu có còn giá trị nữa không. Thực vậy,
chúng ta đang sống trong các xã hội thuộc khối
OECD an lành và thịnh vượng, mặc dù có hàm
chứa mức độ nào đó về bạo lực theo một cấu
trúc quen thuộc, có bất công xã hội, phân biệt
đối xử làm mất phân phẩm, bần cùng hoá và gạt
ra ngoài lề. Vì mối quan hệ xã hội có đầy bạo
lực, hành vi chiến lược và ngụy tạo, tuy nhiên,

331

có hai sự thật khác mà chúng ta không được xem thường.

Một mặt, thực tế của việc chung sống hằng ngày dựa trên cơ sở vững chắc của những niềm tin chung, các sự thật hiển nhiên thuộc về văn hoá và các kỳ vọng hỗ tương. Ở đây, vấn đề phối hợp hành động là dựa trên trò chơi ngôn ngữ theo thông lệ, với ít nhiều lập luận thuyết phục, mà qua đó cả hai phiá có đưa ra các yêu sách về giá trị để được công nhận trong phạm vi công cộng, ngay cả khi họ chỉ có ngụ ý.

Mặt khác, từ xáo trộn trong việc cảm thông nhau, hiểu lầm nhau, không còn hiểu nhau, thiếu chân thành, lừa đảo, chính vì thế mà xung đột xãy ra. Khi vụ việc trầm trọng, chúng ta tìm tới các nhà tâm lý trị liệu hoặc đưa ra toà án. Các vòng lẩn quẩn của bạo lực bắt đầu với việc cảm thông nhau bị xáo trộn, từ việc mất tin tưởng nhau mà chúng ta không thể kềm chế được đưa tới một tình trạng là cắt đứt mọi liên lạc nhau. Nhưng khi bạo lực khởi đầu với xáo trộn về cảm thông, người ta có thể biết rằng có những gì sai trái xãy ra và có cái gì cần phải sửa chữa sau khi nó bộc phát.

Những nhận thức thông thường này có thể áp dụng cho các xung đột mà Bà đang nói tới. Sự thể ở đây phức tạp hơn là vì có nhiều đất nước, lối sống, văn hoá khác nhau, có khoảng cách biệt xa xôi và họ đối với nhau quá xa lạ. Họ không gặp nhau trong tình đồng chí hay người thân thuộc, những người trong cùng một gia đình hay trong đời sống hằng ngày, khi niềm thông cảm bị trục trặc một cách có hệ thống làm cho tất cả trở nên xa lạ nhau.

Trong mối quan hệ quốc tế, các phương tiện cuả luật pháp làm giảm đi bạo lực, nếu đem ra so sánh thì nó có một vai trò yếu kém. Và trong mối quan hệ liên văn hoá, luật pháp, trong trường hợp tốt đẹp nhất, cũng tạo được những khuôn khổ thể chế cho những nỗ lực cảm thông về mặt hình thức, thí dụ như qua Hội nghị LHQ về Nhân quyền tại Wien. Vì các cuộc thảo luận liên văn hoá trong nhiều cấp độ khác nhau để giải thích các vấn đề đầy tranh cải về nhân quyền là quan trọng, nên những cuộc gặp gở hình thức như thế không thể tự nó làm phá huỷ các việc tạo nên các mô hình chủ yếu. Tinh thần cởi mở chính ra là qua việc tự do hoá các điều kiện sống, thoát bỏ một cách khách quan mọi áp lực và sợ hải. Trong việc thực hành hằng ngày về các thông đạt, người ta phải tự tạo ra niềm tin tưởng nhau như một loại nguồn vốn. Chỉ khi có được như thế, thì mọi sự khai sáng có hiệu năng lan toả qua các phương tiện truyền thông, học đường và gia đình mới đạt được. Tinh thần khai sáng này phải tạo nên các tiền đề cho nền văn hoá chính trị.

Đối với chúng ta, cũng chính trong mối quan hệ này, phương cách tự thể hiện cuả chúng ta về các mặt quy phạm đối với các nền văn hoá khác là quan trọng. Trong tiến trình duyệt xét lại hình ảnh của chính mình, thí dụ như phương Tây có thể học được là chính trị cuả mình phải thay đổi gì, nếu phương Tây muốn được cảm nhận mình là một cường quốc khai hoá văn minh. Không có một sự kềm chế chính trị của chủ nghiã tư bản vô độ, thì sự phân biệt tầng lớp đang gây tác hại trong xã hội thế giới sẽ còn xẩy ra. Năng động phát triển bất cân xứng cuả nền kinh tế thế giới ít nhất cũng đem lại một tình trạng quân bình trong các hậu quả cực kỳ tác hại, tôi nghĩ tới sự bần cùng hoá của một khu vực hay một châu lục. Đó không phải chỉ thuần là chuyện phân biệt đối xử, một sự sĩ nhục hoặc hạ giá các nền văn hoá khác. Đề tài "Xung đột giữa các nền văn minh" thường là một tấm màng che đậy các quyền lợi vật chất sống còn của phương Tây, thí dụ như vấn đề quyền sử dụng các giếng dầu và bảo đảm các cung cấp nguồn năng lượng[6].

Trước hết chúng ta phải tự hỏi rằng liệu khuôn mẫu đối thoại có phù hợp với việc trao đổi thuộc về liên văn hóa không. Có phải luôn luôn là chỉ dựa vào các khái niệm của chúng ta mà chúng ta tạo tình liên đới giữa các nền văn hoá không?

Trong triết học, Trường phái Hủy cấu trúc luôn nghi ngờ về các định kiến của châu Âu, họ tạo ra một vấn đề đối nghịch: Tại sao các mô hình thuộc Trường phái Giải minh thành công trong việc tìm hiểu qua các cuộc nói chuyện hàng ngày và sau thời kỳ Humboldt, nó được triển khai một cách có phương pháp để giải thích các văn bản, nay nó lại đột nhiên thất bại trong việc giải thích các vấn đề vượt qua các giới hạn của một nền văn hoá, lối sống và truyền thống?

Trong mọi trường hợp, việc lý giải phải nối kết sự cách biệt giữa hai phiá các theo sự hiểu biết tiên khởi dựa vào Trường phái Giải minh, dù có khoảng cách về địa lý và văn hoá, dù gần hơn

334

hay xa hơn, nó cũng tạo ra sự dị biệt trong ý nghiã ít hơn hay nhiều hơn,

Mọi cách lý giải là cách phiên dịch đơn thuần. Chúng ta không cần phải dựa theo quan điểm của Donald Davidson để tìm hiểu xem là tư tưởng thuộc về một loại khuôn khổ khái niệm nào, để xem người ta phải suy nghĩ không có tương phản nhau. Với cách lập luận của Gadamer người ta có thể chỉ ra rằng ý tưởng trong một vũ trụ bị khép kín sẽ là một khái niệm không phù hợp với các vũ trụ khác, nó là một khái niệm không chặt chẻ.

Từ đó, chúng ta không nhất thiết phải theo một phương pháp cuả Trường phái Nhân chủng. Rorty hay McIntyre bảo vệ cho một mô hình đồng hoá của mọi sự hiểu biết, mà theo đó hai ông có một lốigiải thích cực đoan, vì có nghĩa hoặc là so sánh theo các chuẩn mực hợp lý hoá của riêng mình hoặc là chuyển dạng hình thể, chính vì thế mà có sự tùy thuộc trong một lý tính của một hình ảnhthế giới hoàn toàn xa lạ.

Chúng ta có thể phải hiểu những gì tuỳ thuộc vào sự sao chép một loại ngôn ngữ gắn bó với thế giới. Nhưng theo Trường phái Giải minh đòi hỏi thì sự mô tả một cách thích hợp nhất là dựa trêntình trạng kiến thức ban đầu cuả sự giải thích, bởi vì tinh trạng này làm cho những người tham giasẽ có ý thức về tinh thần đem lại ý nghĩa ban đầu. Khi những người tham gia thảo luận có khó khăn trong việc cảm thông như thế, họ có thể mở rộng tầm viễn kiến của mình và cuối cùng mang cho họ lại gần nhau, bởi vì khi họ chấp nhận vai trò đối thoại của "người nói" và "người nghe" trong một tư thế bình đẳng, một tình trạng mà người ta đòi hỏi trong tất cả mọi tình trạng thảo luận.

Mỗi người nói có kỹ năng đã học cách sử dụng hệ thống phát biểu cá nhân, cùng lúc họ tiếp thụ được khả năng cách trao đổi viễn kiến của người khác trong cuộc đối thoại như thế nào. Trong tinh thần năng động qua việc tiếp nhận viễn kiến cuả nhau, do đó mà có phát sinh một sự hợp tác để vạch ra một chân trời tạo cho một ý nghĩa chung, kết cuộc là cả hai phiá không phải đề ra một khuôn khổ chung thuộc về nhân chủng hoặc phải chuyển hoá hình thể, mà họ đạt được một lối lý giải chung có tính cách liên hệ giữa các chủ thể.

Ngoài ra, mô hình của Trường phái Giải minh giải thích tại sao có những nỗ lực cảm thông sẽ cótriển vọng thành công, khi cách giải thích có thể xảy ra trong điều kiện tương đồng để chấp nhậncác viễn kiến của nhau. Khi có thiện ý và không biểu lộ việc sử dụng bạo lực, đó là điều kiện cần thiết, nhưng chưa đủ. Không có một cấu trúc cuả một tình trạng thông đạt tự do không bị bóp méo, hoặc từ một mối quan hệ quyền lực mơ hồ, thì người ta nghi ngờ kết quả của vần đề luôn là mộttình trạng ban phát.

Trong sự chọn lọc, khả năng mở rộng và nhu cầu điều chỉnh về những ý nghĩa mong đạt tới, dĩ nhiên đa số có sự tự diễn đạt với những đặc điểm sai lạc mà người ta không thể nào tránh được theo một tinh thần bất tận, thường thì các ý nghĩa này không thể phân biệt tùy theo, có lúc mù quáng, có lúc các cách giải thích lệ thuộc vào các dấu vết của sự đồng hoá mình với kẻ có thế mạnh. Trong khi sự thông cảm có hai ý nghĩa, thì ngay cả khi đó là một lối diễn đạt có tiềm tàng sử dụng bạo lực. Nhưng khi người ta mô tả các thông cảm nhau qua cách bản thể hoá, người ta không nhìn thấy trong đó có bạo lực và điểm chủ yếu là mục tiêu của sự cảm thông và trong sựchuyển hướng tới mục tiêu này – khi có sức mạnh của tinh thần phê phán sẽ phả vỡ việc sử dụngbạo lực, không tạo ra bạo lực trong một hình thái mới.

Trào lưu toàn cầu hoá buộc chúng ta phải xét lại vấn đề chủ quyền tối thượng, một khái niệm luật quốc tế. Ông nhận xét gì về vai trò của các tổ chức quốc tế? Trong hiện trạngcủa chủ thuyết khu vực, ý tưởng chính của tinh thần khai sáng có luôn giữ một vai trò hữu ích không?

Quan điểm thuyết hiện sinh của Carl Schmidt cho là vấn đề chính trị chỉ giới hạn trong phạm vi tự xác quyết về một bản sắc tập thể để chống lại một bản sắc tập thể khác. Tôi cho quan điểm này là sai và nếu xét về những hậu quả thực tiễn thì nguy hiểm. Phân loại mối quan hệ bạn-thù xét theo tính bản thể cho thấy là các nỗ lực luật hoá trên bình diện quốc tế các mối quan hệ giữa các chủthể luật quốc tế (quốc gia) gây chiến luôn là một sự che đậy chung để bảo vệ quyền lợi riêng.

Người ta không thể tha thứ cho các chế độ độc tài của thế kỷ XX với sự tàn bạo của tội ác tập thể chính trị mà họ luôn đính chánh khi suy đoán là vô tội theo luật quốc tế cổ điển. Với

337

các lý do lịch sử, chúng ta đang ở trong giai đoạn chuyển tiếp từ tình trạng luật quốc tế cổ điển sang một tình trạng mà Kant kỳ vọng là tình trạng luật công dân thế giới. Đó là một sự kiện mà về phương diệnpháp luật, tôi cũng không thấy có một giải pháp tương ứng khả thi nào khác có ý nghĩa hơn cho sự phát triển này.

Tuy nhiên, người ta không thể xem thường các mặt trái của tình trạng này. Từ khi có Toà án Quốc tế về chiến tranh tại Nürmberg và Tokyo sau khi chấm dứt Thế chiến thứ Hai, từ khi cơ quan LHQthành hình và đề ra Bảng Tuyên bố Nhân quyền của LHQ, từ khi chính sách về nhân quyền trở thành tích cực hơn sau kết thúc Chiến tranh Lạnh, sau khi có sự can thiệp của cơ quan NATO trong vùng Kosovo gây nhiều tranh cãi và từ khi có tuyên chiến chống khủng bố quốc tế, - tất cả làm cho tình trạng phức tạp của giai đoạn chuyển tiếp này ngày càng thể hiện rõ hơn.

Một mặt, ý tưởng về một cộng đồng quốc tế, thông qua việc trừng phạt hữu hiệu các cuộc chiến tranh xâm lược, nó sẽ giải quyết tình trạng tự nhiên giữa cá quốc gia, tội diệt chủng, tội ác chốngnhân loại, trừng phạt các vi phạm nhân quyền được chấp nhận thành một thể chế nhất định trongcơ quan LHQ và các cơ quan phụ thuộc.

Toà án The Hague xét xử vụ Milosevic, một cựu lãnh tụ. Hầu hết tất cả các vị chánh án tối cao của nước Anh đồng ngăn trở việc dẫn độ Pinochet, nhà độc tài gây nhiều tội ác. Việc thiết lập Toà án Quốc tế đang tiến hành. Nguyên tắc bất can thiệp vào nội bộ của một quốc gia tối thượng bị suy yếu. Nghị quyết của Hội đồng An ninh chấp nhận cho chính quyền Irak tự do sử dụng không phận của mình. Đội binh Mũ Xanh bảo đảm an ninh tại Kabul cho chế độ sau thời Taliban. Mazedonien đứng bên lề của cuộc nội chiến, dưới áp lực của Liên Âu nên đã chấp nhận mọi đòi hỏi của thiểu sốngười Albanie.

Mặt khác, các tổ chức quốc tế thường không còn được coi là cọp giấy nữa. Các tổ chức quốc tế bịràng buộc trong sự hợp tác các cường quốc. Hội Đồng Bảo An LHQ có thể tạo ra những cách tôn trọng có chọn lọc về nguyên tắc của cộng đồng quốc tế mà họ đã tuyên bố sau sự chuyển hoá vào năm 1989. Như tình cảnh bi đát của Srebrenica cho thấy, thường thì các đạo quân của LHQ khôngđủ khả năng để giữ lời hứa mà họ bảo đảm. Trước các xung đột ở Kosovo, các quyết định của HĐBA bị phong toả. Khi thay vào đó, liên minh khu vực như khối NATO hành sử quyền của mình mà không có thừa uỷ nhiệm, thì sự cách biệt về quyền lực thể hiện rõ như định mệnh an bài, một bên là một cộng đồng quốc tế có chính danh nhưng yếu kém về quyền lực, và một bên là những nhà nước có khả năng hành động về mặt quân sự, nhưng lại theo đuổi mục tiêu riêng.

Sự cách biệt giữa những điều phải làm và có thể làm, giữa luật pháp và quyền lực, soi rọi cả hai trong một ánh sáng lệch lạc, vừa về mức độ khả tín của cơ quan LHQ, vừa về cách can thiệp của các quốc gia hành động tự quyền, họ chỉ lạm dụng quyền thụ ủy - cho dù họ có những lý do chính đáng - mà qua đó họ biện luận đó là hành vi trị an cuả cảnh sát, gây tác hại thành hành vi chiến tranh. Người ta không còn phân biệt được giữa những hoạt động trị an của cảnh sát với các hoạt động bẩn thiủ thông thường trong chiến cuộc. Tình trạng hàm hỗn này bắt nguồn từ một chính sáchquyền lực cổ điển, quan tâm đến các đối tác liên minh trong khu vực và các phương sách của một chế độ luật pháp chung cho khu vực, không những đẩy mạnh những quyền lợi dị biệt hiện đang có trong các khối Nam và Bắc, Đông và Tây giữa cơ quan LHQ, mà nó còn tạo thêm mối nghi ngờgiữa các siêu cường trong việc chống lại các giới hạn luật lệ về các quyền tự do di chuyển. Qua đó, ngay trong các quốc gia phương Tây cũng có bất đồng giữa các quốc gia Anh Mỹ và các quốc gia trong lục địa châu Âu. Một phe, họ theo chủ thuyết hiện thực trong quan hệ quốc tế, trong khi phe bên kia, họ cần làm chính danh các quyết định của mình kể cả trong khía cạnh luật lệ để hỗ trợ và gia tăng các chuyển hoá luật quốc tế thành một hệ thống luật pháp liên quốc gia.

Trong suốt thời kỳ chiến tranh Kosovo và trong chính sách về Afghanistan, những dị biệt trong các việc xác đinh mục tiêu này thể hiện rõ. Sự dị biệt giữa hai Trường phái Thực tiễn và Trường phái Hành động trong tinh thần tuân thủ luật pháp có thể xảy ra, trong khi các tác nhân có tầm vóc lục địa như EU, NAFTA và ASEAN[7] trở thành tác nhân có khả năng hành động, để họ đạt được các thoả thuận liên quốc gia và đảm nhận trách nhiệm cho sự kết nối liên quốc gia ngày càng chặt chẽ hơn trong các tổ chức, các buổi hội thảo và phương cách áp dụng. Với kiểu cách của một tác nhântoàn cầu có thể tạo nên một đối trọng về mặt chính sách đối với việc bành trướng toàn cầu của thị trường, cơ quan LHQ có thể tìm ra một cơ sở hạ tầng để áp dụng cho những chương trình và chính sách đầy tham vọng.

Nhiều người thán phục về triết thuyết phổ quát mà ông bảo vệ trong các tác phẩm về chính trị và đạo đức, nhiều người khác lại phê bình nó. Triết thuyết này có liên hệ gì để lòng bao dung không? Tinh thần bao dung đúng ra không phải một khái niệm của các bậc trưởng thượng, liệu nó có thể thay thế bằng khái niệm về lòng hiếu khách được không?

Qua lịch sử việc sử dụng khái niệm khoan dung có hàm ý gần như vậy. Bà hãy nhớ lại chuyện Edikt von Nantes là một thí dụ: Hoàng gia nước Pháp cho phép nhóm Hungenotte, đó là một tôn giáo thiểu số có quyền bày tỏ đức tin và tu tập, nhưng trong một điều kiện là họ không có quyền đặt vấn đề về quyền lực của Hoàng gia và ưu quyền thống trị của Thiên Chúa giáo. Khái niệm bao dung với một tinh thần trưởng thượng này đã được áp dụng trong cả thế kỷ dài. Trong lời tuyên bố của các bậc trưởng thượng có tính cách một chiều, có hàm chứa họ là nhà lãnh đạo tối cao hay là nền văn hoá của đa số, do cân nhắc của họ là họ sẵn sàng chịu đựng phong cách hành động dị biệt của nhóm thiểu số.

Trong bối cảnh này, khoan dung gồm có sự chịu đựng một gánh nặng, một cái gì đó từ một hành viên huệ hay một chứng minh ban phát một đặc

341

quyền. Phía bên này cho phép phía bên kia có một sự chệch hướng nhất định ra khỏi tình trạng thông thường trong một điều kiện là: thiểu số được hưởng sự khoan dung và không được phép vượt qua "Mức giới hạn của sự chịu đựng".

Đã có lời phê bình hợp lý về khái niệm cho phép mang tình độc tài này. Điều hiển nhiên là chính quyền tự quyền quyết định về lằn ranh này, một giới hạn giữa những gì mà người ta còn được phép làm và những gì không thể chấp nhận được nữa. Chính vì thế mà ta có cảm tưởng phát sinh là lòngkhoan dung chỉ có thể thực hiện trong phạm vi giới hạn này. Không còn có lòng khoan dung, khi còn có mầm móng của tinh thần bất khoan nhượng. Những suy nghĩ này nằm trong câu hỏi của Bà.

Hiện nay, chúng ta đang đối mặt với nghịch lý này trong khái niệm về một nền dân chủ cực đoan, có nghĩa là, các quyền công dân của nền dân chủ cần tìm ra giới hạn trong việc áp dụng cho những kẻ thù của dân chủ. Không có tự do dành cho những kẻ thù của tự do. Qua thí dụ này cho thấy là sựphá hủy toàn bộ khái niệm lòng bao dung đang xảy ra. Nhà nước pháp quyền dân chủ đi ngược lại tiền đề mà trong đó khái niệm bao dung có hàm chứa ý nghĩã của tinh thần trưởng thượng.

Trong nội bộ của một cộng đồng chính trị, nơi mà các công dân cùng chấp nhận cho nhau các quyền luật định, thì không còn chỗ cho nhà cầm quyền tự ý đơn phương quyết định lằn ranh của mức độ chịu đựng. Dựa trên căn bản công nhận hỗ tương về quyền bình đẳng giữa công dân, không ai được phép có ưu quyền đặt ra giới hạn của lòng bao dung dựa trên quan điểm giá trị của riêng mình. Lòng bao dung lẫn nhau trong phạm vi tín ngưỡng của người khác khi mà người ta phủ nhận, hoặc khoan dung trước một lối sống mà người ta đánh giá thấp hơn so với lối sống của mình, cả hai việc này đòi hỏi rõ ràng là ta phải tìm ra một giới hạn dựa trên cơ sở là cùng hướng tới để chia sẽ một gía trị chung. Nhưng trong một cộng đồng dân chủ, vấn đề này được xem là các nguyên tắc công bình đã được Hiến pháp quy định. Dĩ nhiên, cũng còn những cuộc tranh luận về các nguyên tắc của Hiến pháp. Điều quan trọng là tính cách uyển chuyển của những nguyên tắc này và dựa vào điểm này mà chúng ta trở lại vấn đề nguyên tắc phổ quát.

Ngay trong Hiến pháp cũng đã có quy định các thể chế và thủ tục về các tranh chấp trong việc giải thích Hiến pháp. Trong trường hợp cá biệt, vấn đề đâu là giới hạn đặt ra, mà khi vượt qua nền tảng của Hiến pháp, sẽ tạo nên những động loạn công cộng, (như trong hiện nay là trường hợp củaphong trào cực đoan Hồi giáo). Điểm thú vị là Hiến pháp quy định các thủ tục về phương cách áp dụng và thể chế mà thông qua đó người ta chấp nhận về một nội dung ràng buộc về mặt luật pháp.Hiến pháp chấp nhận việc vượt qua mức giới hạn của các các điều kiện hợp hiến, khi Hiến phápkhoan dung trước các bất phục tùng dân sự.

Một hiến pháp dân chủ còn khoan dung trước sự đối kháng của giới đối lập, sau khi họ tận

dụng   mọi phương   cách cầu   cứu đến pháp
luật để chống   lại các nghị   quyết hay   các bản
án đúng theo luật định. Các biện pháp này được
đặt   trong điều   kiện là   các   phản   kháng chống
lại việc vi   phạm luật lệphải được biện minh hợp
lý dựa theo tinh thần và văn bản của Hiến pháp.
Họ sử   dụng đến   cácphương   tiện mà đặc
điểm cuả cuộc đấu tranh là kêu gọi phe đa số là
nên xét lại quyết định của họ. Bằng cách này,
các dự   án dân   chủ thực   hiện quyển   công
dân bình đẳng làm sống động sự chống đối của
phe thiểu số, dù hiện nay dưới   mắt đa số họ
là kẻ thù cuả dân chủ, những mai kia họ sẽ trở
thành người bạn của dân chủ.

Trở lại trả lời câu hỏi của Bà, việc tự vượt
qua giới hạn về lòng bao dung của một "nền tự
do quá   khích" nhờ vào đặc điểm phổ quát cuả
nền tảng đạo đức và luật pháp trong một trật
tự tự do. Trong một ý nghĩ chặt chẽ, những gì
có đặc tính phổ quát có nghĩa là chủ nghĩa cá
nhân bình đẳng của một nền đạo đức dựa trên lý
trí, nó đòi hỏi mỗi người công nhận lẫn nhau
trong ý nghĩa cùng tôn trọng bình đẳng và tương
kính.

Các   thành   viên   của   một cộng   đồng đạo
đức được mở rộng cho tất cả mọi người, tiếp
nhận mọi người, nó không chỉ hứa hẹn một tinh
thần đoàn kết, mà còn có nghĩa là có quyền bình
đẳng cuả một cá nhân có cá tính riêng và có sự
khác   biệt. Các   cuộc thảo   luận mà   các ý
tưởng do tinh thầnnày đem lại nguồn cảm hứng,
nó khác hẳn với các cuộc thảo luận khác về mặc
cấu trúc qua haiđặc điểm chủ yếu sau đây:

344

Một mặt, các cuộc thảo luận về luật pháp và đạo đức dễ bị lạm dụng qua một hình thức có gian ý nhằm tạo ra tính chính danh, bởi vì đằng sau lớp màng chiếu sáng nhân danh công luận có lý trí có thể che đậy các lợi ích riêng tư. Về vai trò ý thức hệ, luận điểm đã bị Marx thời thanh xuân vạch ra, tạo nên những căm ghét của Carl Schmitt, khi ông dồn ép tính nhân bản - một chuẩn mực thuộc về chủ thuyết cá nhân bình đẳng – với thái độ gian ác, súc vật vào chung một chỗ. Giống như những người phát xít mà Schmitt xem thường và những gì mà Marx quan tâm, đó là những đặc điểm khác của việc thảo luận này: quy chiếu vào bản thân để thúc đẩy một tiến trình học hỏi cho việc tự kiểm điểm.

Như mỗi lời phê phán, chúng ta áp dụng chuẩn mực của triết thuyết phổ quát có chọn lọc, ngay cả khi phải đặt chuẩn mực này thành điều kiện để áp dụng, việc vạch trần các lạm dụng nhân danh ý thức hệ trong các thảo luận về thuyết phổ quát cần phải được đặt lại trong các luận điểm phê phán đã đề ra. Trong ý nghĩa này, triết thuyết phổ quát về luật pháp và đạo đức là một hệ thống tư duykhép kín, nhưng phương cách áp dụng sai lạc chỉ có thể phê phán dựa trên các chuẩn mực của chính mình tạo ra.

Câu hỏi cuối cùng là Ông nghĩ gì về khái niệm anh hùng?

Người ta có thể chỉ ca ngợi lòng can đảm, tinh thần kỷ luật và hy sinh quên mình của các chiến sĩ đội cứu hoả của thành phố New York trong ngày 11 tháng 9, họ đã đột nhiên hy sinh tính

345

mạng để cứu người. Nhưng tại sao chúng ta tôn vinh họ là những anh hùng? Có lẽ phải chăng khái niệm anh hùng trong Anh ngữ có những thâm ý khác so với Đức ngữ. Đối với tôi, dường như ở đâu mà người ta tôn vinh thành các anh hùng, ở đó cần có vấn đề đặt ra là ai sử dụng và tại sao họ gọi làanh hùng. Trong một ý nghĩa vô hại này, người ta có thể hiểu lời cảnh báo của Brecht: "Bất hạnh thay cho những đất nước cần đến các anh hùng".

***

Nguyên tác: *Fundamentalismus und Terror, Ein Gespräch mit Jürgen Habermas* in: Jürgen Habermas, Jacques Derrida, Philosophie In Zeiten des Terrors, Europäisches Verlagsanstalt Hamburg, 2006, pp. 49- 69.

Các chú thích có đánh số dưới đây là cuả Giovanna Borradori

[1] Cuộc phỏng vấn này được thực hiện vào tháng chạp năm 2001, ba tháng sau các đợt tấn công vào này 11 tháng 9 năm 2001.

[2] Vào ngày 12 tháng 11 năm 2001, chỉ hai tháng và một ngày sau biến cố 11 tháng 9 năm 2001, một chuyến bay đã rơi xuống khu phố Queen, thành phố New York làm cho 260 hành khách và 5 khách bộ hành thiệt mạng. Cả thành phố lo sợ là việc rơi máy bay có thể liên hệ đến việc tấn công của bọn khủng bố. Lúc đó Habermas đang ở New York và chứng kiến giây phút này.

346

[3] Ở đây, Habermas muốn đề cập tới các cuộc hoà đàm đang diễn ra vào tháng 11 năm 2001 tại Peterburg gần thành phố Bonn. Nơi đây các lãnh đạo chính trị cuả Liên Minh miền Bắc, gồm đại diện các sắc tộc của Tadschken, Usbeken và Harazas gặp nhau và gồm có ba phân nhóm chính tị nạn thuộc Paschtunen, mà họ nổi tiếng là các nhóm thuộc römische, zyprotisch và Peschawar. Nhóm römisch liên minh vơi cựu hoàng đế, mà sự trở về của cựu hoàng cho dù chỉ có tính cách làbiểu tượng, cũng vẫn bị Liên Minh từ chối.

[4] Süddeutsche Zeitung vào ngày 19. 12. 2001.

[5] Diễn từ của Habermas đọc tại nhà thờ Frankfurt Paulkirche vào tháng 10 năm 2001 nhân dipông nhận giải thưởng của các nhà phát hành sách của Đức. Ông dự định trình bày về đề tài Công nghiệp sinh học. Tuy nhiên, lễ trao giải được tổ chức một tháng sau các cuộc tấn công 11 tháng 9, nên ông mở rộng đề tài nguyên thủy thành sự đối kháng giữa khoa học và tôn giáo. Một mặt, lý thuyết tối tăm gây lo sợ và ngăn chận nghi ngờ khoa học, mặt khác, lý thuyết kết án các niềm tin vào sự tiến bộ của khoa học trong tiến trình cuả chủ thuyết tự nhiên, làm cho suy yếu đạo đức. Nhưng vào ngày 11 tháng 9 sự căng thẳng giữa xã hội thế tục và tôn giáo bùng nổ theo một cách khác. J. Habermas, Glauben und Wissen, Friedenpreisrede 2001, Zeitsdiagnose, Zwofl Essays, Frankfurt/Main, 2003, S. 249.

[6] Habermas đề cập tới việc thảo luận mà tiểu luận "The Clash of Civilization" của Samuel P. Huntington đăng trong tạp chí Foreign Affairs vào năm 1993 đặt ra. Huntington lập luận là chính trị quốc tế sẽ thành hình dựa trên các lằn ranh về văn hoá. Các tranh chấp trong tương lai không chỉ là do các lý do chính trị và kinh tế mà nhằm để bảo vệ các giá trị văn hoá khác nhau. Đối với các giá trị Hồi giáo, phương Tây và châu Á, Huntington tỏ ra có nhiều lo âu nhất. S. P. Huntington, The Clash of Civilization? The Debate in: Foreign Affairs (1993); P.L. Berger/S. P. Huntington, Many Globalizations, Cultural Diversity in the Contemporary World, Oxford, 2002.

[7] North American Free Trade Agreement và Association of South East Asian Nations.

Các chú thích dưới đây là cuả người dịch

Trường phái Triết học Frankfurt

Trường phái thuộc Viện Nghiên cứu Xã hội (Instutut für Sozial Forschung) của Đại học John Wolfgang Goethe, Frankfurt, Đức. Cơ sở này được thành lập vào năm 1924, đến năm 1933 phải đóng cửa vì chế độ Đức Quốc Xã, và đến năm 1950 hoạt động trở lại cho đến nay. Đây là nơi quy tụ một số triết gia tên tuổi như Theodor W. Adorno, Walter Benjamin, Erich From, Max Horheimer, Herbert Marcus (thế hệ thứ I), Jürgen Habermas, Oskar Negt, Alfred Schmit (thế hệ thứ II) và thế hệhiện nay là Axel Honneth và nhiều người khác.

348

Luận điểm chính cuả Trường phái là lý thuyết phê phán (Kritische Theorie): Lý trí đóng vai trò quan trọng để khai sáng trong một thế giới hiện đại ngày một suy vi. Vì tính cách cá nhân của con ngườitrong xã hội ngày càng mất dần, nên con người trở thành một công cụ lệ thuộc, một vật thể trong một thiên nhiên bị chế ngự do kỷ thuật hoá và phải sống trong một thế giới lệ thuộc vào mọi thủ tụchành chánh hoá. Lý thuyết này tìm cách giải thích về cấu trúc xã hội qua cơ chế cai trị và đàn áp, lột mặt nạ các ý thức hệ để mong đem con người có tư duy trưởng thành sống trong một xã hội hợp lý và hài hoà.

Đối tượng nghiên cứu gồm có ba lĩnh vực cơ cấu kinh tế của xã hội, phát triển tâm lý cá nhân vàphạm vi văn hoá. Phường pháp luận là Mác xít khoan hoà và khảo hướng liên ngành.

Lý thuyết về các hành vi thông đạt.

Theorie des komminikativen Handeln là một trong các tác phẩm quan trọng của Jürgen Habermas. Ông bàn đến nhu cầu thông đạt trong sinh hoạt cá nhân, gia đình và xã hội và xem nói chuyện với nhau để hiểu nhau là một hành vì chiến lược, cần học tập và áp dụng, dù trong bất cứ tình huống nào.

Để đạt đến cảm thông nhau, người nói và người nghe phải chấp nhận các điều kiện cơ bản là

1. cùng có cơ hội bình đẳng trong việc đề xuất và tham gia đối thoại

2. cùng có cơ hội bình đẳng trong định nghiã
và lập luận

3. bình quyền trong đối thoại

4. không che dấu các ý định trong thảo luận.

Trường phái Giải minh

Hermeneutik là một lý thuyết về cách giải
thích các bản văn và tìm hiểu con người, phát
sinh từThượng cổ, được áp dụng cho đến Trung
cổ, được xem như là một khoa học và nghệ
thuật. Lý thuyết này được Immanuel Kant cổ vũ,
xem lý tính là một phương tiện để tìm hiểu tư
tưởng con người, đặc biệt là trong mối quan hệ
với lịch sử.

Khái niệm này được hồi sinh trong thời hiện
đại với công trình nghiên cứu của Johann Conrad
Dannhauer và Wilhelm Dilthey "Với thiên
nhiên, chúng ta giải thích, với sinh hoạt tinh
thần, chúng tatìm hiểu", câu nói nổi tiếng của
Dilthey trở thành phường châm cuả Trường
phái Giải Minh để áp dụng cho mọi lĩnh vực cuả
khoa học xã hội. Muốn tìm hiểu văn bản hay con
người, người ta cần phải có kiến thức tiên khởi
và trực giác như một loại nghệ thuật khởi đầu
làm cơ sở.

Trường phái Giải cấu trúc

Dekonstruktivismus do Jacques Derrida khởi
xướng trong thập niên 1960 nhằm đối
kháng vớiphương pháp cuả Trường phái Giải
minh, một cách đọc văn bản khác hơn để tìm

ra nguồn gốc ý nghiã đích thực. Văn bản không chỉ được cấu trúc trong một ý nghiã thống nhất cuả tác giả, mà còn hàm chứa các ý nghiã tương phản mà người đọc cần phát hiện bằng cách phá vỡ ý nghiã trong cấu trúc nguyên thuỷ và tìm hiểu ngược lại.

Bài liên quan:

Monique Canto-Sperber: *Tìm Hiểu Khái Niệm Về Một Cuộc Chiến Có Chính Nghĩa*

https://vietbao.com/a166764/monique-canto-sperber-tim-hieu-khai-niem-ve-mot-cuoc-chien-co-chinh-nghia

Le Monde phỏng vấn Jürgen Habermas: *Thánh chiến là một hình thức hiện đại để phản ứngtrước tình trạng mất gốc*

https://vietbao.com/a248282/thanh-chien-la-mot-hinh-thuc-hien-dai-de-phan-ung-truoc-tinh-trang-mat-goc

Joseph S. Nye: *Năm sự thật về khủng bố*

https://vietbao.com/a249906/nam-su-that-ve-khung-bo